知的生きかた文庫

自分で押せる
特効ツボ&マッサージ

大口浩司　監修

三笠書房

はじめに

本書は、老若男女、どんな体格の人でも、カンタンにいつでも、どこでも、道具なしで利用できるツボ押し&マッサージの本です。

・ツボの位置がわかりやすいように、骨のイラストを入れる
・どの指でどの程度の力で押せばもっとも効果的か、目安を示す

さらに、いざというときに人の手を借りずに「自分で押せる範囲限定のツボ」を厳選しました。興味のあるものをぜひ試してください。

ツボは、専門的には「経穴《けいけつ》」と呼ばれ、体にある14の経絡《けいらく》（気血・生命エネルギーの流れるルート）を中心に点在しており、本来は鍼灸《しんきゅう》やマッサージの治療点です。**西洋医学のように切ったり除去したりして体を傷つけることなく、自然の摂理に基いた状態に整えることで、原因不明の不調などに大きな力を発揮します。**

なお、身体の不調は軽く考えていると大変な事態に陥る場合があります。

「腰痛だと思っていたが、調べたら大腸がんが見つかった」

というように、腰痛や肩こりといった一般的な症状でさえ、危険な要因が考えられます。ツボ押しをしても気になるときは必ず専門医の診察、治療を受けてください。

ツボマップ
顔

神庭（しんてい）
額のシワ P196

額中（がくちゅう）
額のシワ P194

上星（じょうせい）
鼻水、鼻づまり P56

絲竹空（しちくくう）
スマホや
パソコンによる
目の疲れ P68

攅竹（さんちく）
花粉症 P58

魚腰（ぎょよう）
目の疲れ P66

印堂（いんどう）
アレルギー、
花粉症 P172

太陽（たいよう）
老眼 P208

晴明（せいめい）
目の疲れ P62

承泣（しょうきゅう）
目の疲れ P64
目をパッチリさせる
P200

四白（しはく）
老眼 P206

眼点（がんてん）
肩こり P38

迎香（げいこう）
免疫力アップ P170

人迎（じんげい）　高血圧、低血圧、のぼせ
P178

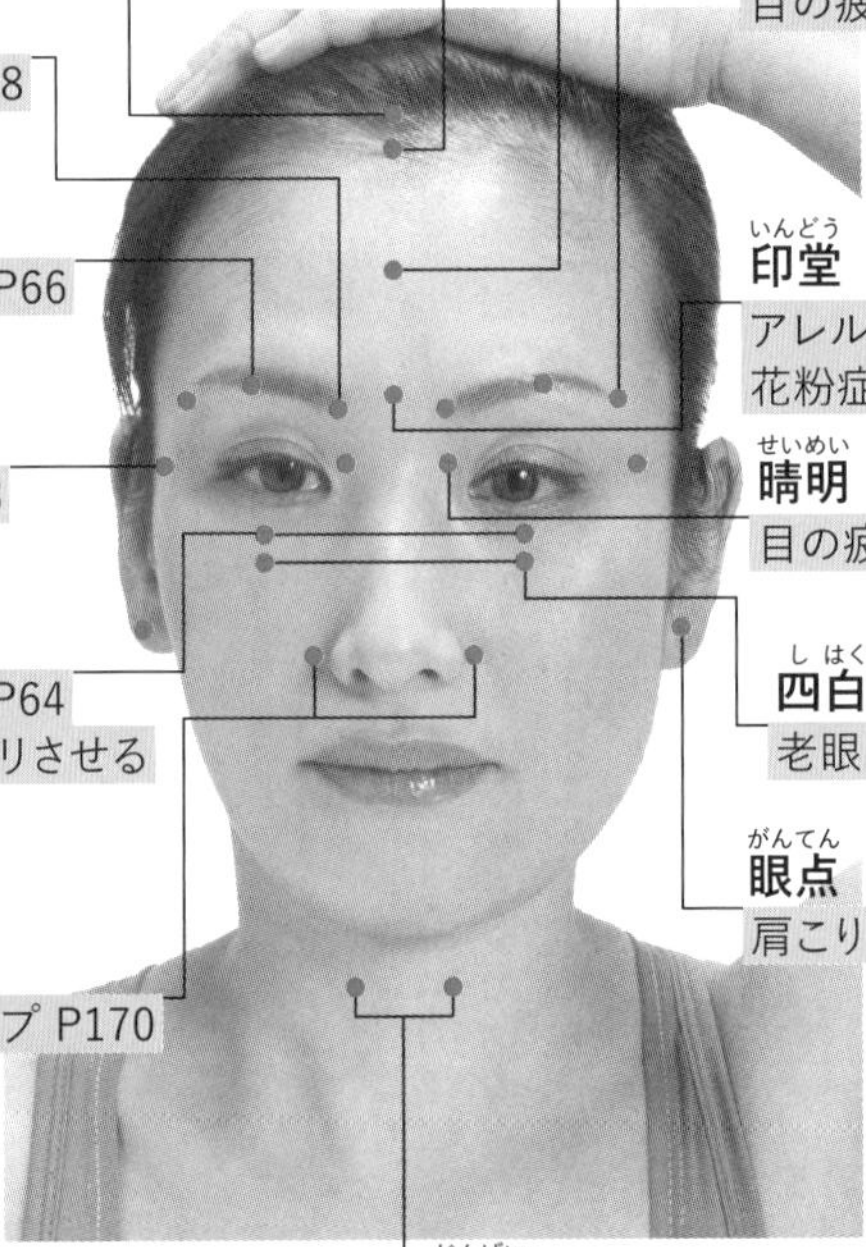

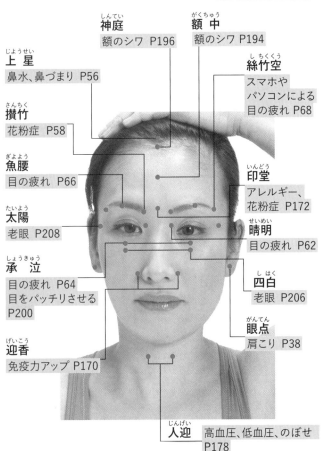

ツボマップ
頭頂部、後頭部

頭頂部

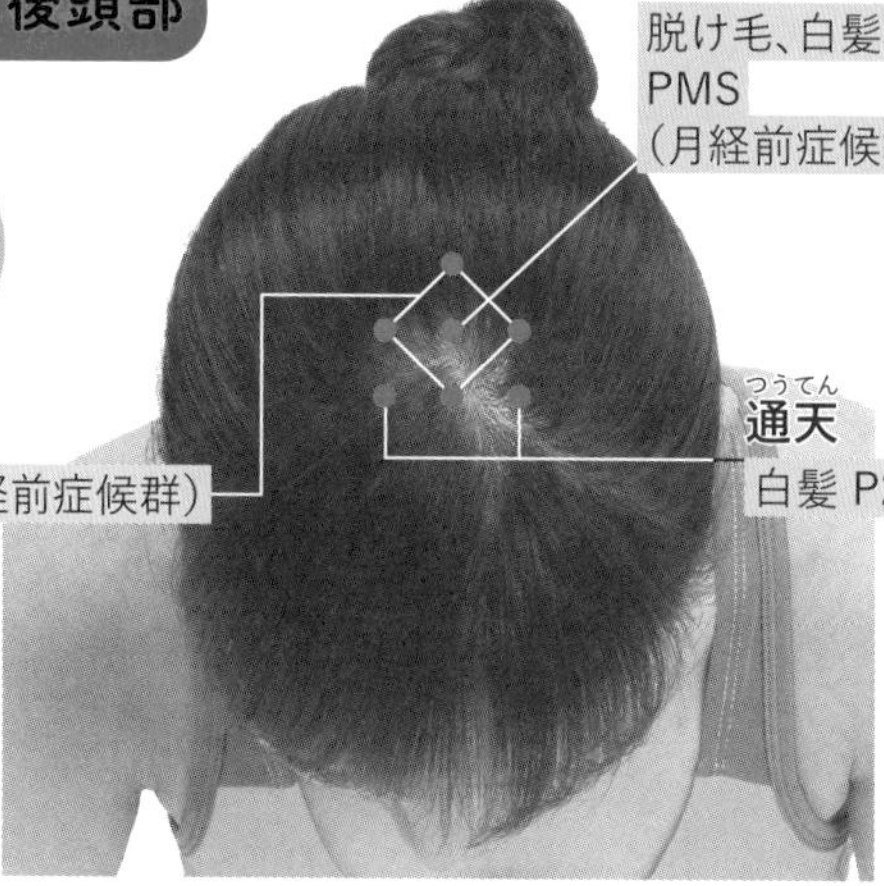

後頭部

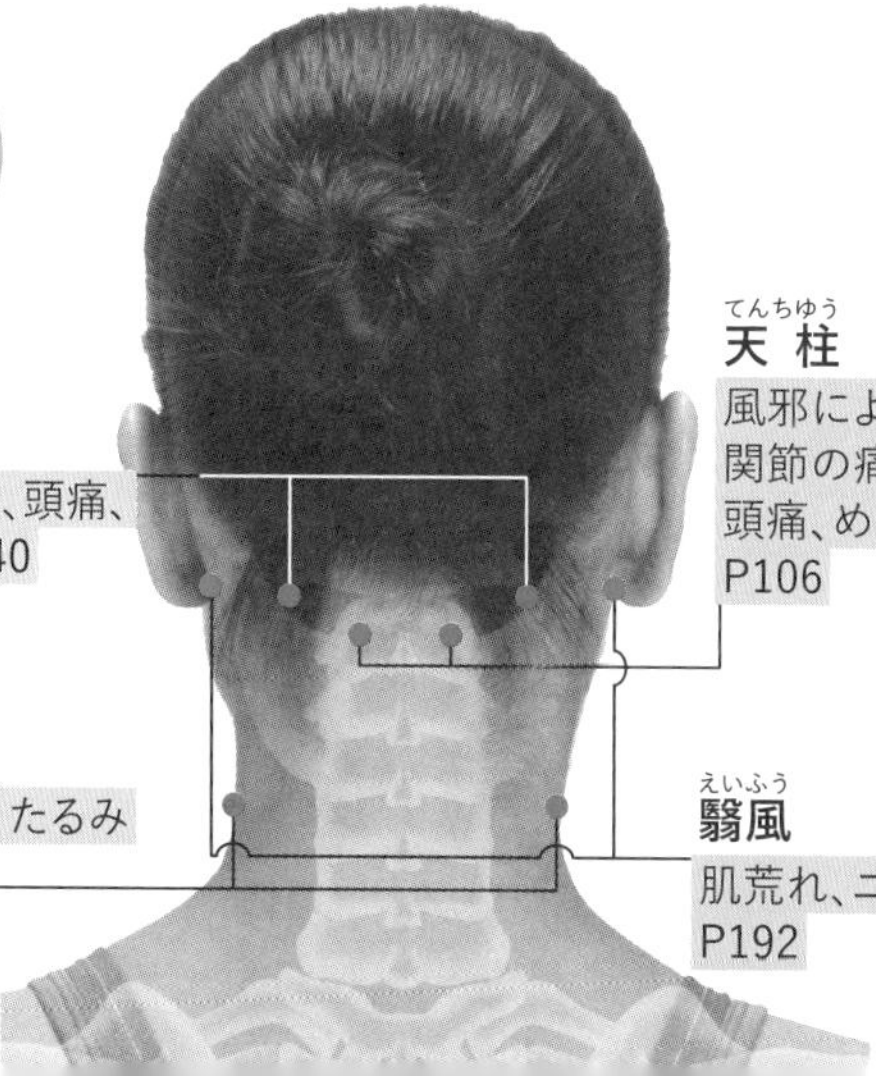

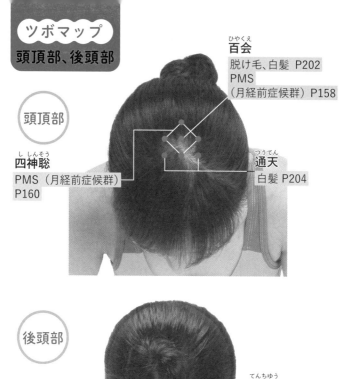

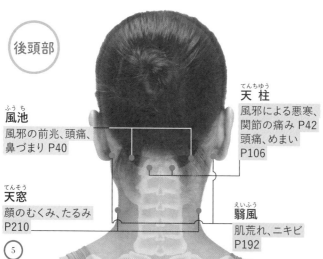

ツボマップ
身体の正面

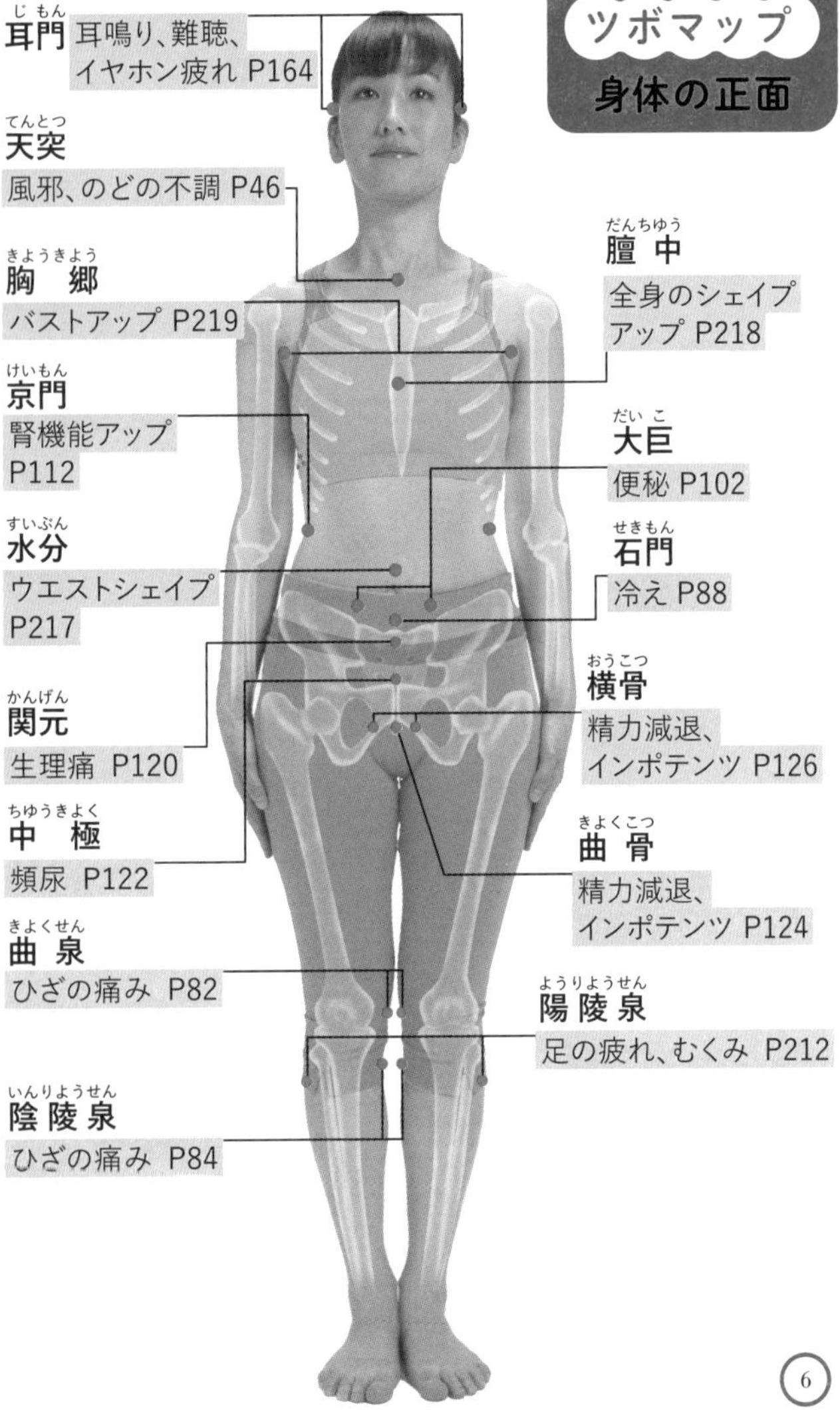

耳門《じもん》 耳鳴り、難聴、イヤホン疲れ P164
天突《てんとつ》
風邪、のどの不調 P46
胸郷《きょうきょう》
バストアップ P219
京門《けいもん》
腎機能アップ P112
水分《すいぶん》
ウエストシェイプ P217
関元《かんげん》
生理痛 P120
中極《ちゅうきょく》
頻尿 P122
曲泉《きょくせん》
ひざの痛み P82
陰陵泉《いんりょうせん》
ひざの痛み P84
膻中《だんちゅう》
全身のシェイプアップ P218
大巨《だいこ》
便秘 P102
石門《せきもん》
冷え P88
横骨《おうこつ》
精力減退、インポテンツ P126
曲骨《きょくこつ》
精力減退、インポテンツ P124
陽陵泉《ようりょうせん》
足の疲れ、むくみ P212

ツボマップ
身体の背面

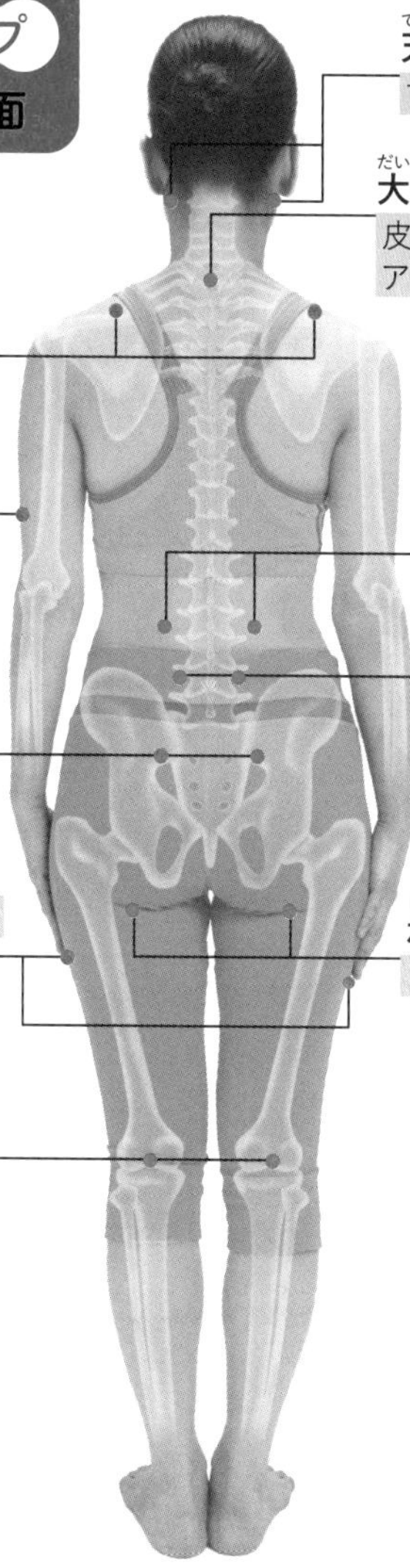
天容《てんよう》
首のこり P70
大椎《だいつい》
皮膚のかゆみ、
アレルギー P60
肩井《けんせい》
肩こり P36
手五里《てごり》
二の腕シェイプ
P214
腎兪《じんゆ》
腰の痛み P26
大腸兪《だいちょうゆ》
下半身のだるさ
P96
秩辺《ちつぺん》
腰の痛み P28
風市《ふうし》
立ち仕事による
足の疲れ P94
承扶《しょうふ》
ヒップアップ P216
委中《いちゅう》
ぎっくり腰 P32

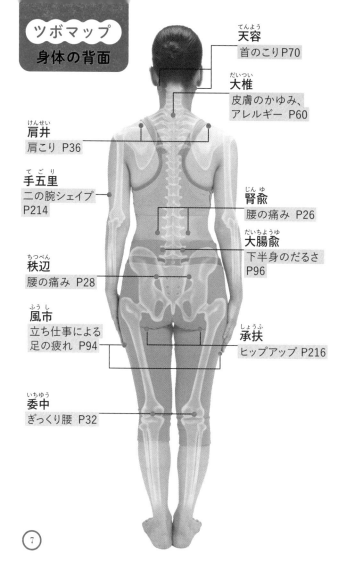

ツボマップ
手

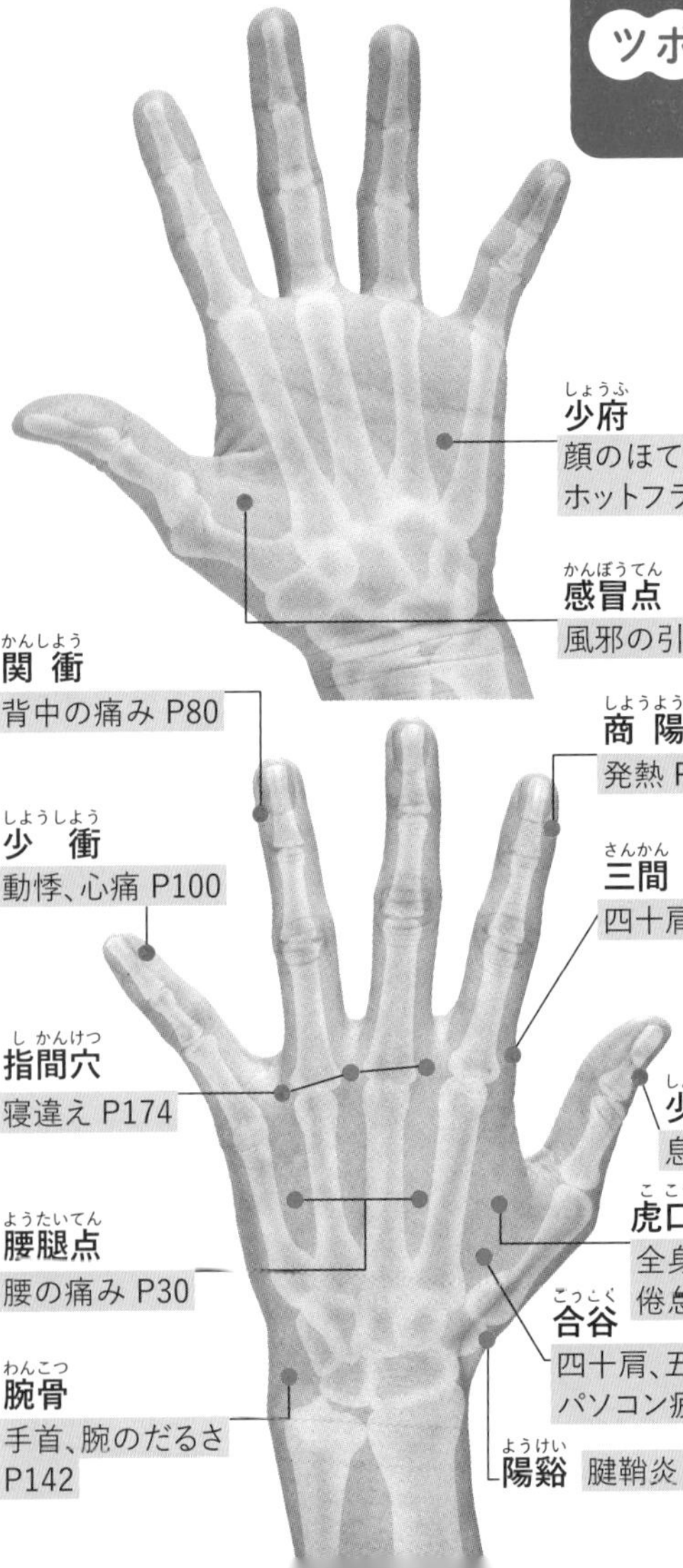

少府《しょうふ》
顔のほてり、
ホットフラッシュ P104
感冒点《かんぼうてん》
風邪の引きはじめ P44
関衝《かんしょう》
背中の痛み P80
商陽《しょうよう》
発熱 P50
少衝《しょうしょう》
動悸、心痛 P100
三間《さんかん》
四十肩、五十肩 P74
指間穴《しかんけつ》
寝違え P174
少商《しょうしょう》
息苦しさ P52
腰腿点《ようたいてん》
腰の痛み P30
虎口《ここう》
全身のだるさ、
倦怠感 P136
合谷《ごうこく》
四十肩、五十肩 P72
パソコン疲れ P146
腕骨《わんこつ》
手首、腕のだるさ
P142
陽谿《ようけい》 腱鞘炎 P76

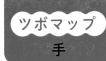

ツボマップ
腕

手首とひじ

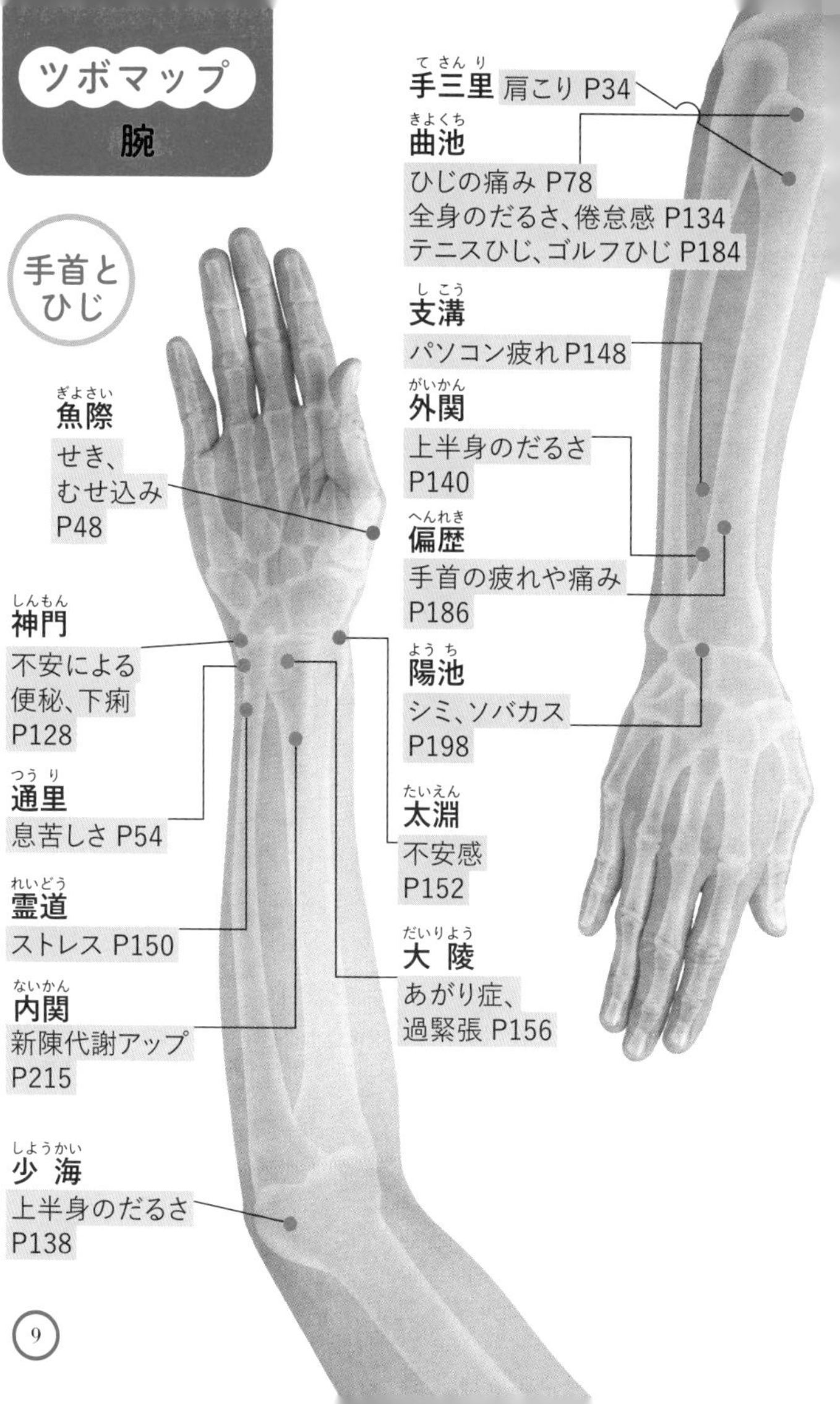

手三里《てさんり》 肩こり P34
曲池《きょくち》
ひじの痛み P78
全身のだるさ、倦怠感 P134
テニスひじ、ゴルフひじ P184
支溝《しこう》
パソコン疲れ P148
外関《がいかん》
上半身のだるさ
P140
偏歴《へんれき》
手首の疲れや痛み
P186
陽池《ようち》
シミ、ソバカス
P198
太淵《たいえん》
不安感
P152
大陵《だいりょう》
あがり症、
過緊張 P156
魚際《ぎょさい》
せき、
むせ込み
P48
神門《しんもん》
不安による
便秘、下痢
P128
通里《つうり》
息苦しさ P54
霊道《れいどう》
ストレス P150
内関《ないかん》
新陳代謝アップ
P215
少海《しょうかい》
上半身のだるさ
P138

ツボマップ
足首

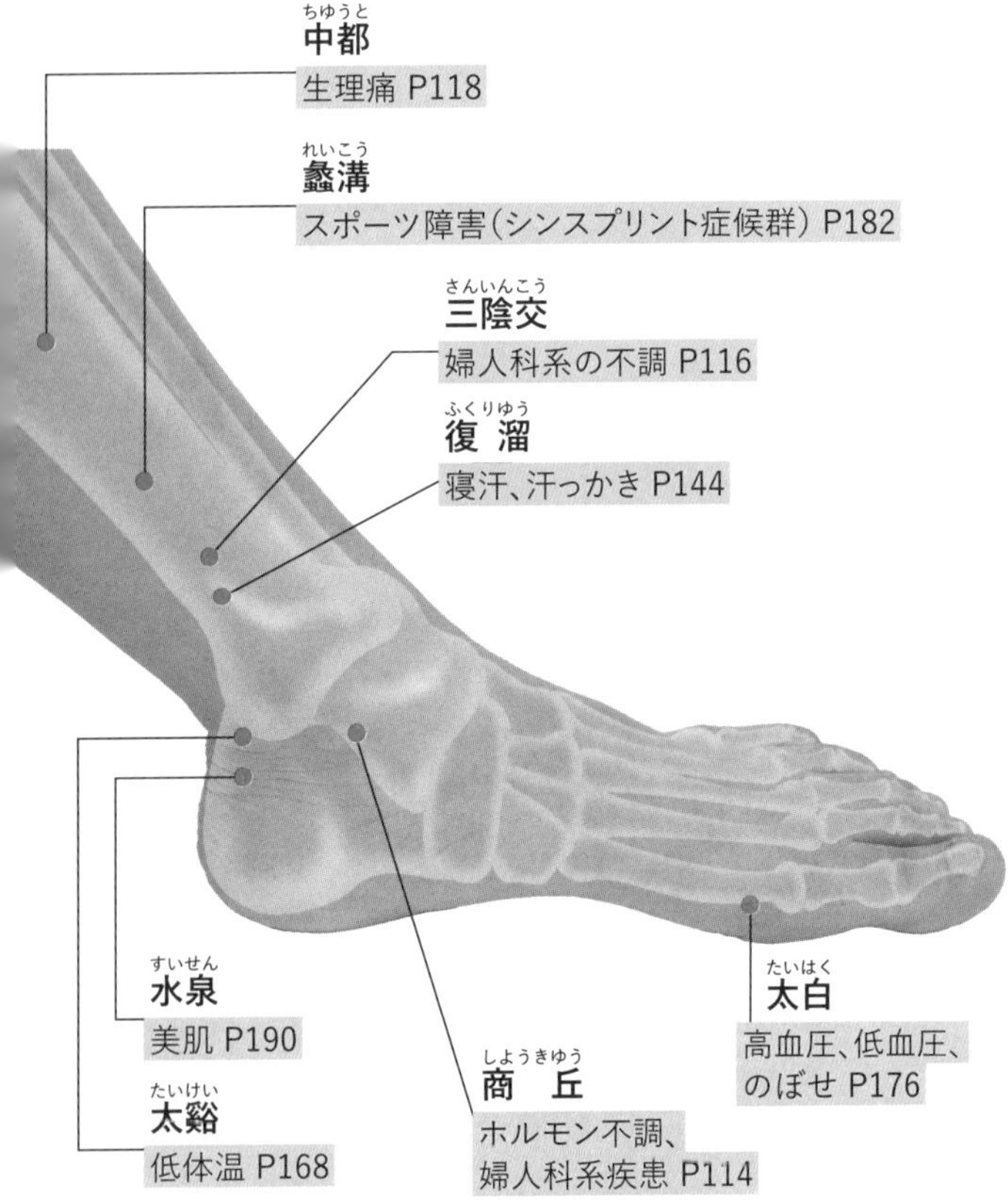
中都《ちゅうと》
生理痛 P118
蠡溝《れいこう》
スポーツ障害（シンスプリント症候群） P182
三陰交《さんいんこう》
婦人科系の不調 P116
復 溜《ふくりゅう》
寝汗、汗っかき P144
水泉《すいせん》
美肌 P190
太谿《たいけい》
低体温 P168
商　丘《しょうきゅう》
ホルモン不調、
婦人科系疾患 P114
太白《たいはく》
高血圧、低血圧、
のぼせ P176

ツボマップ
足の甲、足の裏

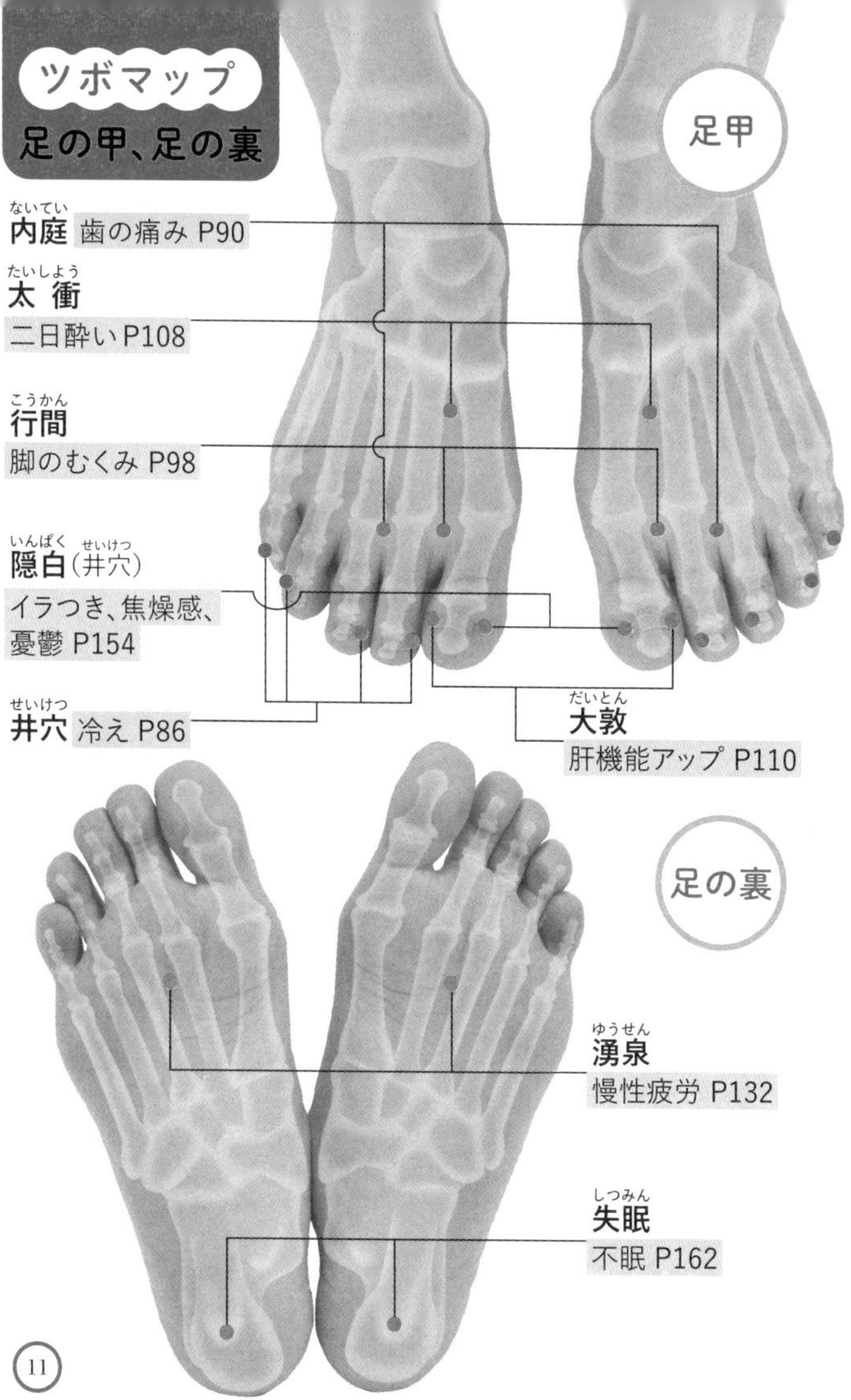

contents

はじめに……3
ツボマップ……4
顔／頭頂部、後頭部／身体の正面／身体の背面／手／腕／足首／足の甲、足の裏
全身をめぐる14の代表経絡……18
正面／背面／側面
ツボのよく効く押し方……22
時間と回数

1章 困った「痛みと疲れ」にこの特効ツボ

一年中起こりがちな三大お悩み「目の疲れ、肩こり、腰痛」を網羅！

腰の痛み 筋肉をほぐし、血流アップ、便秘改善……26
腎兪 じんゆ
秩辺 ちっぺん
腰腿点 ようたいてん
ぎっくり腰 下半身全体のめぐりを改善……32
委中 いちゅう
肩こり 疲れていると激痛が走るツボ！……34
手三里 てさんり
肩井 けんせい
眼点 がんてん
風邪の前兆、頭痛、鼻づまり 早めの予防を！……40
風池 ふうち
風邪による悪寒、関節の痛み 温めてもいい……42
天柱 てんちゅう

風邪の引きはじめ　かかってしまったら！……44
感冒点　かんぼうてん
風邪、のどの不調　イガイガや腫れて痛むときに……46
天突　てんとつ
せき、むせ込み　肺によいツボ……48
魚際　ぎょさい
発熱　胃腸の働きを助けて体の負担を減らす！……50
商陽　しょうよう
息苦しさ　呼吸にまつわる不調に手軽に押せる……52
少商　しょうしょう
通里　つうり
鼻水、鼻づまり　呼吸がスッとラクに……56
上星　じょうせい
花粉症　目と鼻の不快感をまとめて退治！……58
攢竹　さんちく
皮膚のかゆみ、アレルギー　かかずに押す！……60
大椎　だいつい
目の疲れ　充血を改善し、涙の出をよくする！……62
睛明　せいめい
承泣　しょうきゅう

スマホやパソコンによる目の疲れ　目を閉じてマメに！……68
魚腰　ぎょよう
絲竹空　しちくくう
首のこり　こっているとパンパンに張っている！……70
天容　てんよう
四十肩、五十肩　肩が上がらなくなったら！……72
合谷　ごうこく
三間　さんかん
腱鞘炎　腕や手のすぐ側にあるこのツボ！……76
陽谿　ようけい
ひじの痛み　ダイレクトにひじを刺激！……78
曲池　きょくち
背中の痛み　背中に届かなくてもOK！……80
関衝　かんしょう
ひざの痛み　生命エネルギーの泉を刺激！……82
曲泉　きょくせん
陰陵泉　いんりょうせん
冷え　全身につながるパワーの補給源……86
井穴　せいけつ
石門　せきもん

歯の痛み 一時的な応急処置なので早めに治療を……90
内庭 ないてい

2章 「人に言えない悩み」をこっそり解決！ 特効ツボ

毛の悩み、精力減退……受診するほどじゃないけど、放ってもおけない！

立ち仕事による足の疲れ 仕事中も押せる！……94
風市 ふうし
下半身のだるさ めぐりをよくして軽くなる！……96
大腸兪 だいちょうゆ
脚のむくみ ブーツやハイヒールをはいたあとに！……98
行間 こうかん
動悸、心痛 ドキドキしたらすぐ押そう……100
小衝 しょうしょう
便秘 ググッと物理的に腸を刺激！……102
大巨 だいこ
顔のほてり、ホットフラッシュ こぶしで改善も！……104
少府 しょうふ
頭痛、めまい 頭を支えるポイントのめぐりが重要…106
天柱 てんちゅう
二日酔い どんどん解毒してスムーズに排泄！……108
太衝 たいしょう
肝機能アップ 休肝日にはツボ押しもプラス……110
大敦 だいとん
腎機能アップ 成人の8人に1人が低下している……112
京門 けいもん
ホルモン不調、婦人科系疾患 押して痛いなら効果大…114
商丘 しょうきゅう
婦人科系の不調 覚えておきたい万能ツボ！……116
三陰交 さんいんこう
生理痛 三陰交とあわせてもんで痛みを軽減！……118
中都 ちゅうと
関元 かんげん
頻尿 トイレが近い人、夜間3回以上トイレに行く人…122
中極 ちゅうきょく
精力減退、インポテンツ 男性にも女性にもいい…124
曲骨 きょくこつ

横骨　おうこつ
神門　しんもん
不安による便秘、下痢　脳と腸の緊張を解く！…… 128

3章 ストレスによる「だるさ・不安解消」の特効ツボ
心身ともにスッキリ！

慢性疲労　大地のエネルギーをとり込もう！…… 132
湧泉　ゆうせん
全身のだるさ、倦怠感　まず上半身の血流改善…… 134
曲池　きょくち
虎口　ここう
上半身のだるさ　腕から肩や首へ広がる癒やし…… 138
少海　しょうかい
外関　がいかん
手首、腕のだるさ　キーパンチや作業の疲れに…… 142
腕骨　わんこつ
寝汗、汗っかき　自律神経を整えて対処！…… 144
復溜　ふくりゅう
パソコン疲れ　腕や肩のこりに！…… 146
合谷　ごうこく
支溝　しこう
ストレス　モヤモヤしてつらい気持ちがクリアに！…… 150
霊道　れいどう
不安感　緊張による息苦しさや吐き気に…… 152
太淵　たいえん
イラつき、焦燥感、憂鬱　落ち着きをとり戻せる！…… 154
隠白　いんぱく
あがり症、過緊張　プレゼンや試験の前にも！…… 156
大陵　だいりょう
PMS（月経前症候群）　ホルモンの荒波に克つ！…… 158
百会　ひゃくえ
四神聡　ししんそう
不眠　なぜかこの部分がかたくなっている…… 162
失眠　しつみん
耳鳴り、難聴、イヤホン疲れ　耳にも休息は必要…… 164
耳門　じもん

4章
「免疫力、自然治癒力」をアップする特効ツボ
低体温、アレルギーなど、誰もが抱えるお悩み対策

低体温 足元から体を温めて元気に！ …… 168
太谿 たいけい

免疫力アップ 花粉やウイルスを撃退！ …… 170
迎香 げいこう

アレルギー、花粉症 眉間のシワも薄くなる！ …… 172
印堂 いんどう

寝違え 疲れすぎて寝返りを打たないとなる!? …… 174
指間穴 しかんけつ

高血圧、低血圧、のぼせ 血管の健康に！ …… 176
太白 たいはく
人迎 じんげい

5章
「運動による痛み」にこの特効ツボ
一流アスリートも使っているケア

スポーツ障害（シンスプリント症候群） プロも愛用 …… 182
蠡溝 れいこう

テニスひじ、ゴルフひじ 回復スピードアップ …… 184
曲池 きょくち

手首の疲れや痛み 作業のあとに …… 186
偏歴 へんれき

6章
「美容と若返り」の特効ツボ
ダイエット、肌のトラブル、老け顔など、年齢のお悩みにも！

美肌 肌トラブルを水分の代謝から整える！ …… 190
水泉 すいせん

肌荒れ、ニキビ 表情も明るくなる！……192
翳風 えいふう
額のシワ 縦ジワにも、横ジワにも！……194
額中 がくちゅう
神庭 しんてい
シミ、ソバカス 肌の生まれ変わるサイクルを整える……198
陽池 ようち
目をパッチリさせる メイクの前にひと押し！……200
承泣 しょうきゅう
抜け毛、白髪 自律神経を整えるツボで対処！……202
百会 ひゃくえ
白髪 ブラッシングによる刺激もGOOD！……204
通天 つうてん
老眼 顔の血行をよくするところから！……206
四白 しはく
太陽 たいよう
顔のむくみ、たるみ 7つの穴がスッキリ！……210
天窓 てんそう
脚の疲れ、むくみ 筋肉をゆるめて疲れをとる！……212
陽陵泉 ようりょうせん

二の腕シェイプ たるみにひと押し！……214
手五里 てごり
新陳代謝アップ 内側から生まれ変わる！……215
内関 ないかん
ヒップアップ キュッと上げよう！……216
承扶 しょうふ
ウエストシェイプ くびれを目指して！……217
水分 すいぶん
全身のシェイプアップ いつのまにかホッソリ！……218
膻中 だんちゅう
バストアップ 姿勢にも影響大！……219
胸郷 きょうきょう
オマケ **これだけは覚えてほしい！**
特効！「万能ツボ」ベスト4……220
おわりに……221

編集協力 （株）編集社
モデル （株）スターコーポレーション長岡京
写真 樋渡隆芳

✦全身をめぐる14の代表経絡《けいらく》✦

さまざまな症状に効くツボは経絡の上にある

経絡は全部で14路。身体の正面や側面、背面を通る
正経12経絡+奇経8脈の任脈+督脈があります。

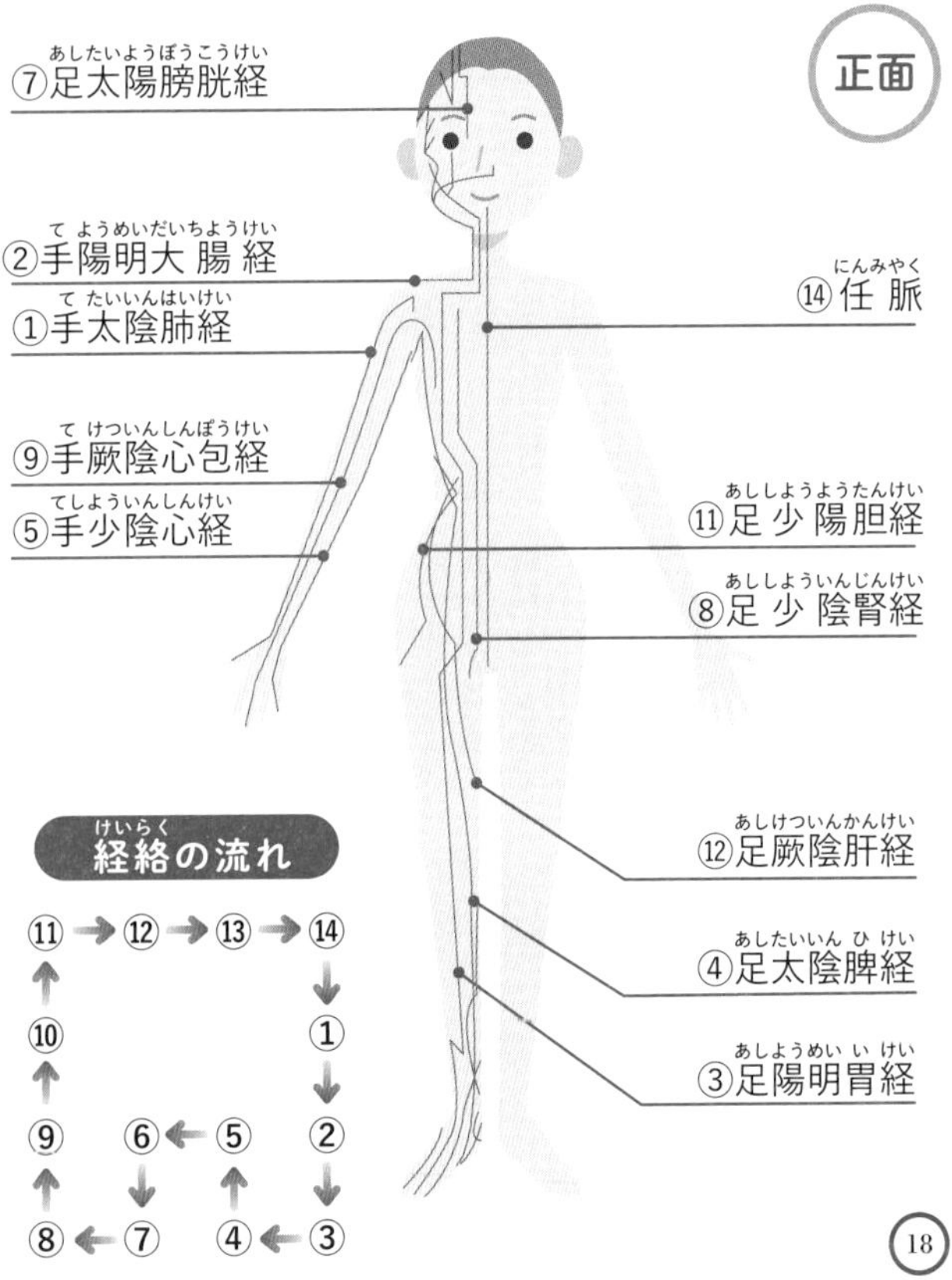

多くのツボは全身をめぐる経絡と呼ばれる場所にあります。

経絡とは生命エネルギー(気血)の流れるルート。そのため、ひとつのツボを押すと、さまざまな効用が期待できます。

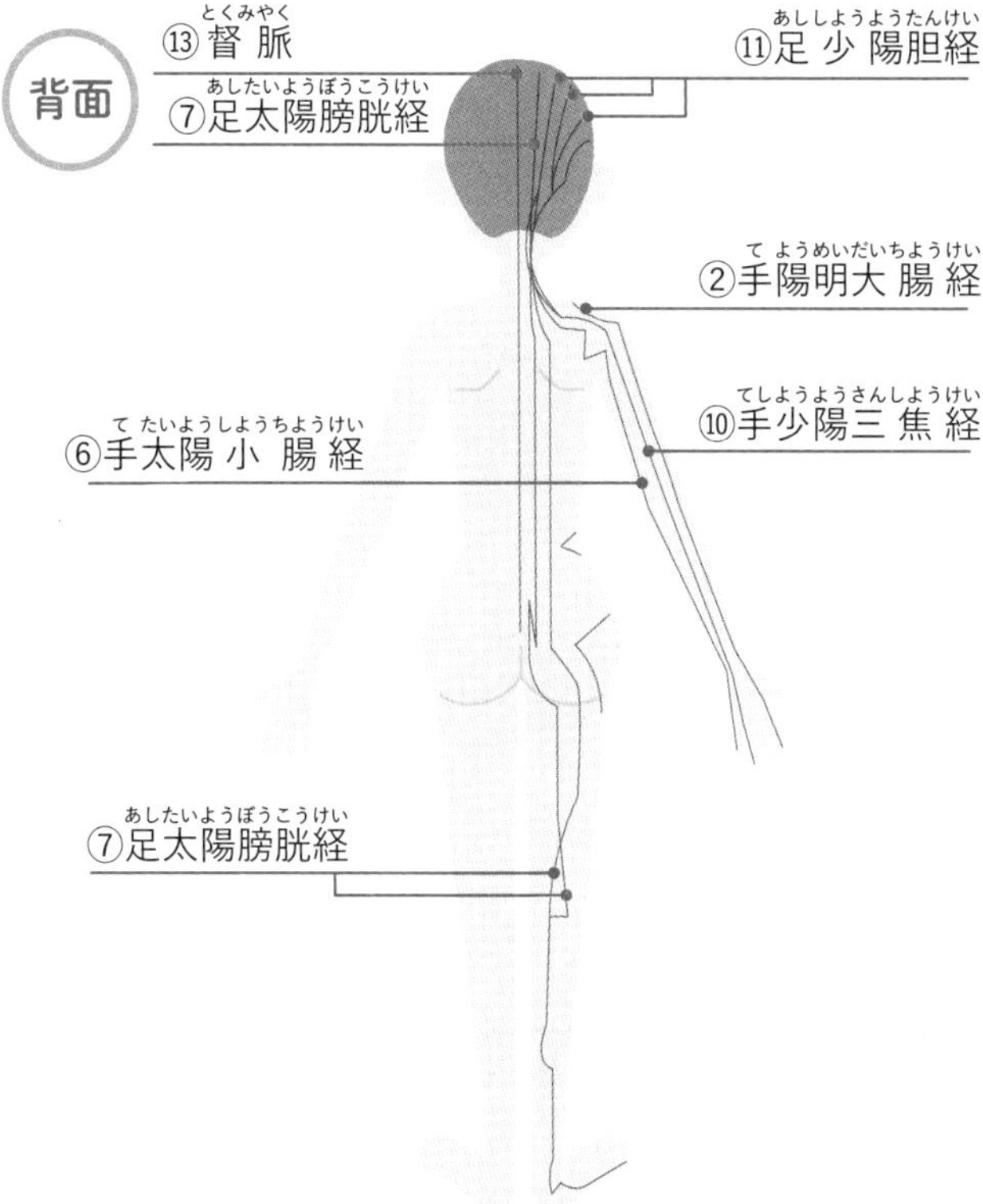

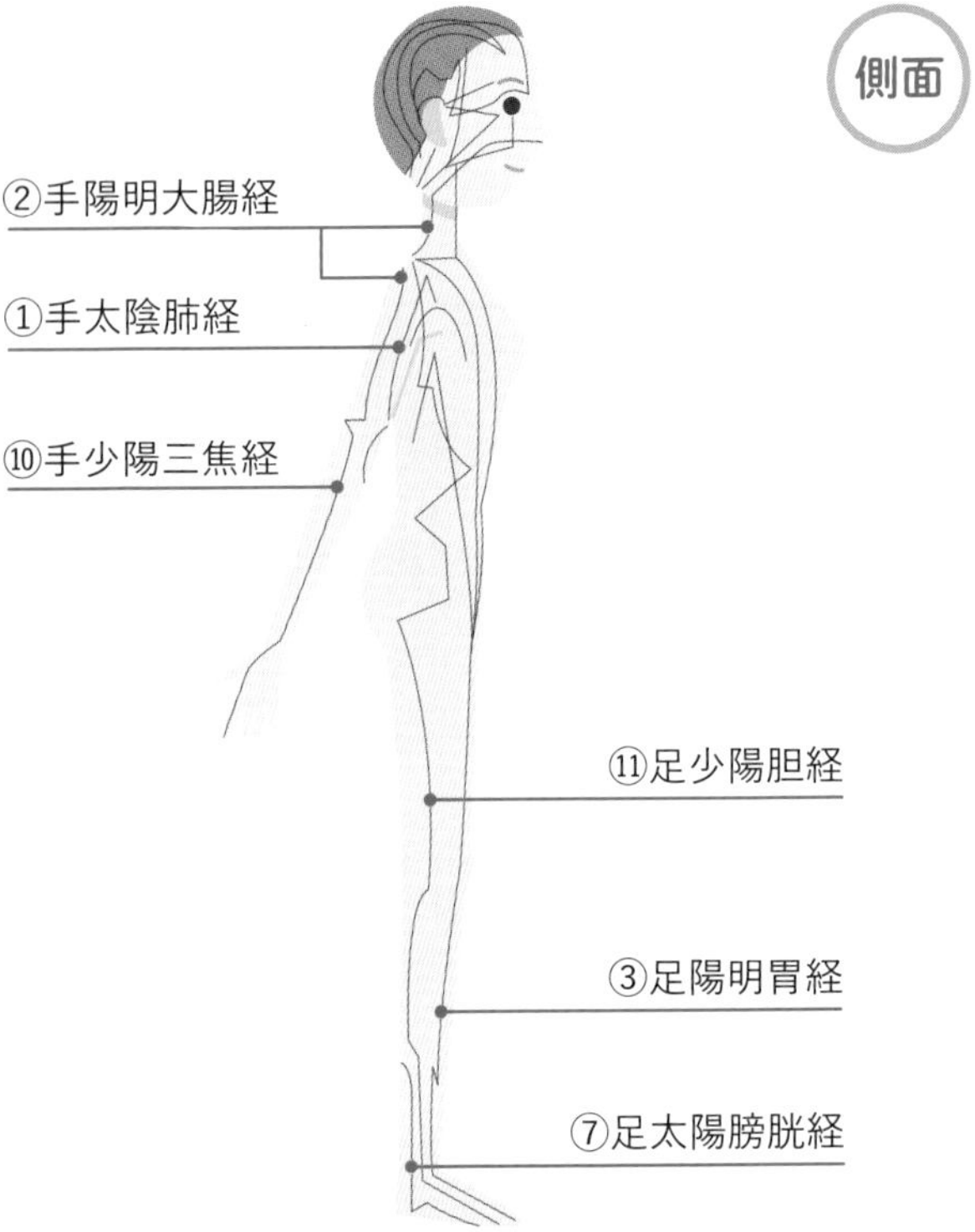

・心臓病、血管の病気、重度の高血圧の方、血液をサラサラにするお薬を服用している方は内出血を起こす危険もあります。ご心配な方は、かかりつけの医師にご相談ください。
・アルコール摂取後は刺激しないでください。

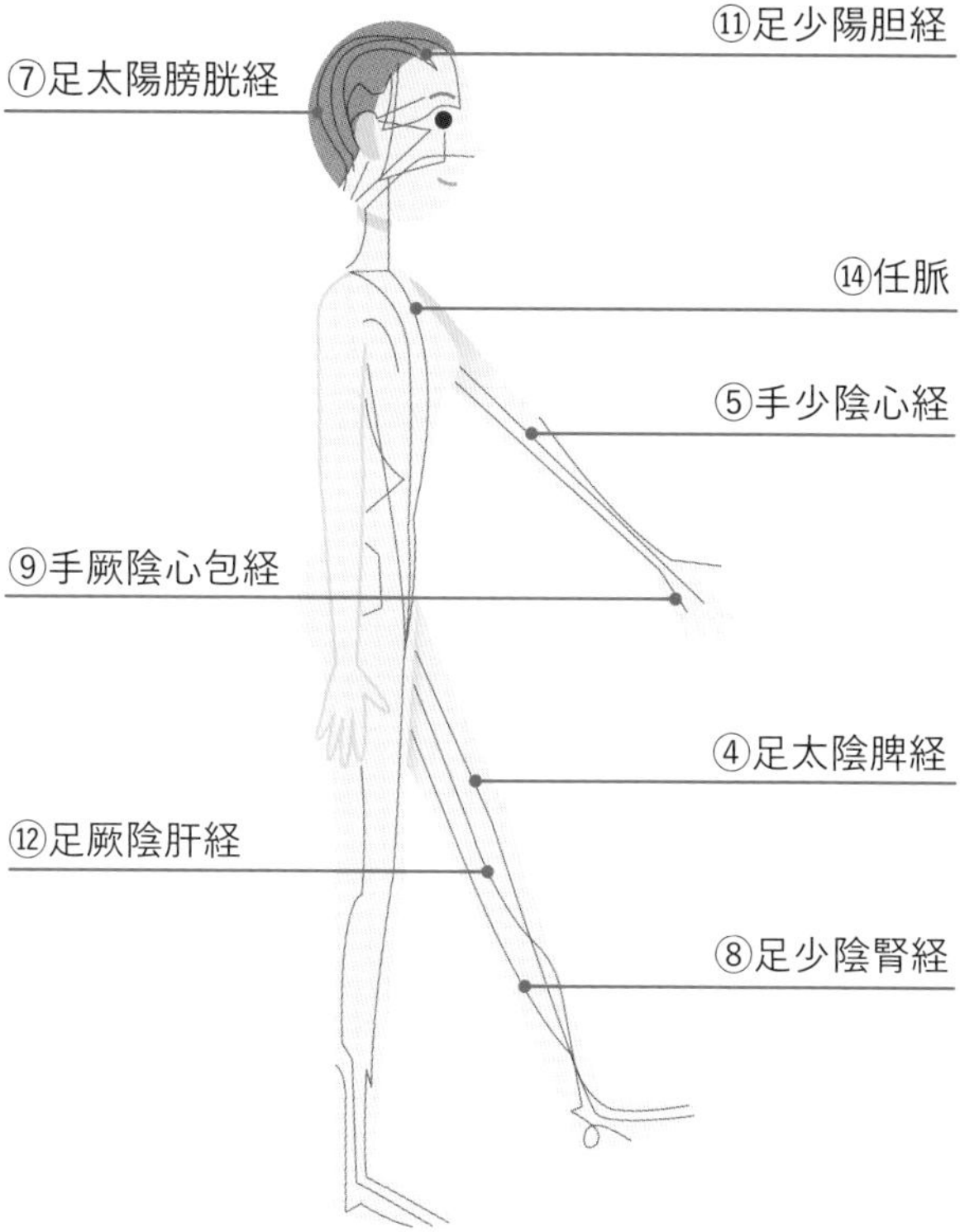

◆ 禁忌（こんな時はご利用になれません）◆

・妊娠している方はツボの刺激ができない場合があります。あらかじめ医師または助産師、鍼灸師にご相談ください。
・ケガをして1週間以内の炎症・キズ・腫れなどのある部位は押さないでください。

ツボのよく効く押し方

「効く〜〜！」「イタ気持ちいい〜〜！」どう押したらそうなるの？

自分でツボを押していると、「ここでいいのかな？」「場所が違うのでは？」「特に押しても何の反応もない」と疑問に思うことがあります。ここでは、よく効くツボの押し方を確認しましょう。

1

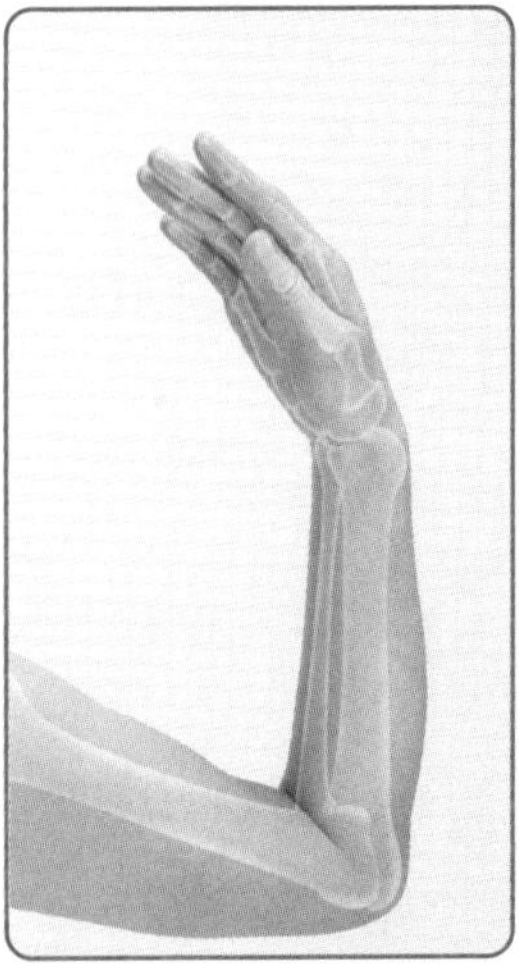

まずツボの位置を確認。皮膚の下がすぐ骨の場合は、骨のイラストを参考にします。

2

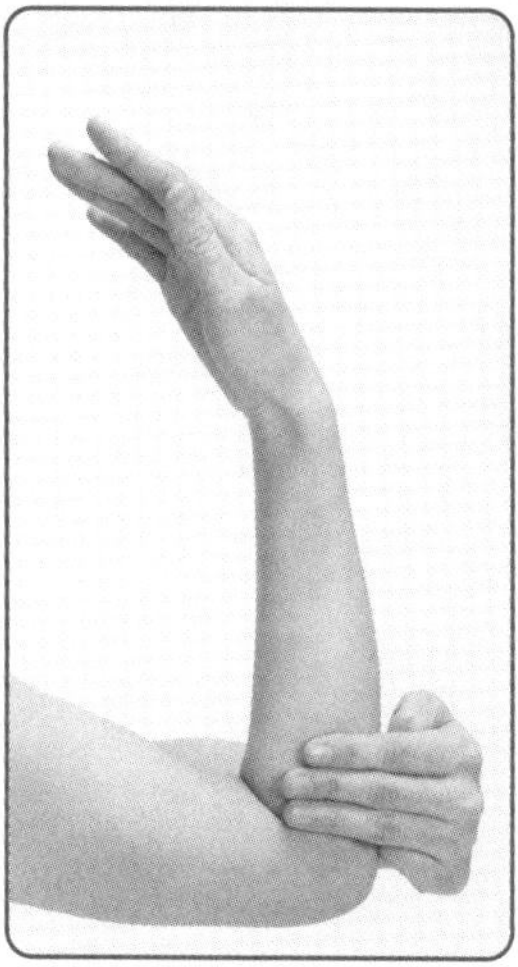

指でツボの位置をさぐり、位置をほぼ確定させます。

3

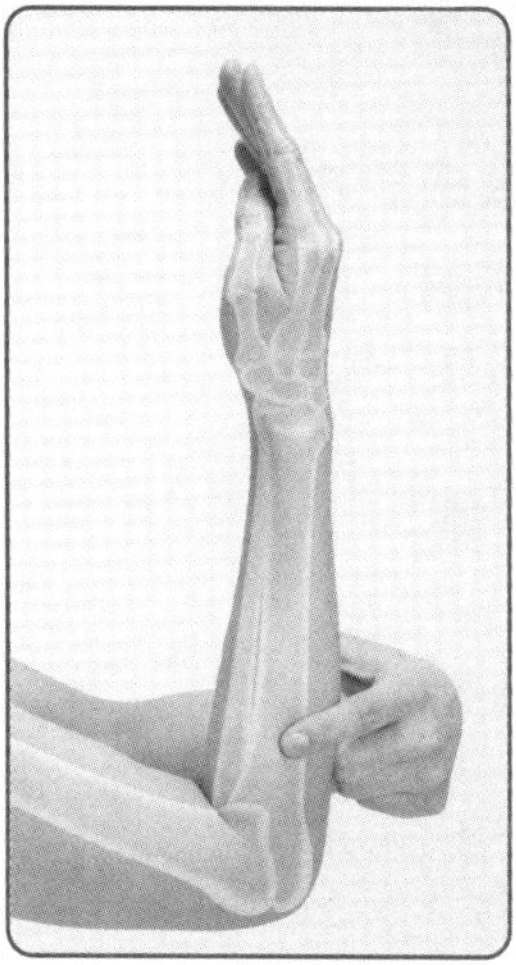

ツボを押したり、その周辺を押したりもんだりしてみて反応があるかどうかみます。ツボの下に骨がある場合は、骨を指で触りながらツボの位置を確認しましょう。骨のキワにあるツボの場合は、キワを実際に指で確認してみます。

POINT

ツボを押すとき、押す角度を変えると、たちまち反応が出ることもあります。よくわからない場合はツボの中心から半径2センチぐらいまで範囲を広げて、押してみましょう。

時間と回数

初心者・刺激に敏感な方

1カ所　5～10秒程度持続して押す。
2～3回繰り返し刺激する。

慢性的な不調

1カ所　15～30秒程で、
4～5回繰り返し刺激する。

※気持ちいいと感じる程度の刺激を心がける。強すぎる・痛すぎる刺激は逆効果にもなるため注意。

本文中に出てくる言葉の説明

痛点………痛みを感じる場所、感覚点
指のはら…指の指紋のある部分。やわらかい部分
キワ………骨の端、へりの部分

1章

困った「痛みと疲れ」に この特効ツボ

一年中起こりがちな三大お悩み
「目の疲れ、肩こり、腰痛」を網羅!

この指で押す

親指

腰の痛み

筋肉をほぐし、血流アップ、便秘改善

力を入れにくい腰のツボは親指で

腎経という腎臓に影響する経絡にある重要なツボ。腰の痛みの軽視は禁物。痛みが常態化している場合は必ず専門医の診察を受けてください。時々起こる軽い痛みには、ウエストラインにあるこのツボがお勧め。両方の親指で力を入れて5、6回押します。

強い痛みがある場合は、両手の薬指と中指でそっともみほぐします。29ページのツボ「秩辺」もぜひ試してください。

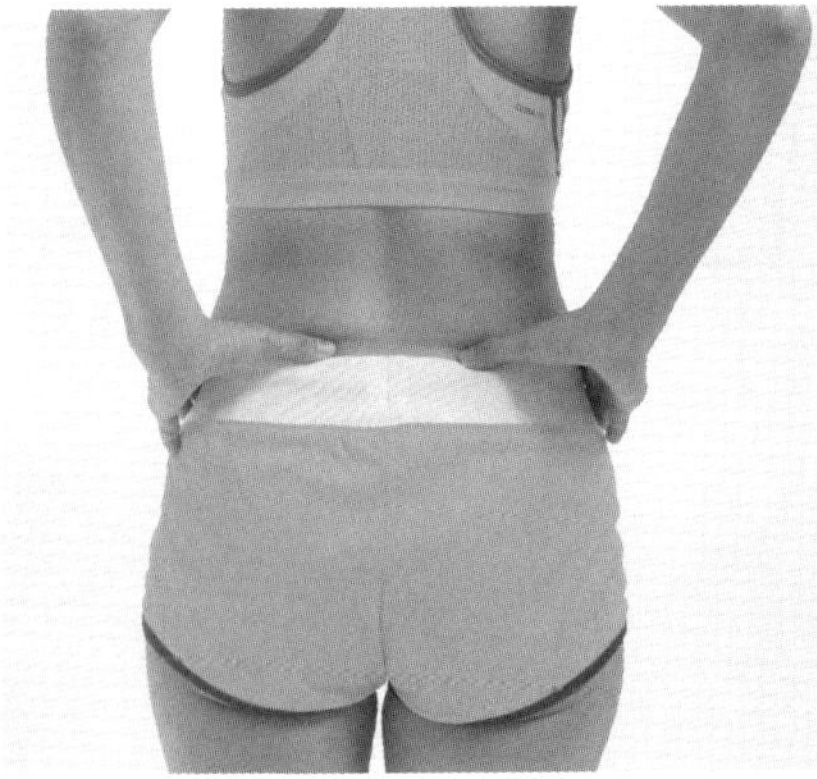

5、6回押して様子をみる。力を入れすぎないように

腎兪《じんゆ》

腎臓（腎）の兪（穴、ツボ）という意味。
腎臓の周囲に位置するツボ

ツボの位置　背骨とわき腹の間にある

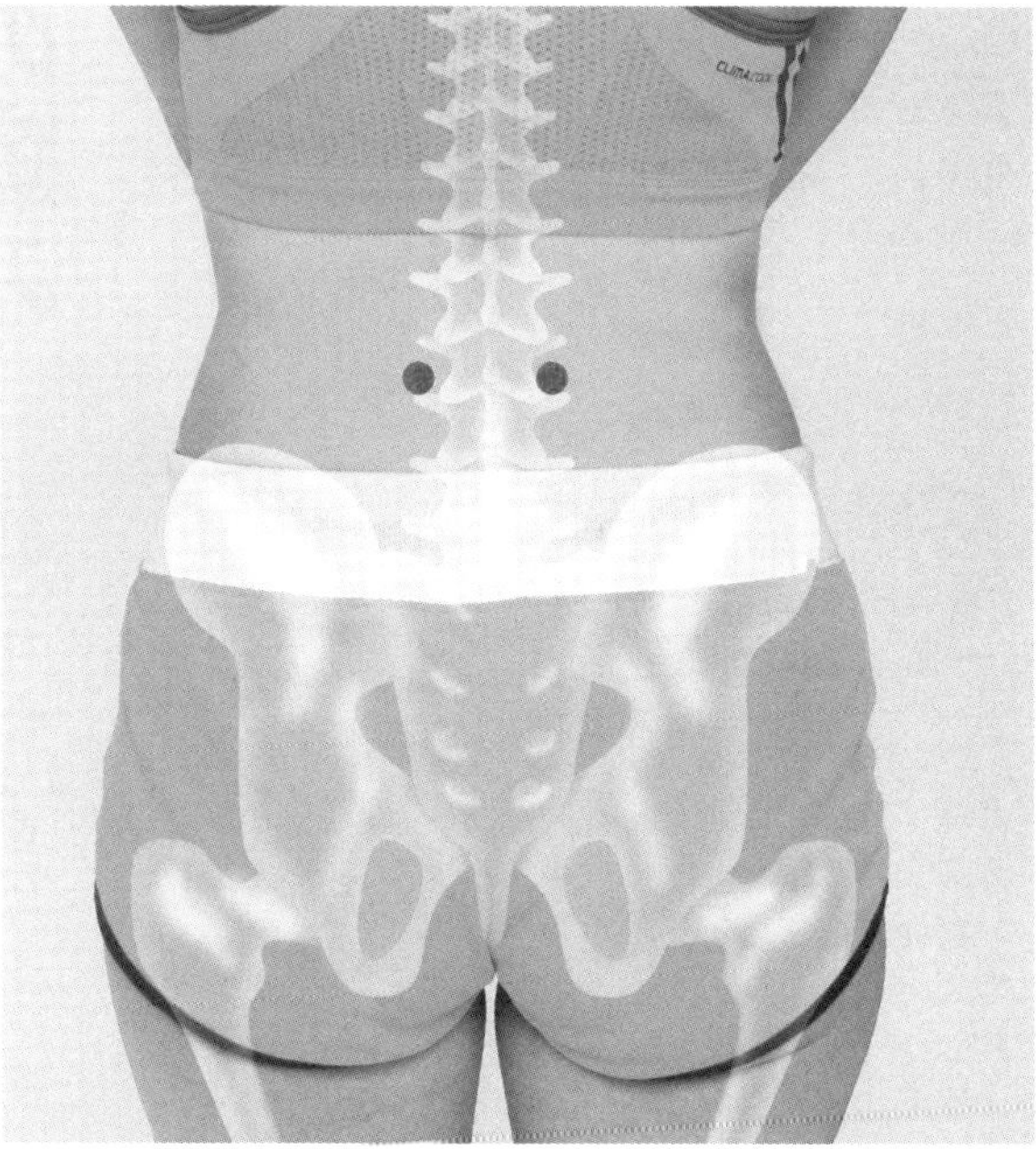

このツボのその他の効用
慢性疲労、腰のだるさ、重だるさ
腎臓の不調、肩の張り、生理痛

この**指**で押す

親指

腰の痛み

筋肉をほぐし、血流アップ、便秘改善

仙骨と腸骨の敏感な部位にあるツボ

足太陽膀胱経という経絡上にあるツボ。腰や下肢のほか、大腸や肛門、泌尿器系の不調の改善が期待できます。身体の中心線の腰椎、坐骨に関連しているので、やさしくマッサージします。位置がわかりづらいので、最初は鏡を見ながら親指で、力を加減しながら押します。

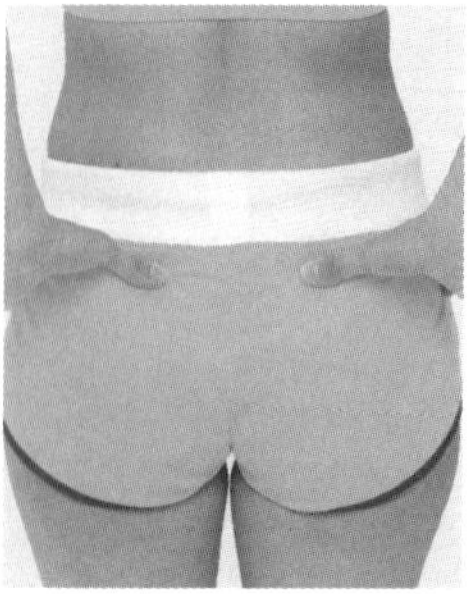

ピリッと痛みを感じる場合もあるので、力の加減を

プラスα アドバイス　腰痛は大病の可能性もあり

「どうも腰がだるい」と感じて大学病院で検査を受けたら、大腸ガンが発見されたケースがあった。腰痛の軽視は禁物。危険な病の信号の場合もあるので、不調が続く場合は医師の診断を受けてほしい。

秩辺
《ちっぺん》

下半身の経絡上にあるツボ。
順番(秩序)で端(辺)にあるツボ

ツボの位置

お尻の割れ目の一番上近くの突起した骨より指3本分上から、さらに左右に指3本分のところにある

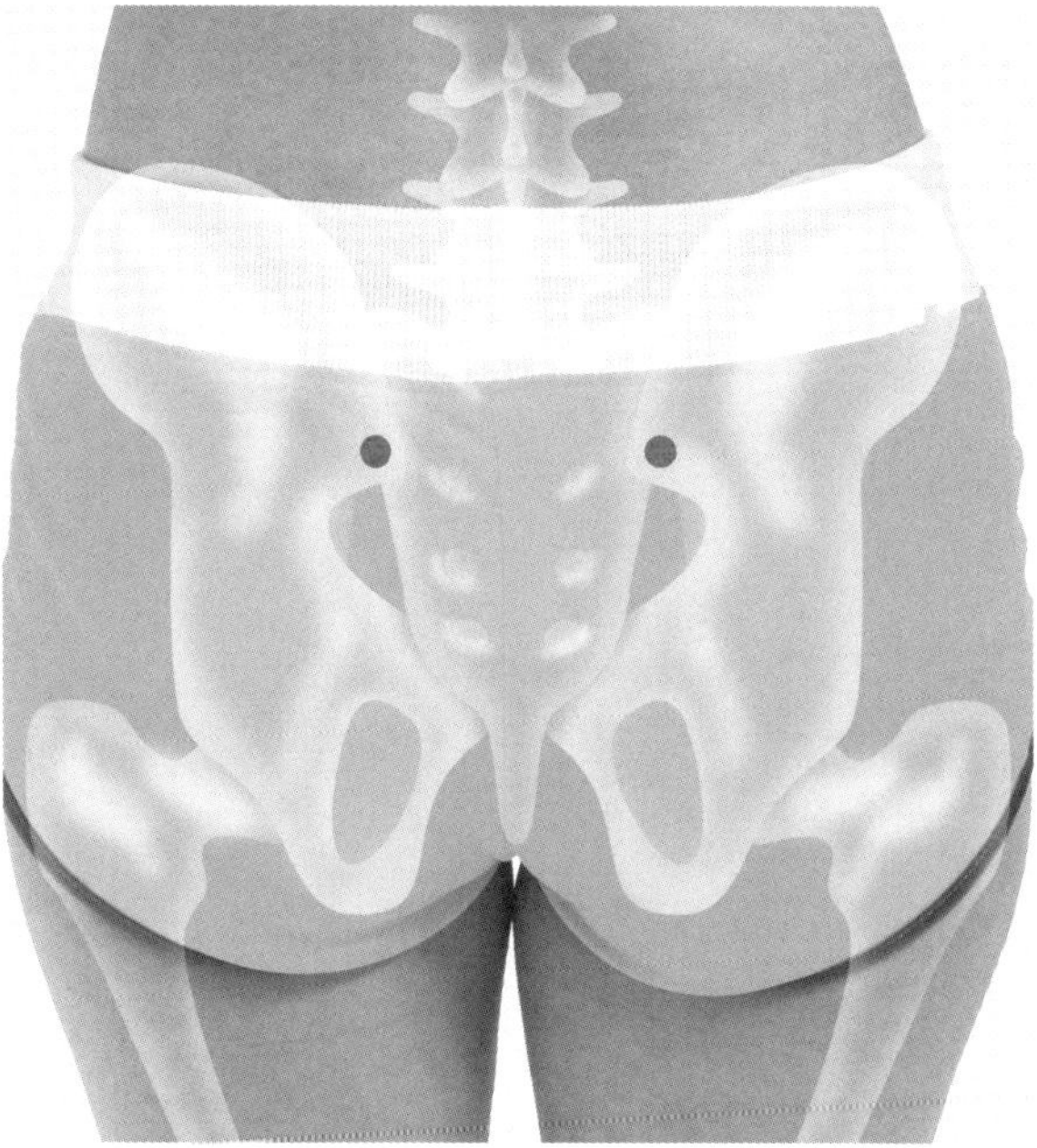

このツボのその他の効用

便秘、痔、下半身のだるさ、足腰のトラブル、安産、ヒップアップ

この指で押す

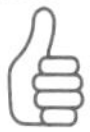

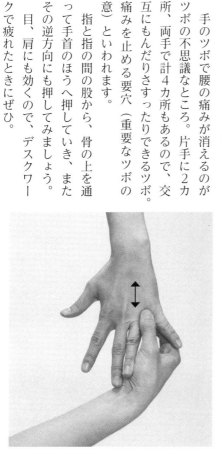

親指

腰の痛み

筋肉をほぐし、血流アップ、便秘改善

✤デスクワークに疲れたときはココ！

手のツボで腰の痛みが消えるのがツボの不思議なところ。片手に2カ所、両手で計4カ所もあるので、交互にもんだりさすったりできるツボ。痛みを止める要穴（重要なツボの意）といわれます。

指と指の間の股から、骨の上を通って手首のほうへ押していき、またその逆方向にも押してみましょう。目、肩にも効くので、デスクワークで疲れたときにぜひ。

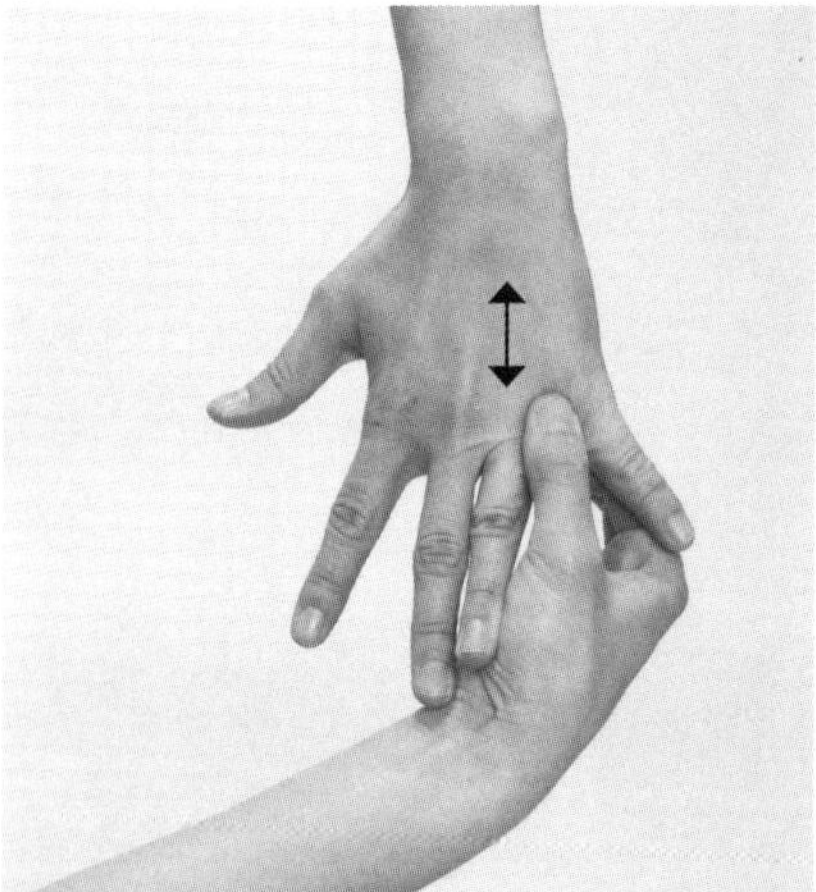

2カ所を同時に押すのは難しいので、親指で1カ所ずつ押す

腰腿点
《ようたいてん》

「腰」と「腿」のツボの中のツボ

ツボの位置

手の甲に2カ所、両手で計4カ所あるツボ。人差し指と中指の間、薬指と小指の間の、骨の関節の手前にある

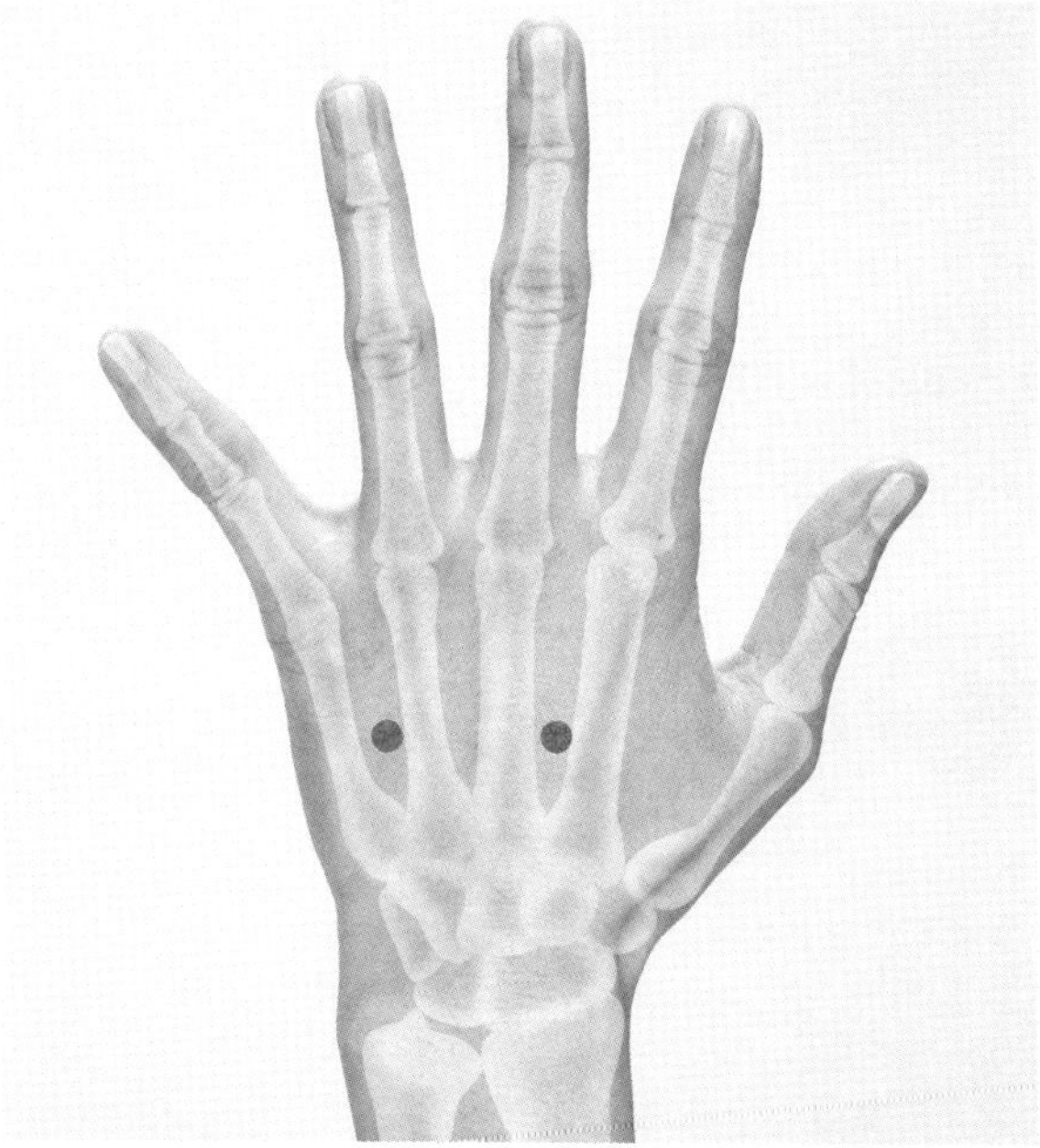

このツボのその他の効用

ぎっくり腰、肩こりが原因の目の疲れ、目の疲れが原因の肩こり

この**指**で押す

親指

ぎっくり腰

下半身全体のめぐりを改善

位置がわかりやすく、押しやすいツボ

加齢とともに顕著に現れる異変は、ひざ。たとえ、ひざに痛みがなくとも、「足が疲れやすくなった」「下半身がだるい」と感じる人は、足太陽膀胱経にあるこのツボ押しがお勧めです。ひざの真裏にあり、イスに深く座ると、ちょうど当たる部分です。

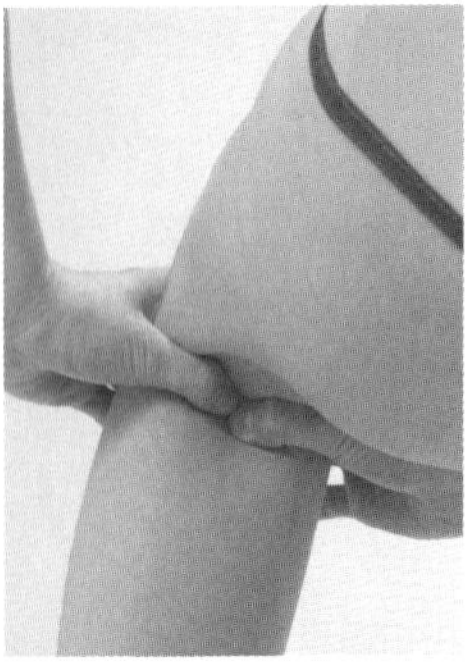

力を入れやすいツボだが、下には大切な神経や血管が走っているのでやさしく、もみほぐすように押すのがコツ。押しすぎには注意

プラスαアドバイス

テニスボールなどの上にひざ裏をのせてみよう

仰向けに横になり、テニスボールやゴルフボールを置いてひざの裏をのせるととっても心地よい。刺激するだけで気持ちいいツボだ。

委中《いちゅう》

曲げたり（委）伸ばしたりする部分の、真ん中（中）に位置するツボの意

ツボの位置　ひざの裏側の真ん中にある。ひざを曲げるとできるシワの中央部分にある

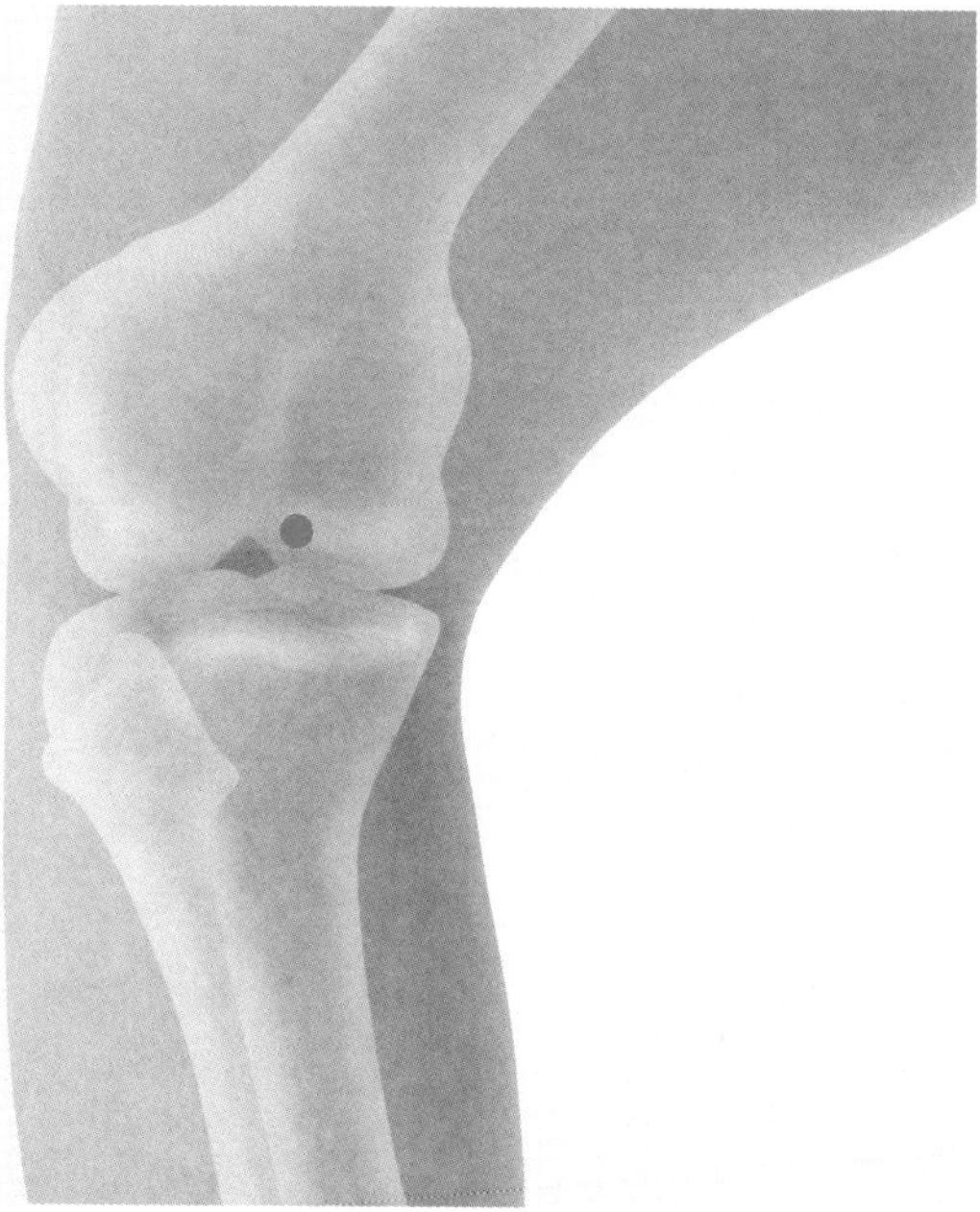

このツボのその他の効用　足のむくみ、ひざの不調、肩こり

この**指**で押す

親指

肩こり

疲れていると激痛が走るツボ！

ひじにある代表的な万能ツボ

人差し指から腕を通り、鼻へとつながる大腸経という経路上にある、とても有名なツボです。

座っているとき、パソコンのキーボードを打ちすぎて疲れたときの養生ツボ。ただ、押しやすいツボだけに、押しすぎて後々まで不快感が残りやすいツボでもあります。もみ返しには注意してください。

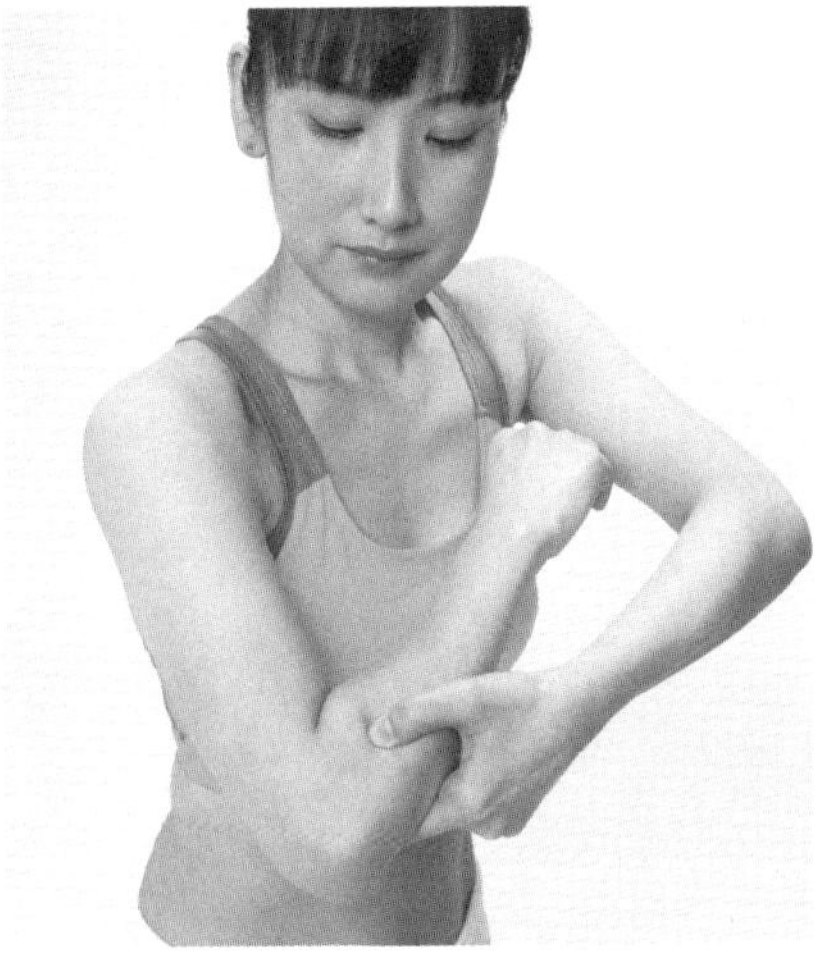

力を入れすぎないように、指のはらでソフトに押す

手三里《てさんり》

手の経絡にある三里(ツボの整う場所)。
万能ツボのひとつ

ツボの位置

ひじを曲げると、ひじの部分にシワができる。
そのシワから指３本分下(手首側)にある。
押さえると痛みが走るのですぐわかる

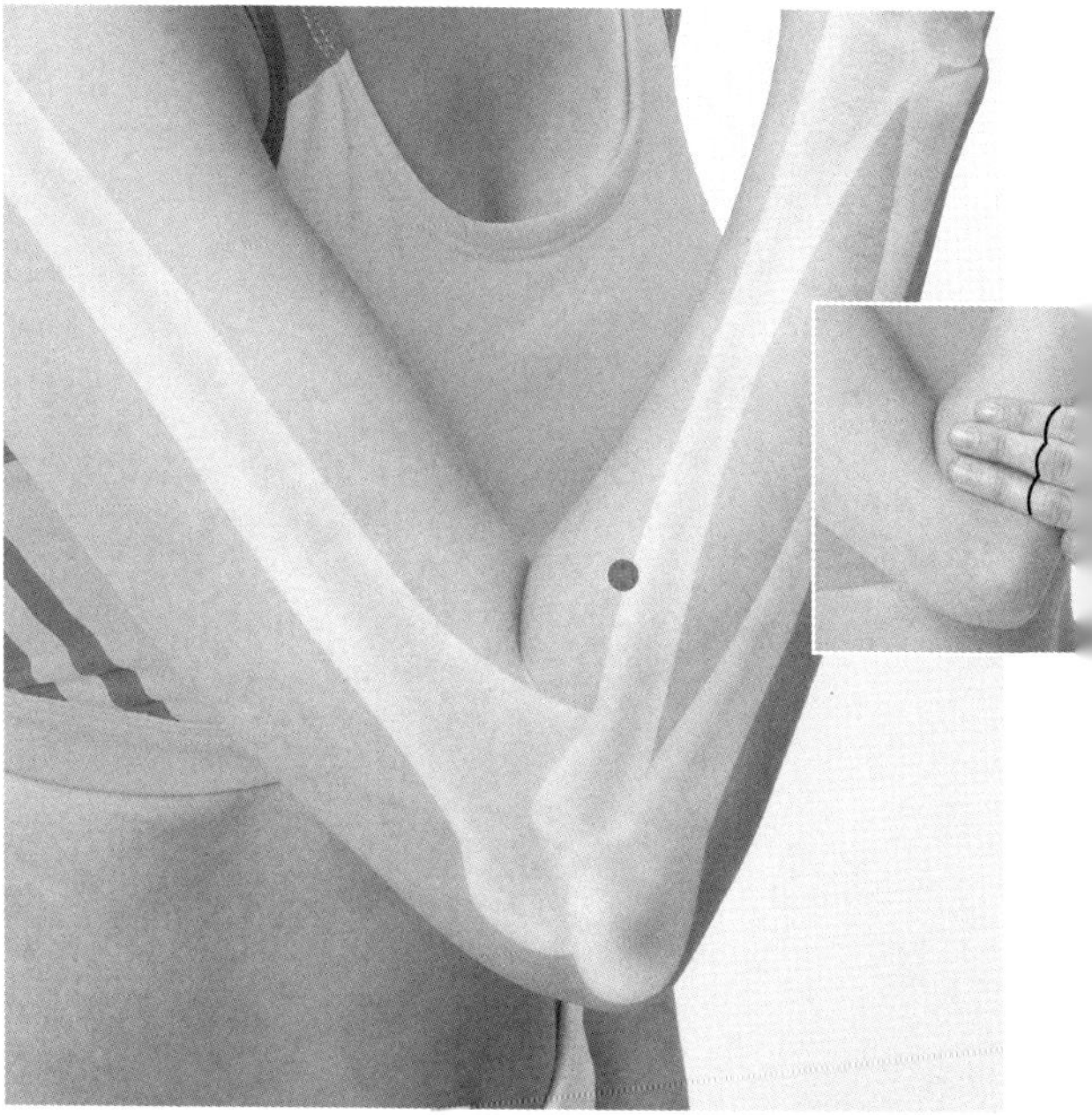

このツボのその他の効用 過労、だるさ、ストレス、疲労回復

この指で押す

中指

肩こり

疲れていると激痛が走るツボ！

自分で押せる数少ない肩こりのツボ

足の小陽短経という経絡上にあるツボで、肩のほぼ中央部分に位置します。

めまい、頭痛など、肩から上の症状に効果を発揮してきた万能ツボ。

指で押さえながらさぐると、くぼんでいるのがわかります。中指、または人差し指を肩に埋め込むように押します。

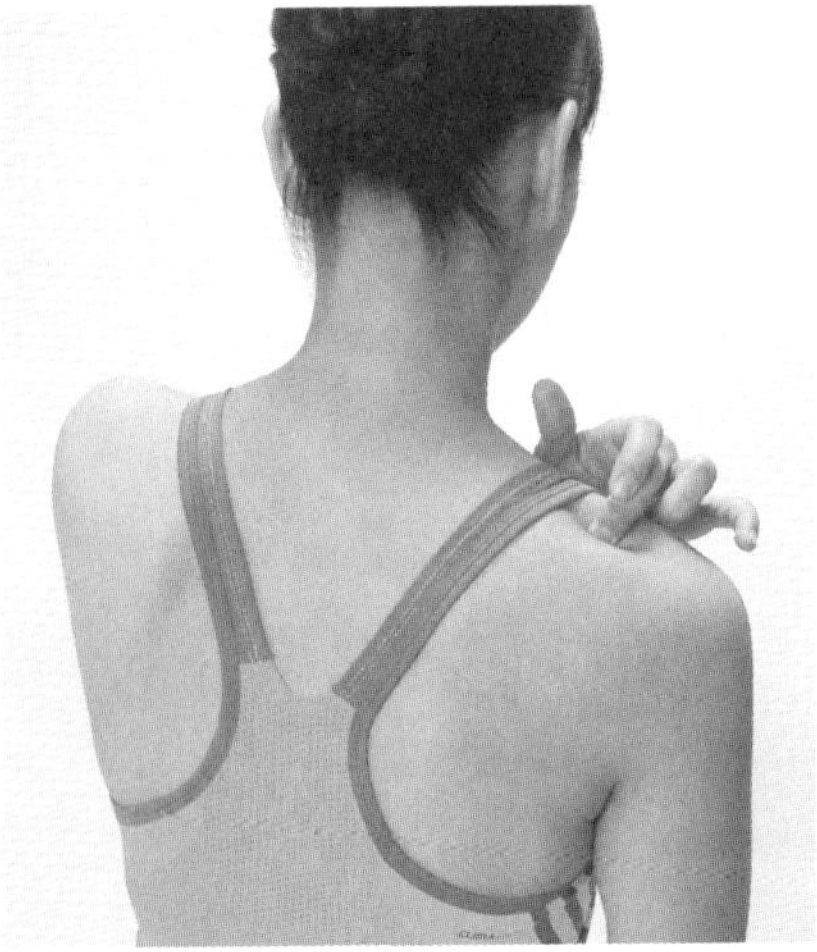

ツボの位置をピンポイントで押せるので、力を入れなくても大丈夫

肩井《けんせい》

肩にある、「気のめぐり」と「血流」の湧き出るツボ(井戸)

ツボの位置 肩のほぼ中央にあるくぼんだ部分

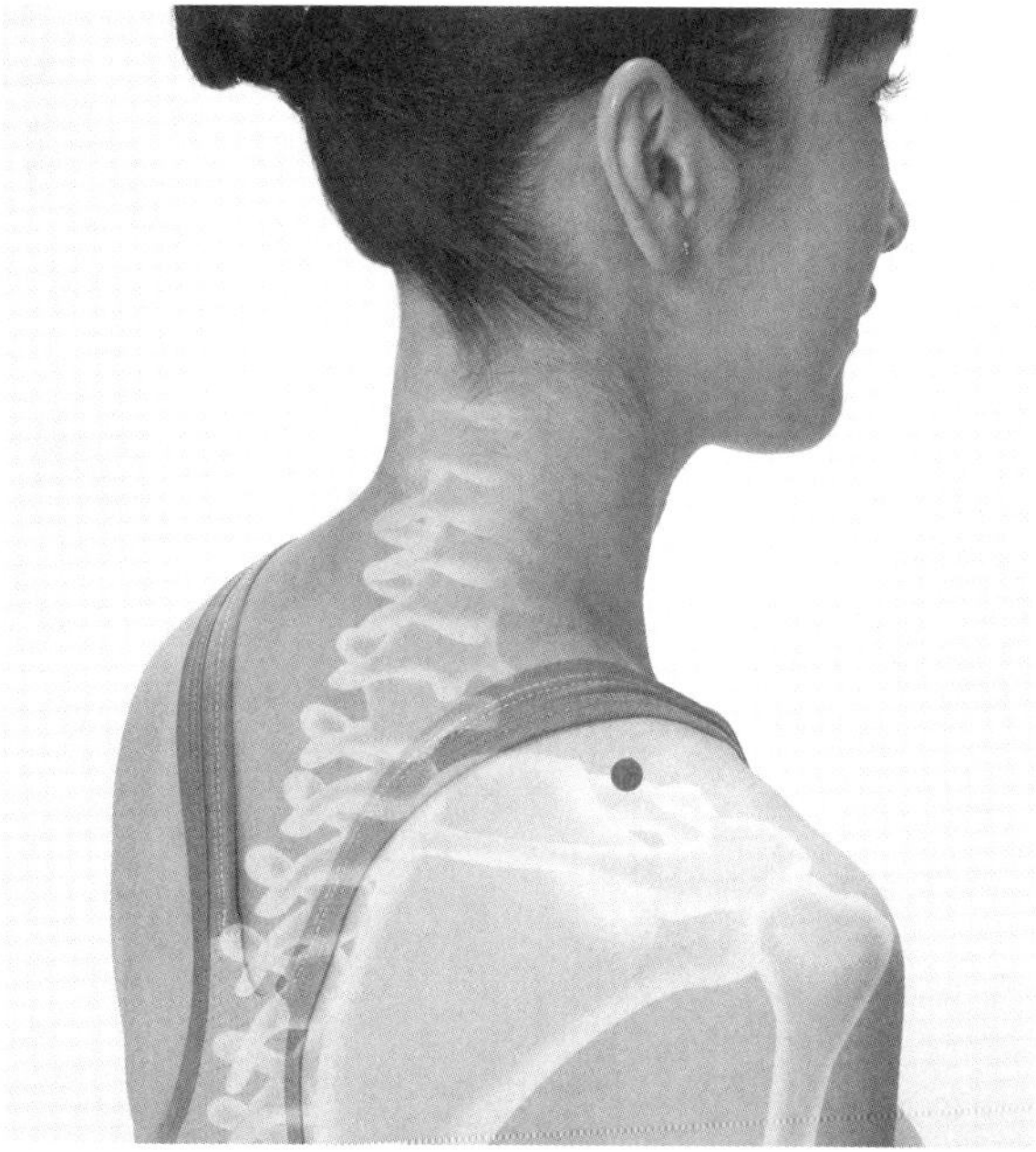

このツボのその他の効用 首のこり、背中のこり、首筋の違和感

この指で押す

親指と人差し指

肩こり

疲れていると激痛が走るツボ！

刺激すると、顔が火照ってくるツボ

肩→首→耳たぶの線につながるツボ。頭に通じる線なので、目のトラブルにも効果があります。親指と人差し指ではさんで、もみほぐすようにマッサージ。人指し指のはら、または指の側面を耳たぶに当てて、もみます。耳を刺激すると、顔が火照ってきて、頭部全体の血行促進にもつながります。肩こりからくる目の疲れにも！

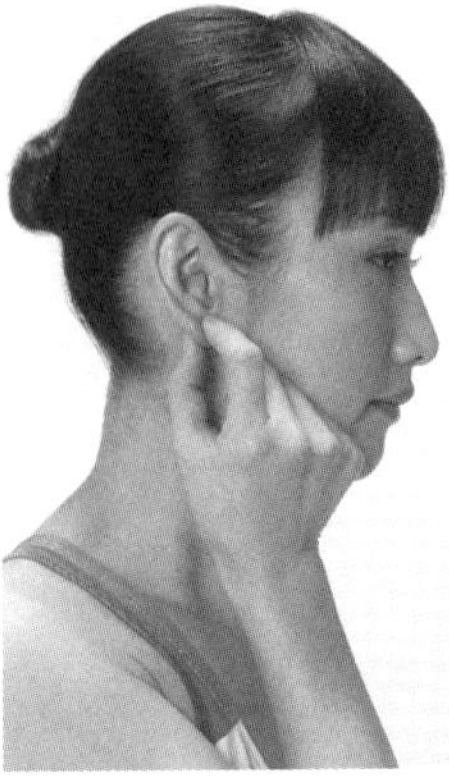

指ではさんでソフトにもみほぐす

プラスα アドバイス ピアスよりもイヤリングがいい！

耳たぶは、古来より「知恵の蔵」ともいわれ、脳に影響する重要な部位と考えられてきた。女性はピアス使用のため穴を開けるが、本当は穴は開けないのがよい。穴を開けると知恵が逃げる?

眼点《がんてん》

「眼」の「点」という名の通り、眼の疲れからくる肩こりに効果があるツボ

ツボの位置 耳たぶにある。中央部分をもんだときに、痛みを感じるところにある

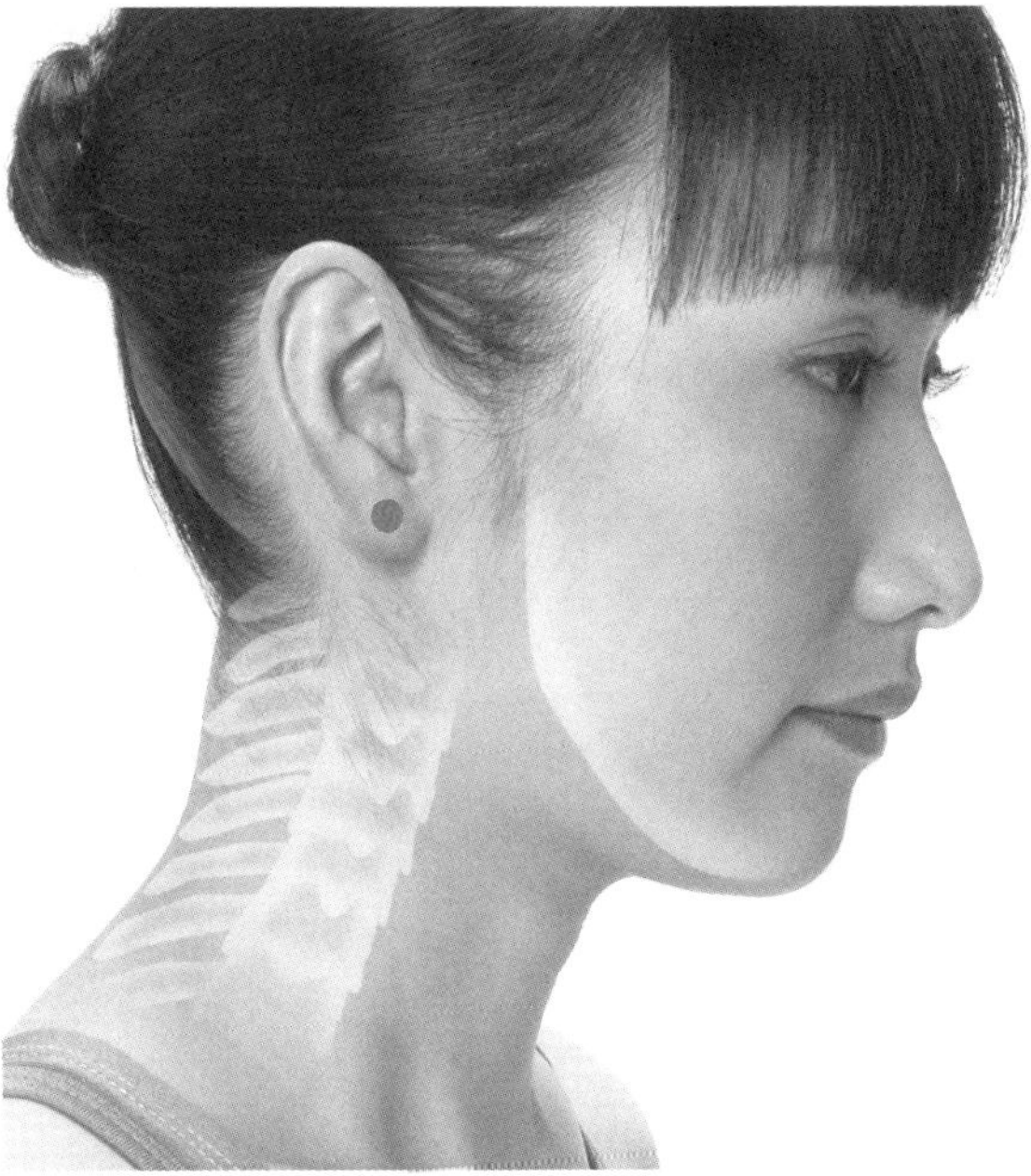

このツボのその他の効用 眼精疲労、目のトラブル、目のかすれ

この指で押す

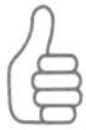

風邪の前兆、頭痛、鼻づまり

早めの予防を！

風邪の前兆には、まずこのツボ

背すじがゾクゾクするとよく言うように、風邪の邪気は首から背中に入ってきます。

風邪などの感染症の予防対策として、普段は首元から後頭部にかけての防寒が大切。ハイネックのセーターやマフラーで邪気が入るのを予防し、頭皮のブラッシングをして血行をよくしましょう。それでも「風邪かな……」と思ったら、迷わず後頭部のツボ押しで防御しましょう。

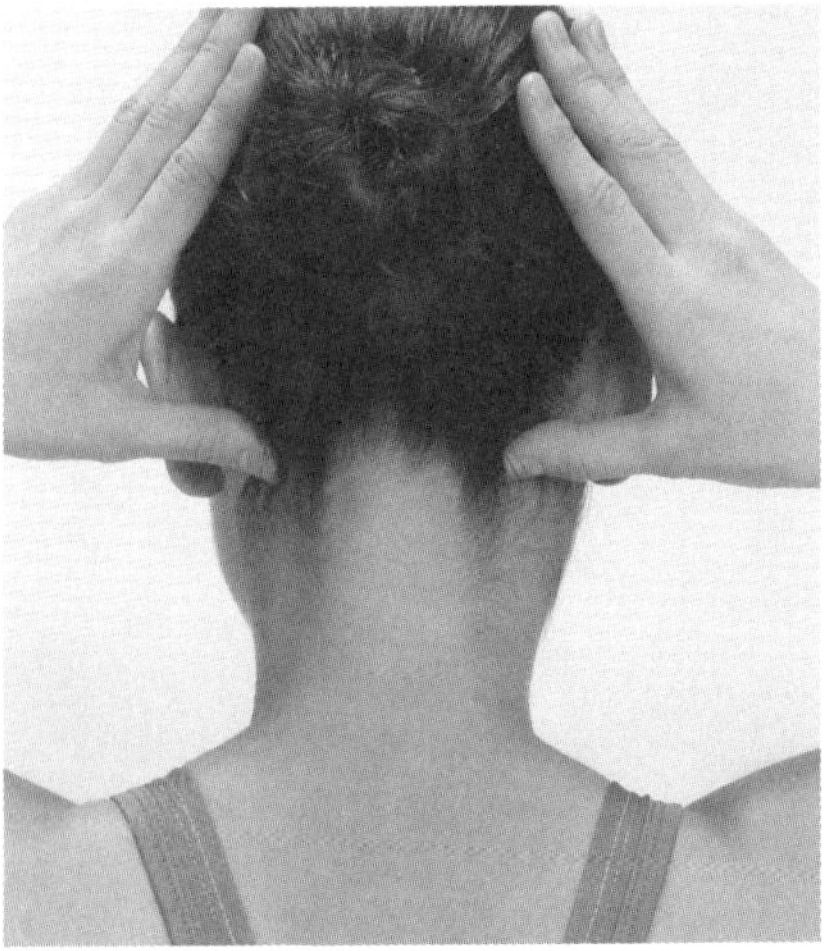

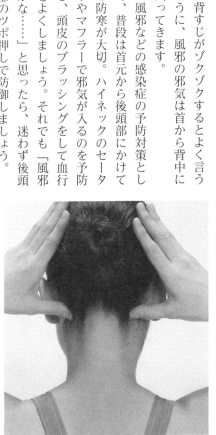

ツボの位置をピンポイントで押すため、力を入れなくても大丈夫

風池《ふうち》

風邪（風）の気がたまりやすいくぼみ（池）を刺激し、血のめぐりを活性化させるツボ

ツボの位置　後頭部、髪の生え際にある

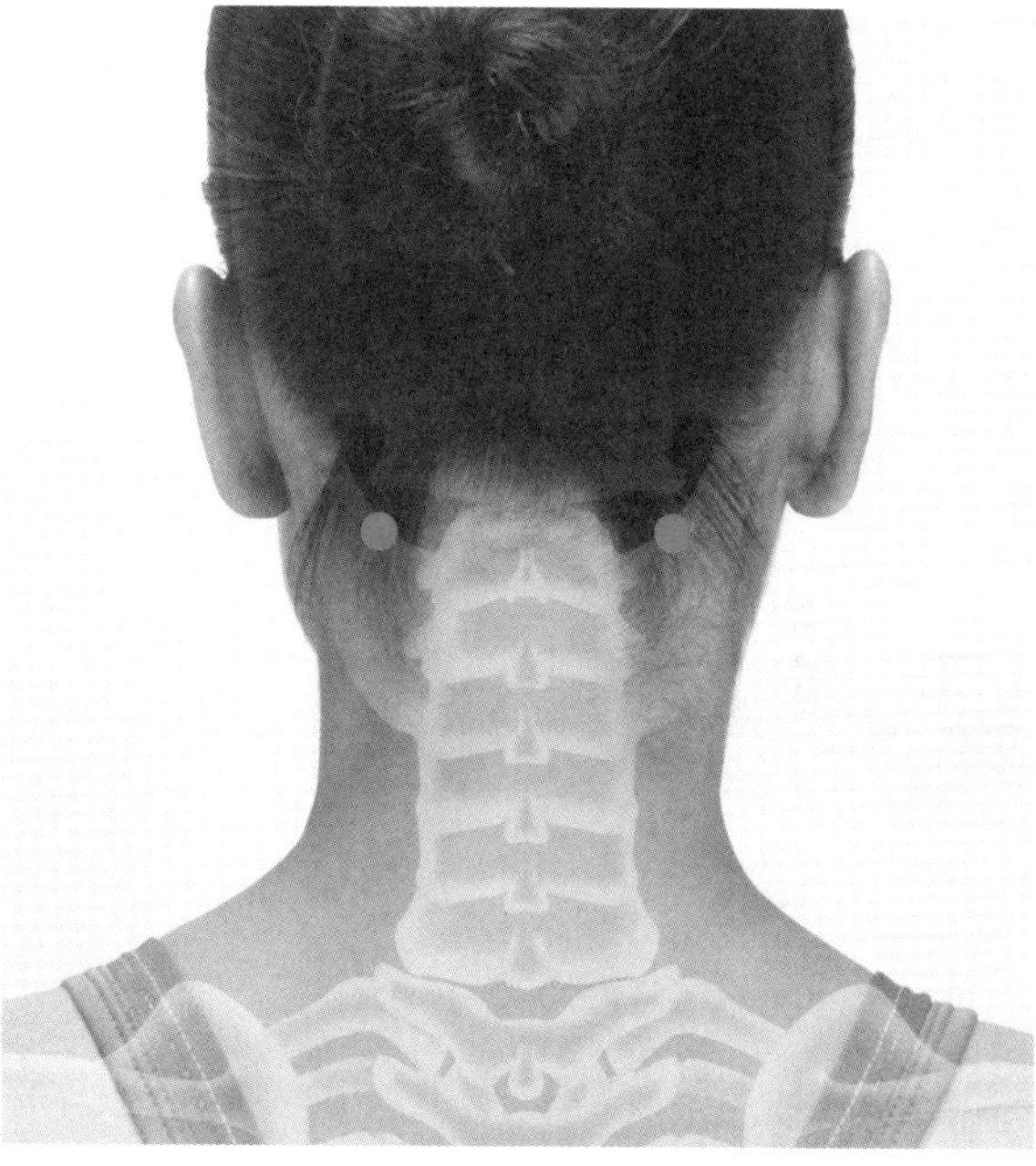

このツボのその他の効用　視力回復、眼精疲労、頭痛、鼻づまり

この指で押す

親指

風邪による悪寒、関節の痛み

温めてもいい

後頭部を風邪から守る重要ポイント

41ページの「風池」とともに、「風邪対策」のための重要なツボ。足太陽膀胱経の経絡上にあるツボ。この部位を蒸しタオルなどで温めても効果はあります。この部分の血行が悪くなって気血が滞ると風邪や感染症にかかりやすくなります。1、2回強くもむのではなく、何回もソフトにもみましょう。回数を増やすのがポイント。

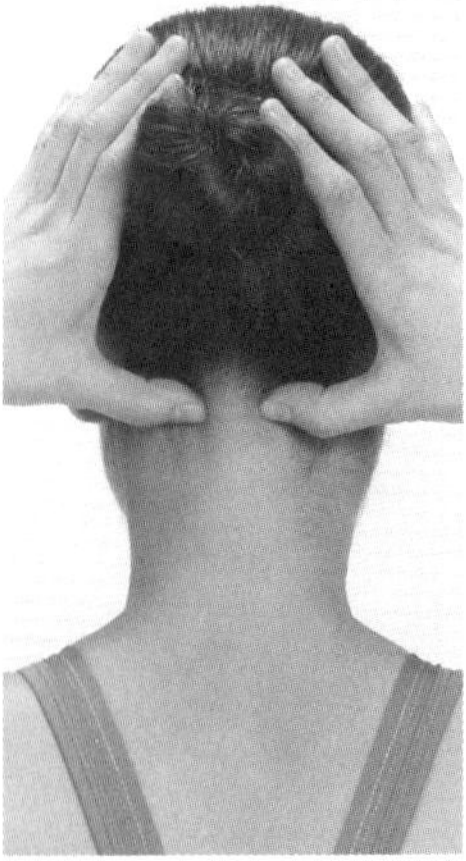

ツボの周囲全体をもんだり、押したりして血行促進

プラスαアドバイス　背もたれで、ツボを刺激!

イスに座っているとき、背もたれのへりにツボの部分を押し付けるようにしてみよう。とても気持ちいいはず。刺激でこの部位の血行がよくなれば、風邪予防になる。

天柱
《てんちゅう》

天の柱、天を支える柱のように重要なツボ。
つまり頭、身体を支える柱のようなツボの意

ツボの位置

後頭部、首筋の髪の生え際にある。生え際の中央には、盛り上がった2つの筋肉があるが、その筋肉の左右、くぼんだ部分にある

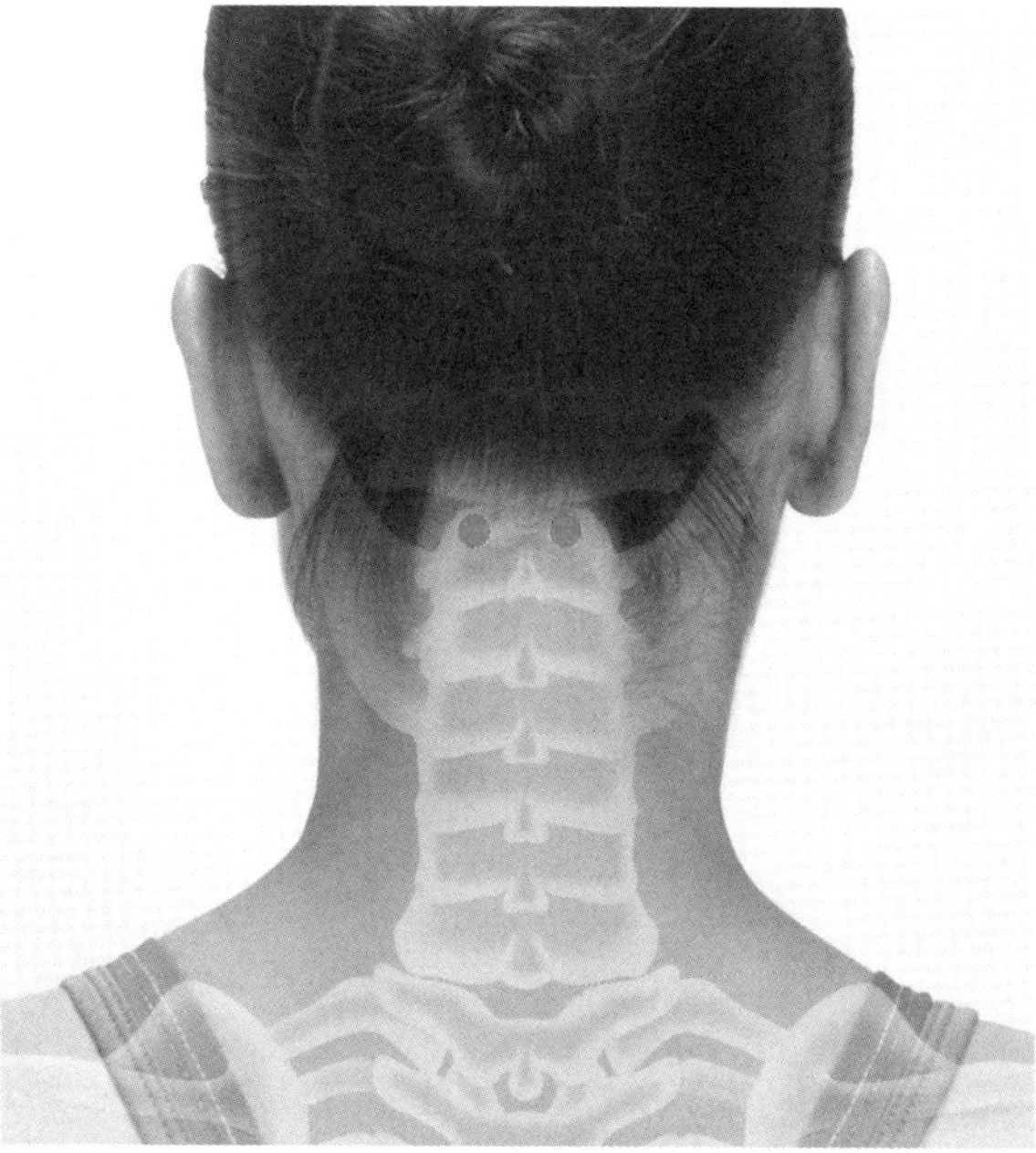

このツボのその他の効用

鼻炎、花粉症、目の疲れ、
首、肩のこり

この指で押す

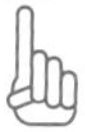
人差し指

風邪の引きはじめ

かかってしまったら!

✤肉厚の人は周囲全体をほぐすように押す

手の甲にある「合谷」(73ページ)という有名な万能ツボのほぼ真裏、手のひら側にあります。呼吸器系の風邪症状の緩和を促します。手のひらのこの部分が肉厚の人は周囲全体をほぐすようにもみます。薄い人はピンポイントで押しましょう。

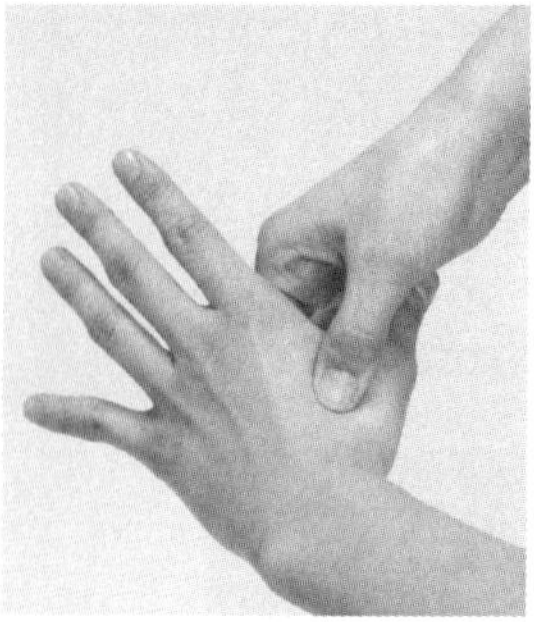

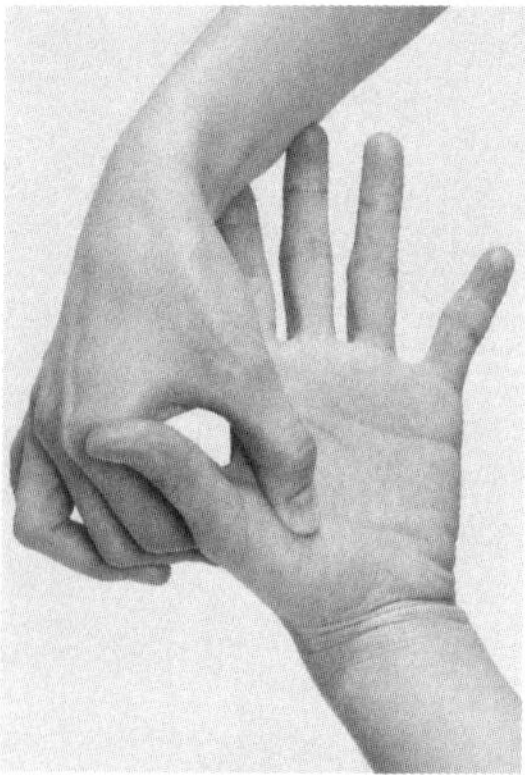

親指と人差し指の骨の付け根を親指で確かめる(ここは合谷というツボである)。この付け根のちょうど真裏を、見当をつけてもんでみよう

感冒点
《かんぼうてん》

ウイルスや細菌によって起こる感冒（呼吸器系の炎症）に効くツボ（点）

ツボの位置　手のひらにあるツボ。手の甲にある合谷というツボの裏側にある

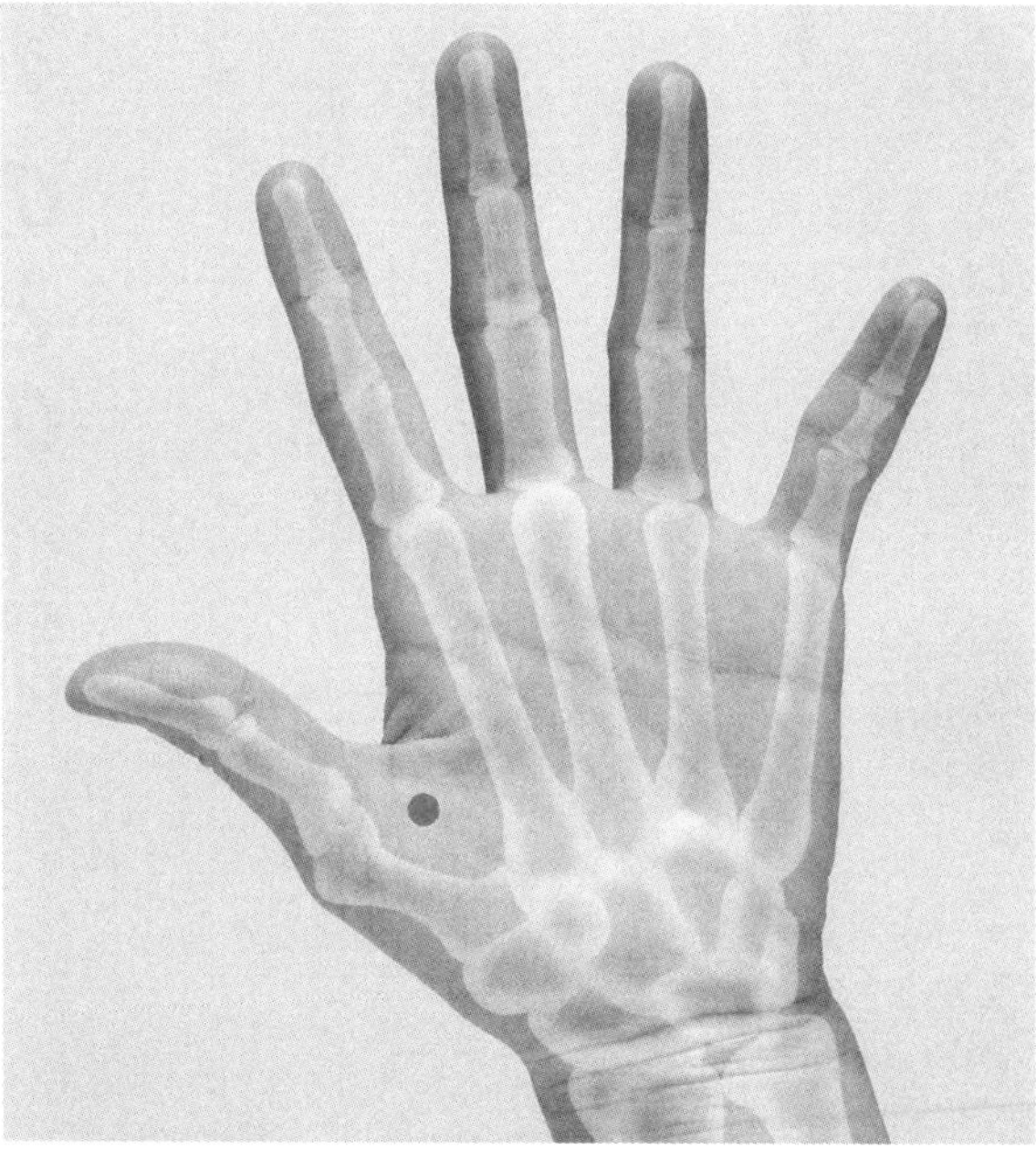

このツボのその他の効用　くしゃみ、鼻づまり、のどの痛み、のどのトラブル、扁桃腺、歯の痛み

この**指**で押す

人差し指

風邪、のどの不調

イガイガや腫れて痛むときに

✤習慣的に押すべき最重要ツボのひとつ

のどの一番下、鎖骨の間にあります。のどぼとけの下に指を置き、のどぼとけに沿って指を下に下ろすと、くぼみがあるので見つけやすい。このツボのように、身体の中心線（正中線）上にあるツボは、最重要のツボ。習慣的にツボ押しできるよう覚えておきたい。

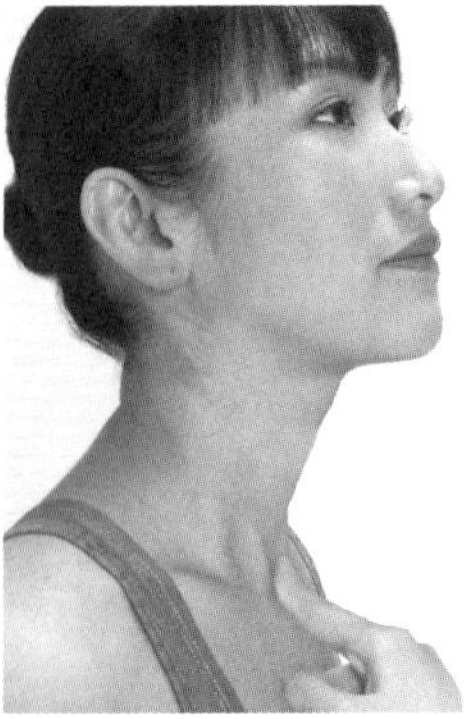

人差し指で加減しながら押すとよい。
親指で押すと力が入りすぎて苦しくなることもあるので注意

プラスα アドバイス **口呼吸をやめて鼻呼吸にする!**

のどが不調のときは、鼻呼吸を意識的に試みよう。口を閉じることで空気中の雑菌やウイルスの侵入を防ぎ、粘膜がうるおい、のどの免疫力が復活してくる。

天突
《てんとつ》

身体の上部（天）にある突出した部分（のどぼとけ）の下にあるツボの意

ツボの位置　骨（鎖骨）の上のくぼんだ部分

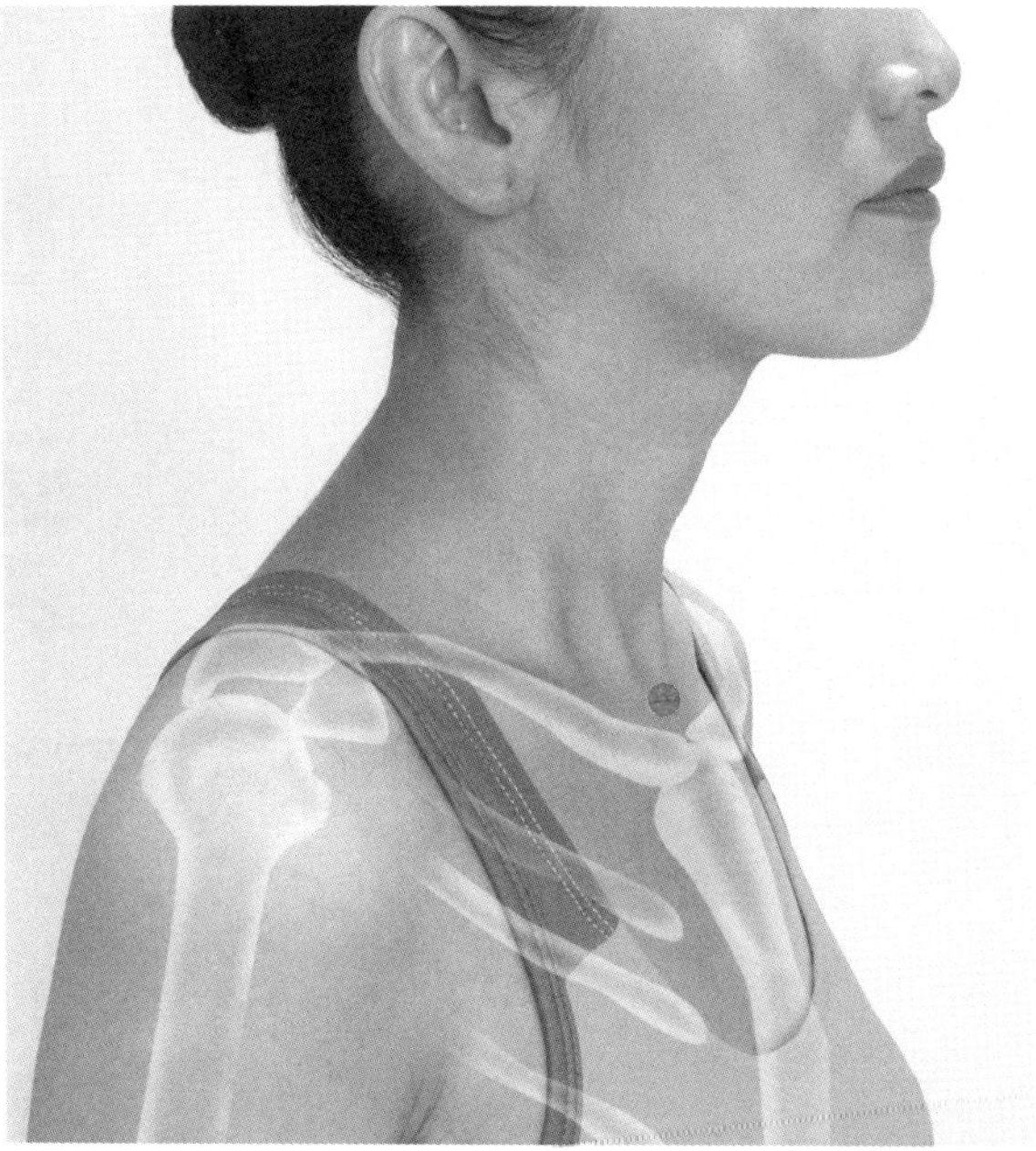

このツボのその他の効用　風邪によるのどの痛み、たん

この**指**で押す

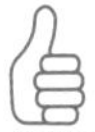

親指

せき、むせ込み

肺によいツボ

気分を落ち着かせる効用もあるツボ

珍しい部位にあるツボ。ふだんはあまり触れない部分なので、押すととても効果的。親指の骨に沿って指を少しずつ移動させると見つけやすい。「点」ではなく「面」としてツボをとらえ、大きく回しながらもみほぐします。手の太陰肺経という経絡上にあり、喘息や発熱の際に用いられてきました。気分を落ち着かせる効用もあります。

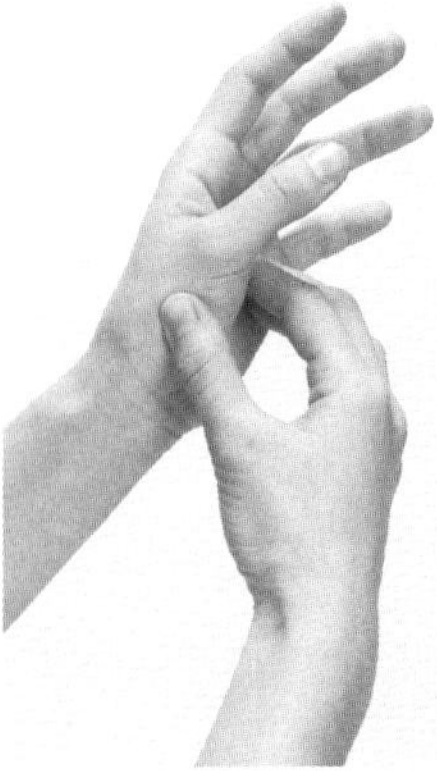

指で痛点のあるところ、不快に感じる部分を探そう

プラスαアドバイス　ヘアブラシの毛先で刺激を与える

このツボは、ヘアブラシの毛先などで軽くたたいてみるのもよい。寒いときは、このツボをよくもみほぐすと、身体が温まってくる。

魚際
（ぎょさい）

手のひらの親指の下の盛り上がった部分は、魚のキワ（おなか）に喩えられた。本書で紹介するのは1カ所だが、ほかに複数カ所ある

ツボの位置

親指の下側、手のひらと手の甲の境目を触ると、骨がある。その骨に指をそえて、親指の下から手首側へ押していくと痛みのある部分

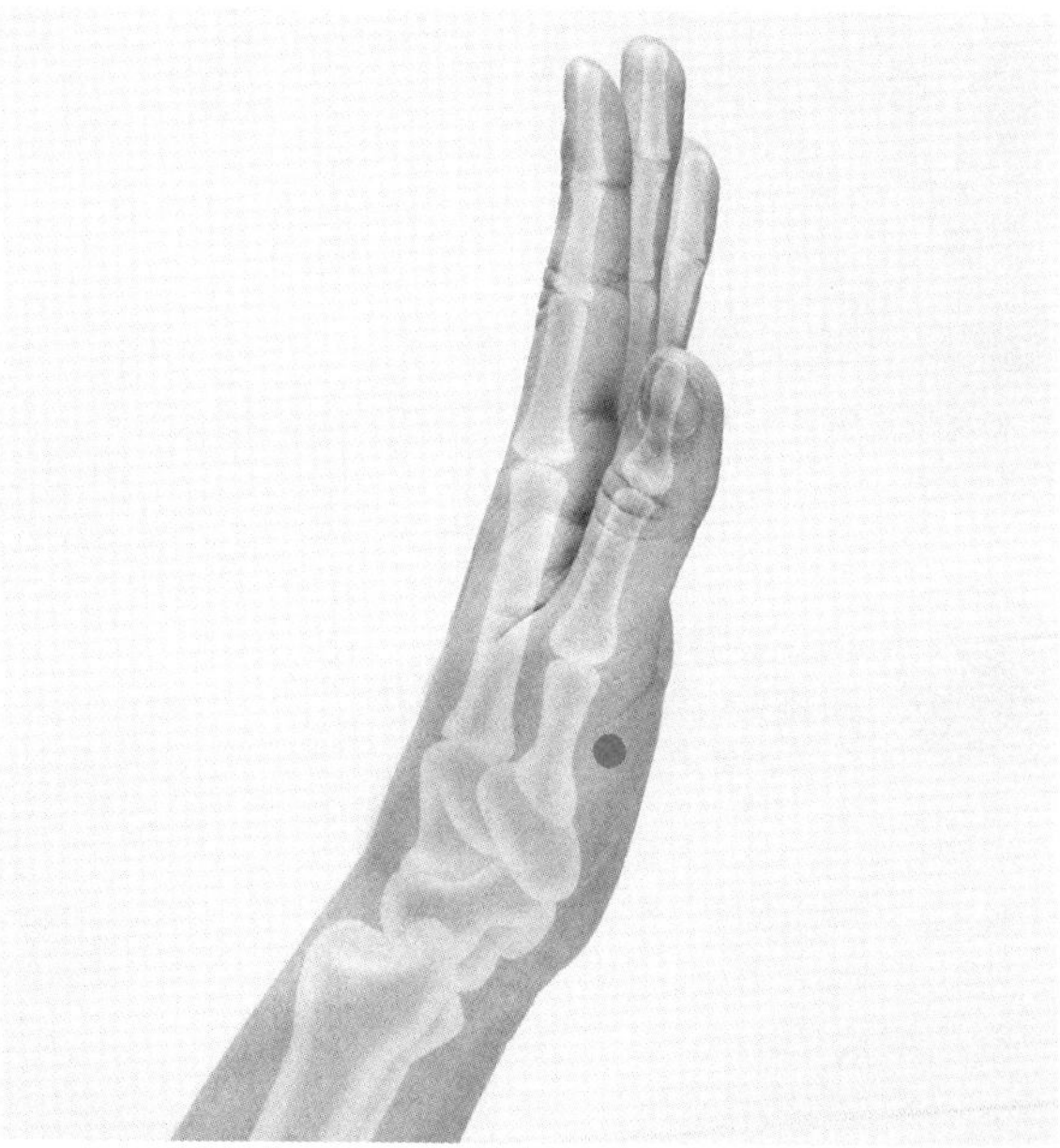

このツボのその他の効用

止まらないせき

この指で押す

親指と人差し指

発熱

胃腸の働きを助けて体の負担を減らす！

疲れがたまって熱が出た場合はここ

熱があるときは、とにかく睡眠をとって体を休めること。そして布団の中でこのツボを押してみるといいでしょう。疲れがたまっている、睡眠不足であるなど、はっきりと原因がわかっている場合は、解熱剤を飲んだりせずに、まずは横になって安静に。食欲がなくてもあせらず、一晩様子を見ましょう。

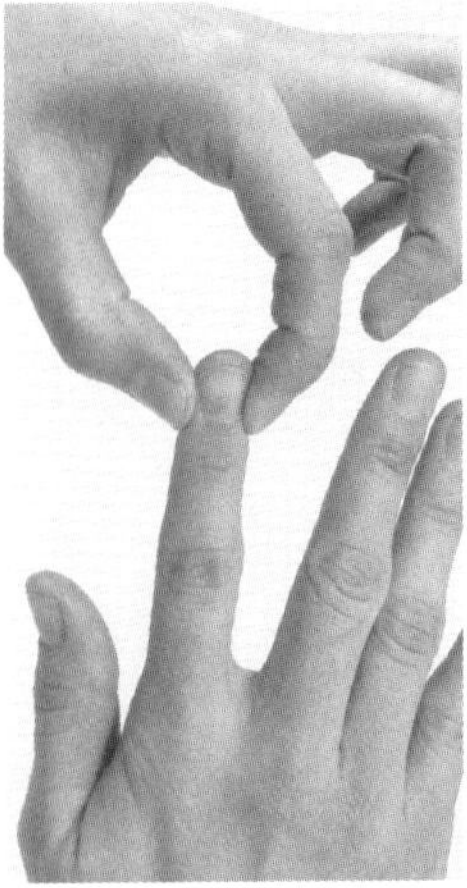

爪のキワを押しもみ、血行を促す

プラスα アドバイス

ペンで押し間食をしばらくストップ!

デスクワークの最中は、ペンの柄の部分でやさしく押すのもいい。そして間食を避けること。すると胃腸は休むことができ、下痢症状や消化不良などの緩和によい影響を与える。

商陽《しょうよう》

商(ここでは大腸の象意)に大きく
関係(陽)したツボ

ツボの位置

人差し指の爪の付け根。親指側にある

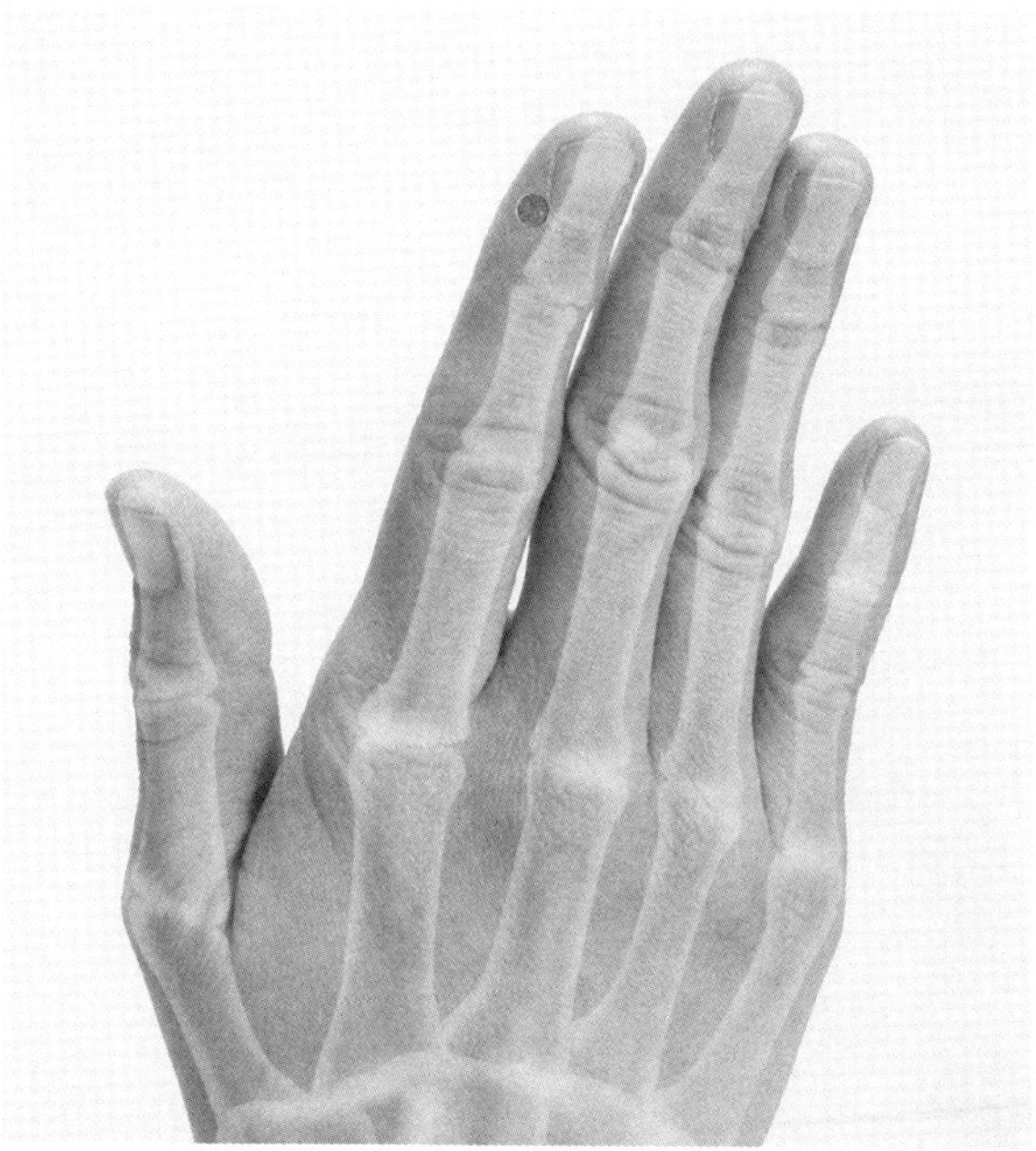

このツボのその他の効用

上がらない肩、胃の不調、
消化不足

この指で押す

親指と人差し指

息苦しさ

呼吸にまつわる不調に手軽に押せる

肺に関係したツボなのでやさしく押す

手太陰肺経という経絡上にあり、呼吸器系に関係するツボ。のどの炎症を抑えたいときに使われます。

親指の付け根にあるツボで、人差し指の反対側にあります。外からの刺激に耐えるため、この部分の皮膚はかたくなりがちで、気が滞りやすい部位といえます。指ではさむようにして、ソフトにもみます。

指先もよく温めましょう。

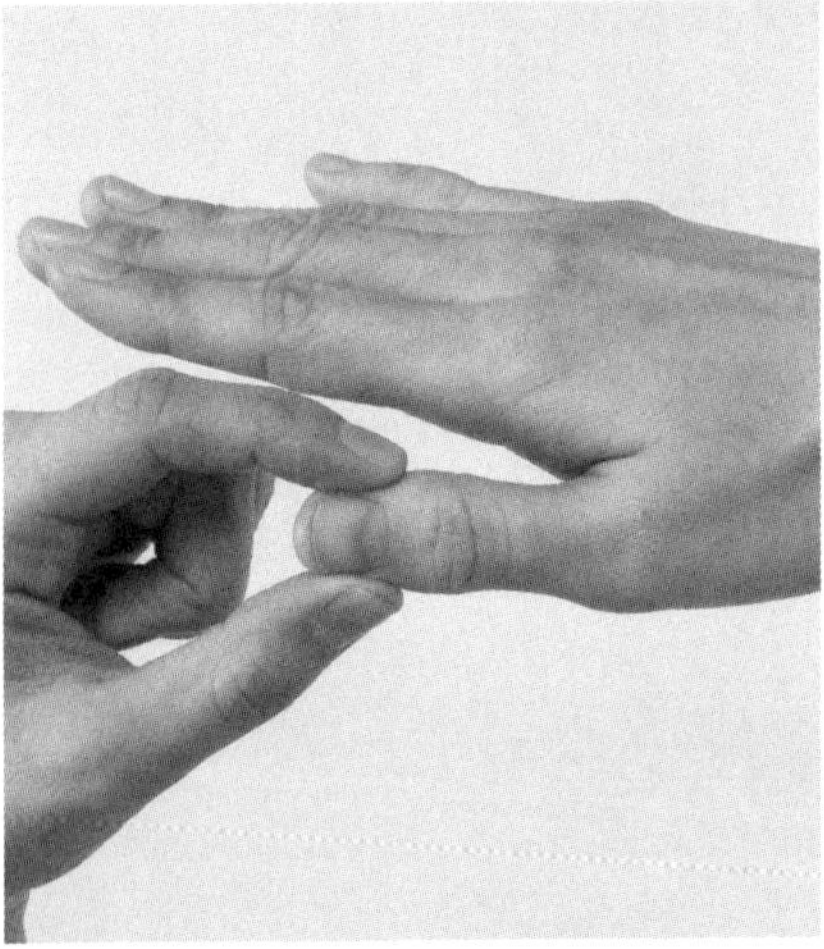

強く短くよりも、ソフトに長くもむといい

少商《しょうしょう》

少商（ここでは肺の象意）に関係したツボ

ツボの位置　親指の爪の外側の付け根部分

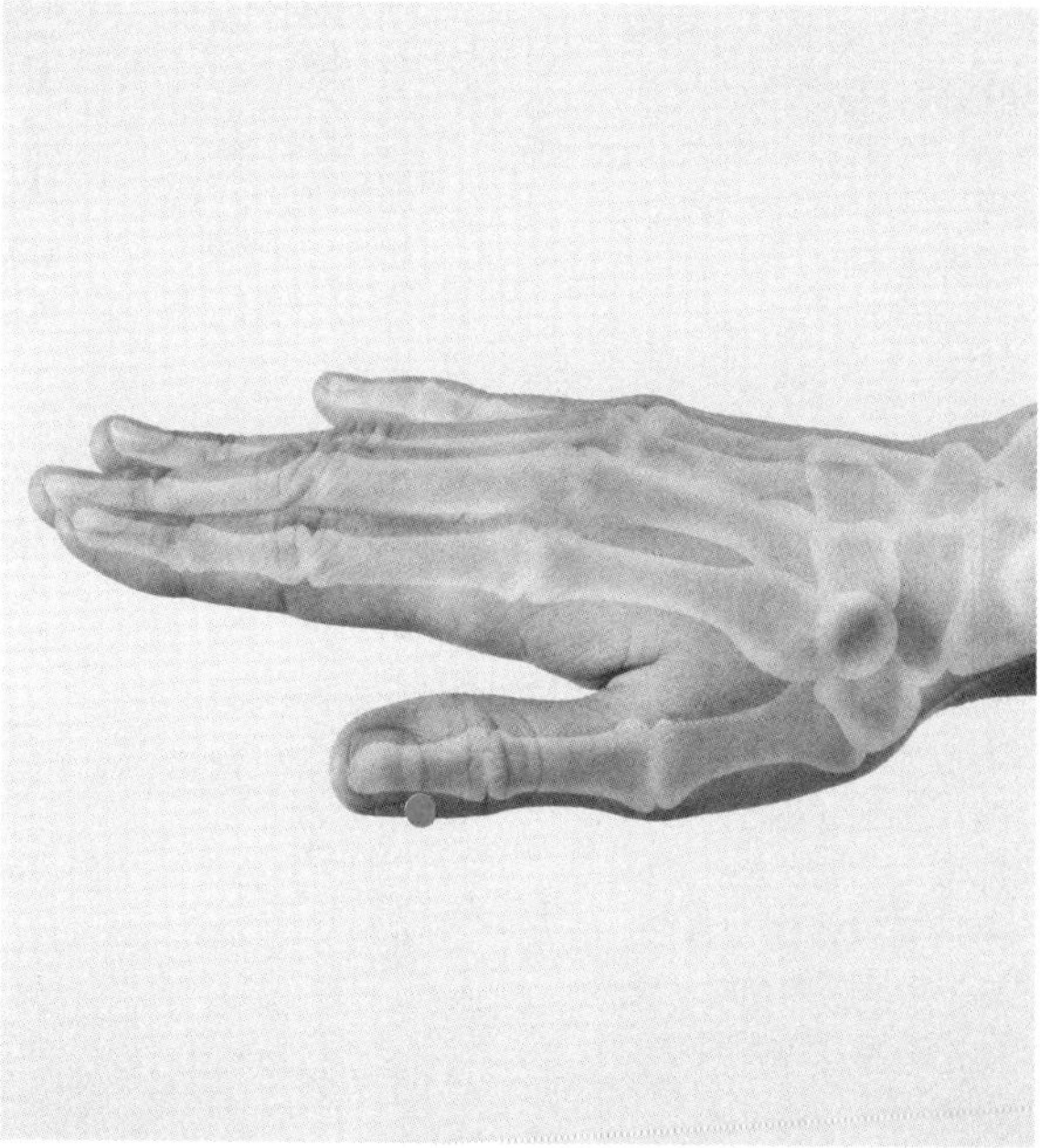

このツボのその他の効用
呼吸の不調、胸の苦しさ、
胸やけ、喘息、咽頭炎

この指で押す

親指

息苦しさ

呼吸にまつわる不調に手軽に押せる

妄念、妄想に悩むとき押しても効果的

手首にはツボが密集しており、その代表的なツボのひとつ。デスクワーク中に根《こん》を詰めすぎて息苦しさを感じたら押してみましょう。ほっと一息ついて集中力を回復できます。気分を一新したいとき、ネガティブ思考や妄想にとりつかれたときなどに押しても効果的。腕時計をしている場合は、いったん腕時計をはずして、もみほぐします。

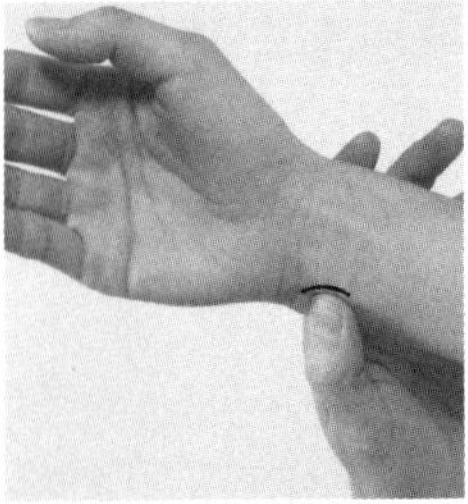

親指のはらで、ゆっくりもみほぐす。
緊張するシーンでもこっそり押せる!

プラスα アドバイス

腕時計による圧迫はやめる

腕時計をすると、この部位に汗をかきやすい人は新陳代謝が良好。夏でも汗をかかない人は、新陳代謝が鈍りぎみ……。
そういう人は腕時計やブレスレットをするのをやめて圧迫を防ごう。

通里《つうり》

「気」と「血」の通る(通)流れの、途中の重要な中間地点(里)という意味

ツボの位置 手首の手のひら側になる。手首のシワの小指側(小指の真下)から、指1本分上(ひじ側)

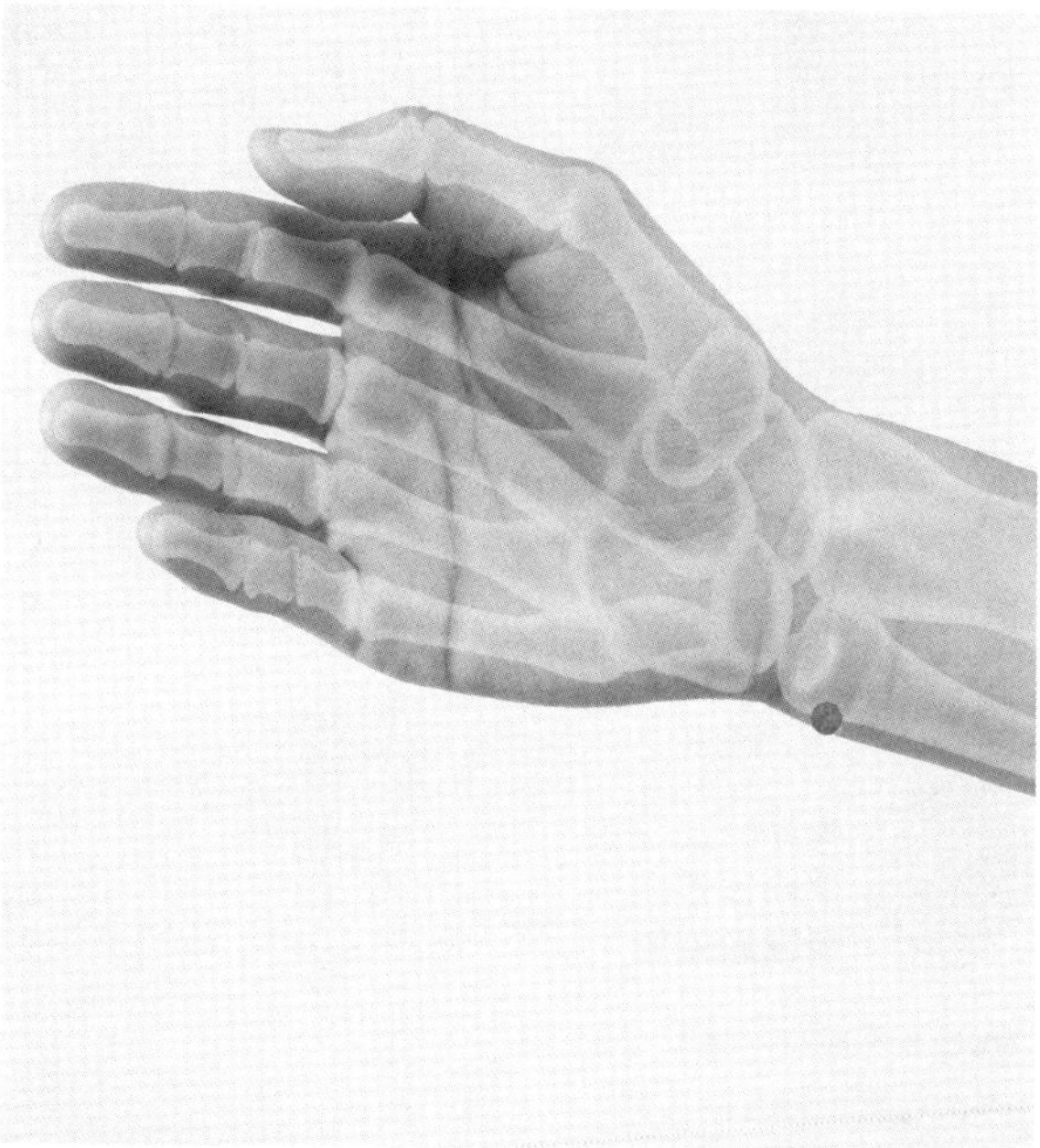

このツボのその他の効用 イライラ、生理痛、便秘

この指で押す

人差し指

鼻水、鼻づまり

呼吸がスッとラクに

身体全般の不調時にもこのツボ

顔の中央に位置し、正中線（身体の中心線）上にある特に重要なツボ。督脈という経絡上にあり、「鼻水が出る」「鼻づまり」のほかにも、顔のトラブル（肌荒れ）、全身の不調時には、試してみたいツボのひとつ。

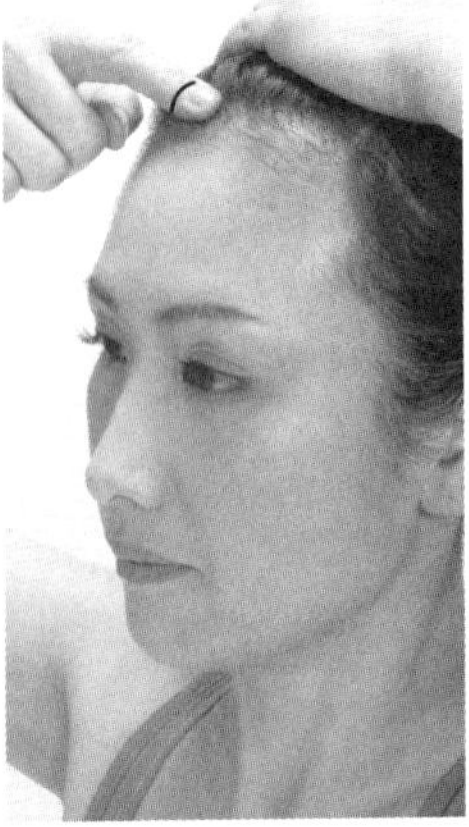

指のはらをぴったり密着させてもみほぐす

プラスα アドバイス

きれいに洗顔して老け顔対策

洗顔する際は、このツボの位置もきれいに洗いたい。老け顔対策などに、プラスαの効果が期待できる。

上星《じょうせい》

「上」の「星」とは、澄み切った夜空に輝く星に届くところ。鼻のつまりをなくし、頭（天空）もスッキリさせることができるツボ

ツボの位置　額の真ん中から上。髪の生え際から指１本分上のあたり。顔の中心線上にある重要なツボ

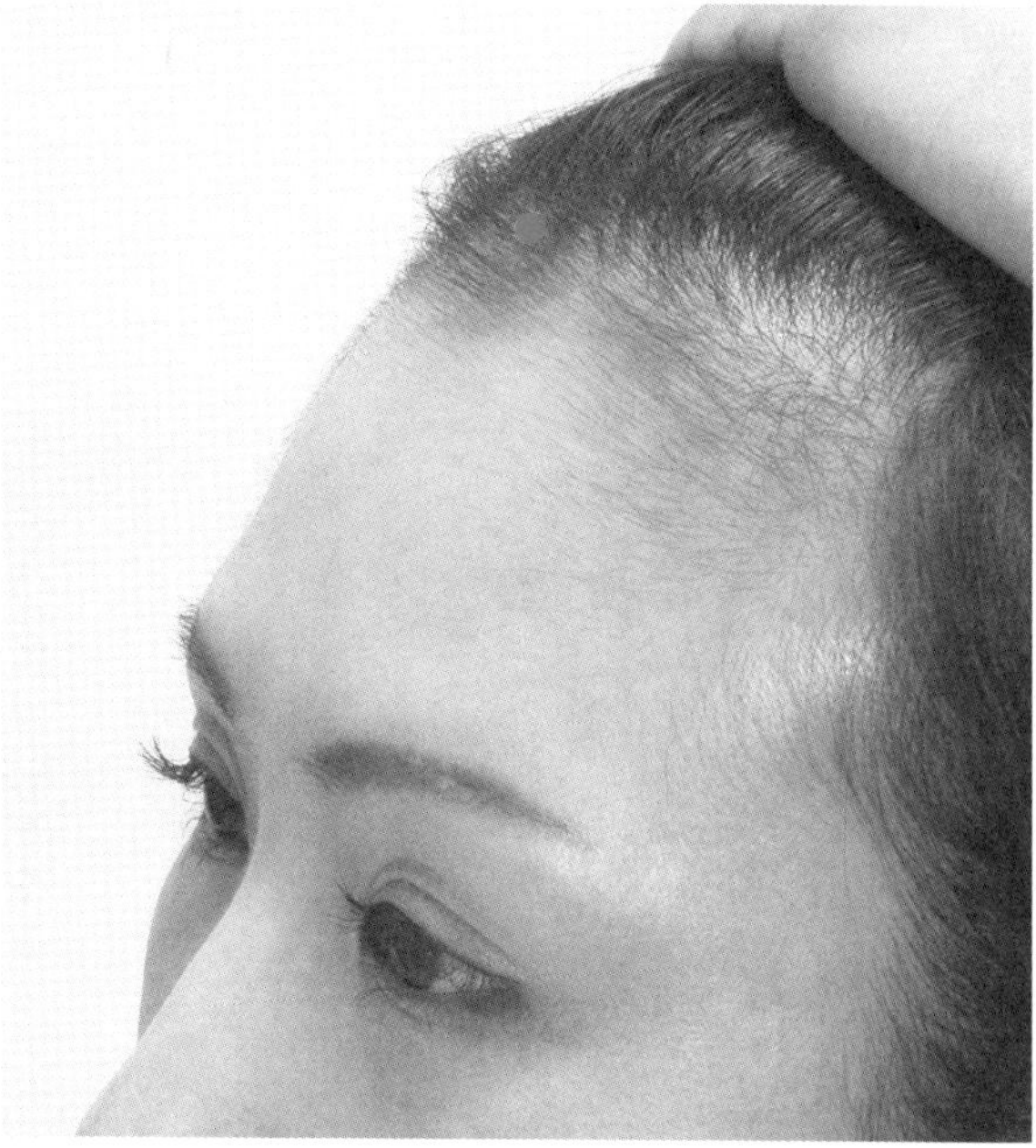

このツボのその他の効用　寝起きののどの不調、鼻づまり、蓄膿症など鼻の疾患

この**指**で押す

人差し指

花粉症

目と鼻の不快感をまとめて退治！

「魚腰」「絲竹空」を一緒に押す

顔の最重要なツボのひとつ。鼻骨につながるツボなので、花粉症などによる目、鼻のトラブルに効果的です。67ページの「魚腰」（眉毛の中央）、69ページの「絲竹空」（眉毛の外側の端）と一緒にマッサージしてもいい。足太陽膀胱経という経絡上にあるツボ。

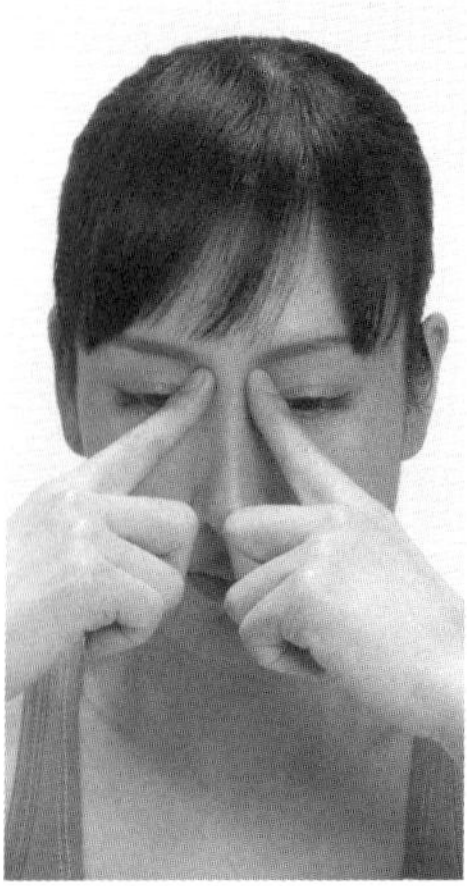

眉毛に爪を立てないように指のはら部分を当てて、ゆっくりジワッと押す

プラスα アドバイス

メガネをかけた人は重点的に押すべき!?

メガネをかける人は、このツボ周辺が疲労困憊。メガネのフレームや鼻当てが原因だ。重点的にツボ押しして疲れをとろう。

攢竹
《さんちく》

支えとなる杖（竹）が集まる（攢）ツボの意

ツボの位置　眉頭にある。眼の骨のキワにある

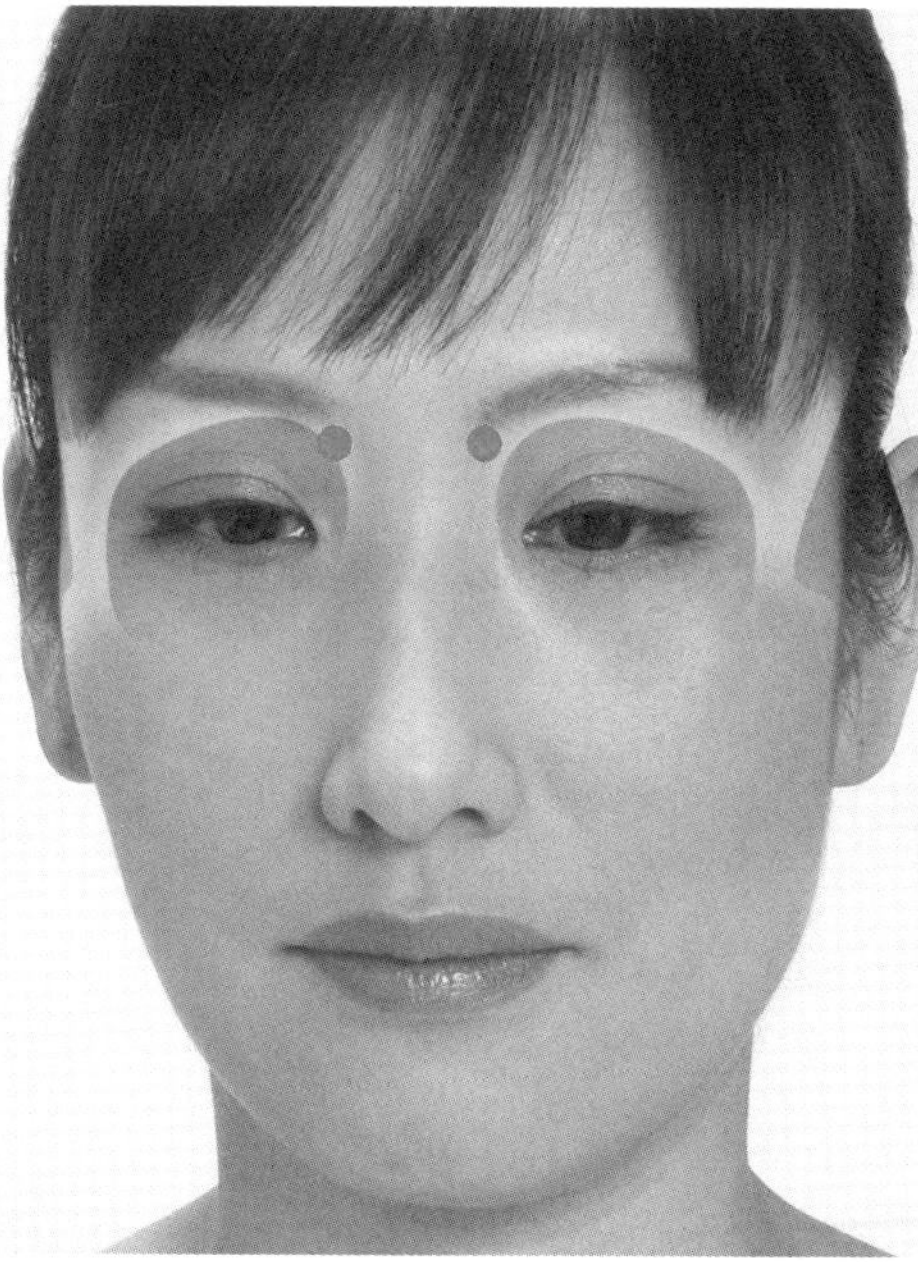

このツボのその他の効用　目の疲れ

この指で押す

人差し指

皮膚のかゆみ、アレルギー

かかずに押す！

「風邪の盲点」にあるツボで血行促進

首の後ろのとても大切な正中線上にあるツボ。背中にあって押しにくいので、ドライヤーの温風や熱いタオルを当ててもいいでしょう。ただ、やけどには十分注意してください。

後頭部、首の後ろは「風邪の盲点」なのですが、この部分の血行を促せば免疫力のアップによって皮膚の状態がよくなるなど、全身によい効果があらわれます。

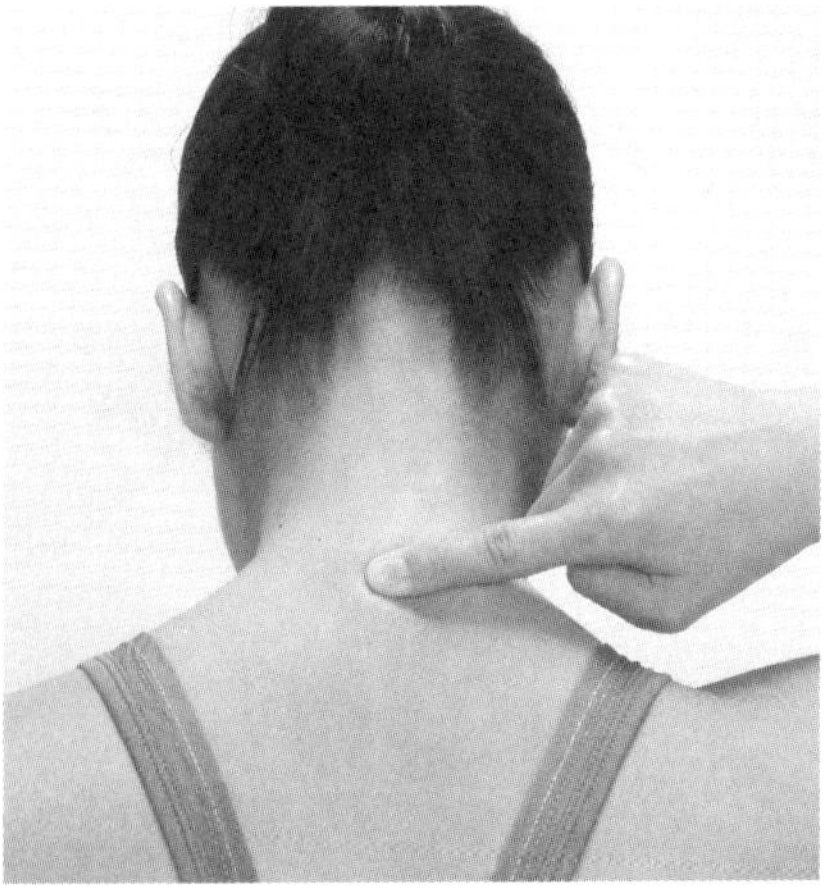

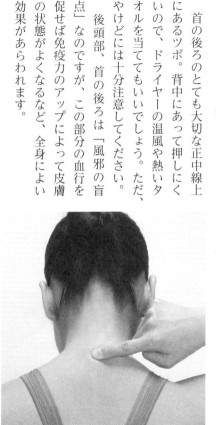

人差し指と中指を合わせてもんでもいい。
カイロを当てて温めると、なおいい。
あとは全身の保湿を忘れずに

大椎
《だいつい》

「大」は「大きい」「重要」の意。「椎」は「椎骨」の意。つまり頸椎にある重要なツボ

ツボの位置 頭を前に倒すと、首の後ろにはっきり出っ張る大きな骨の下のくぼみ。押しにくい、難関なツボのひとつ

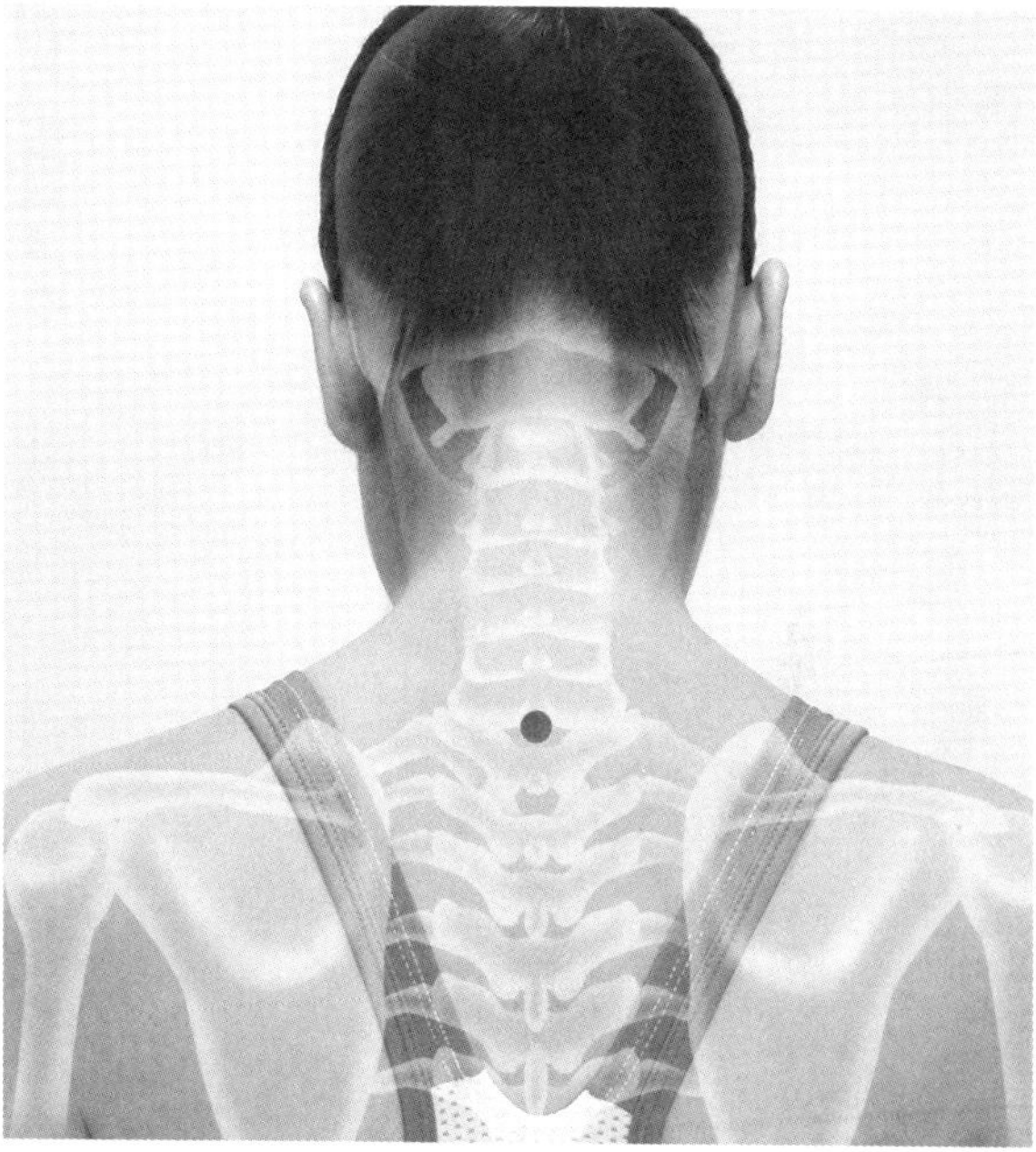

このツボのその他の効用 アレルギー、じんましん、せき、アトピー

この指で押す

人差し指

目の疲れ

充血を改善し、涙の出をよくする！

✚もっとも繊細なツボだからこそ、爪に注意

目のツボの代表で、もっとも繊細なツボです。目の周囲のツボは、力を入れず、ソフトに押すだけで十分。爪が伸びていないかもチェックしましょう。目や肌を傷めないよう、爪先は頭のほうか鼻下に向けましょう。太陽膀胱経という経絡上にあり、ドライアイにもよいとされています。

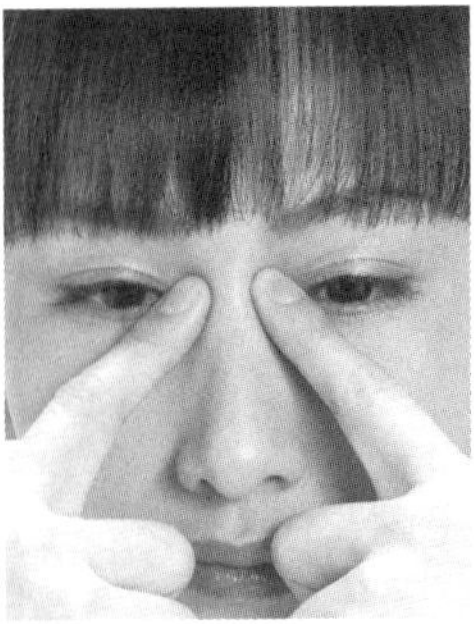

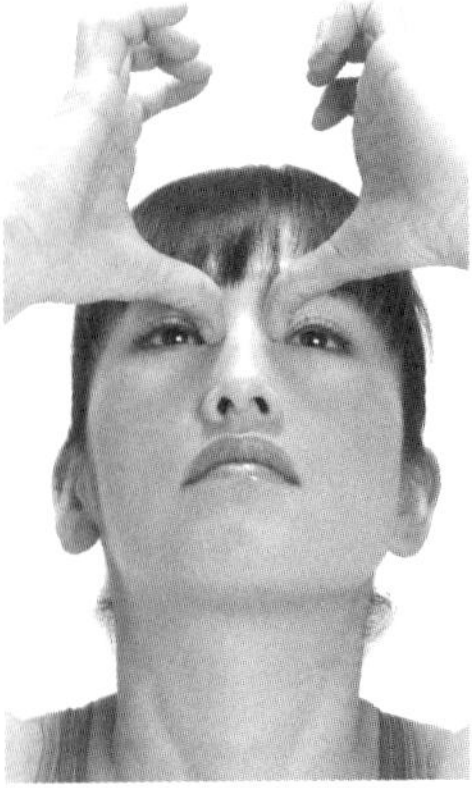

人差し指で押す場合も、親指で押す場合も、爪先を目に向けないように

睛明
(せいめい)

「睛」は目の意味。「明るい目」という意味の通り、視界が明るく開けるようになるツボ

ツボの位置 目頭と鼻の間のくぼんだ部分

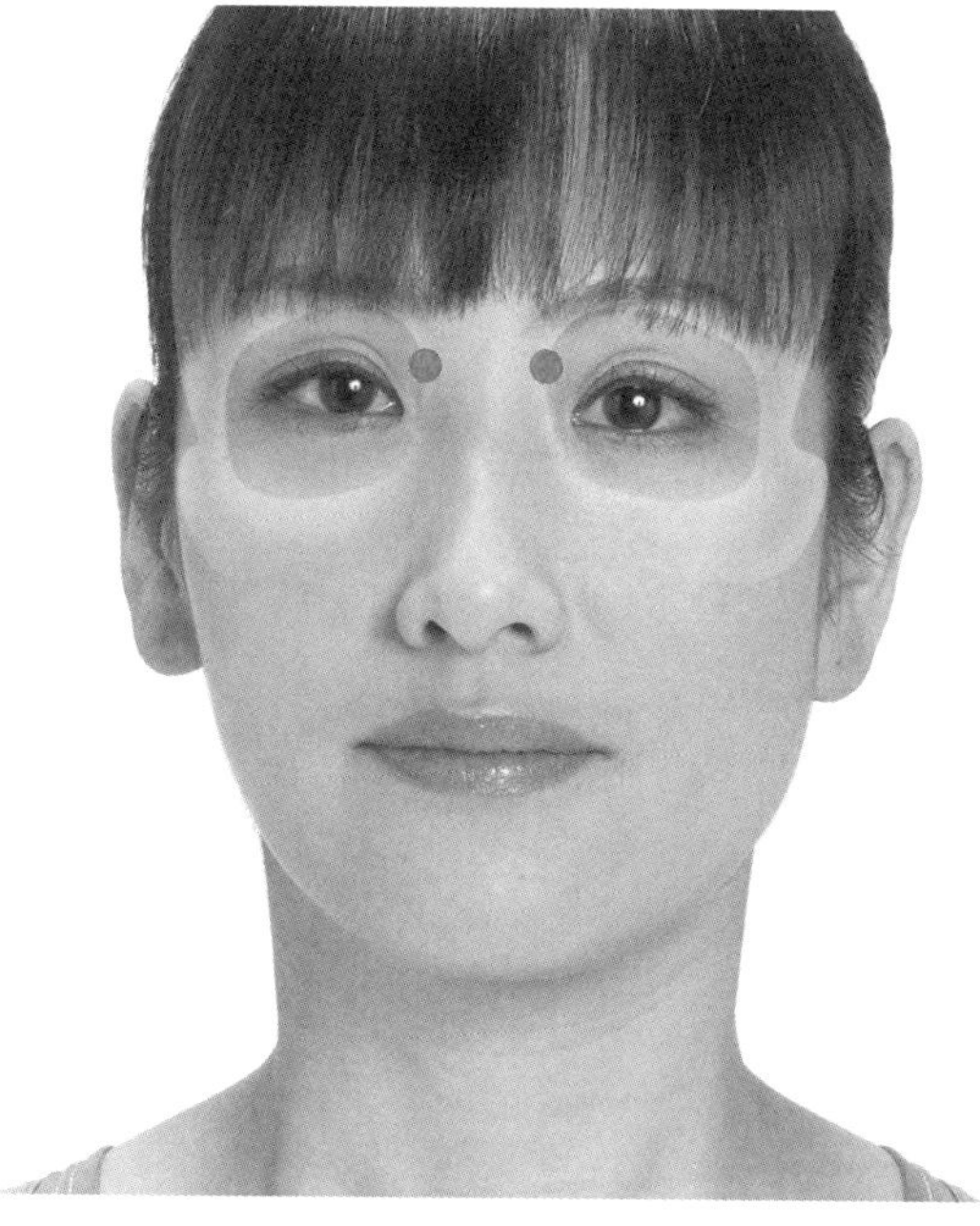

このツボのその他の効用 肩こり、神経の疲れ、眼精疲労、目のかすみドライアイ、花粉症

この指で押す

人差し指

目の疲れ

充血を改善し、涙の出をよくする！

ショボショボしたり落ちくぼんだりしたときに、すぐに押せるツボ

目の真下にあるツボ。瞳の真下を指でなぞると、骨のキワがすぐ見つかります。その骨のキワをソフトに軽く押します。指のはらを骨のキワにそえるように押します。足陽明胃経という経絡上にあり、目の諸症状によいとされます。

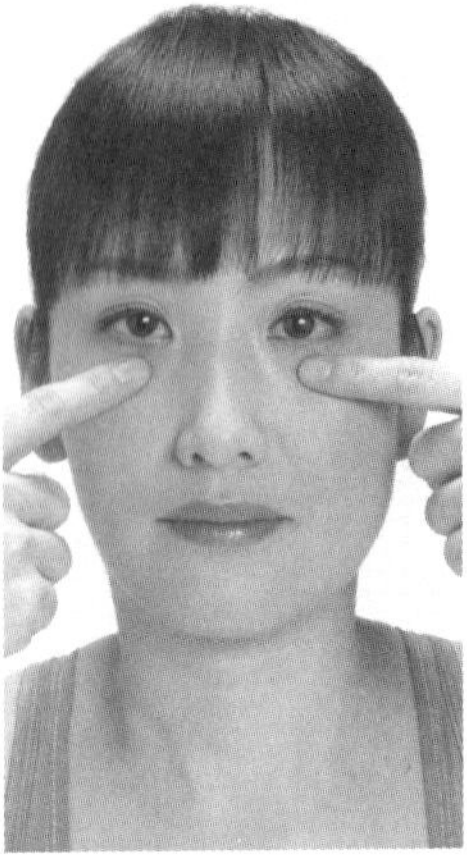

指のはらをツボにのせてゆっくり動かす程度でOK

プラスα アドバイス

目薬をさしたら目元を押さえる

目薬はすぐにティッシュでふきとらないこと。しばらく目の中に薬液をとどめておくよう、キワをプッシュするとよい。

承泣《しょうきゅう》

「涙(泣く)」を受ける場所(承)のツボという意味

ツボの位置　目の真ん中の下部に指を当てると、骨がある。その骨の出っ張り部分

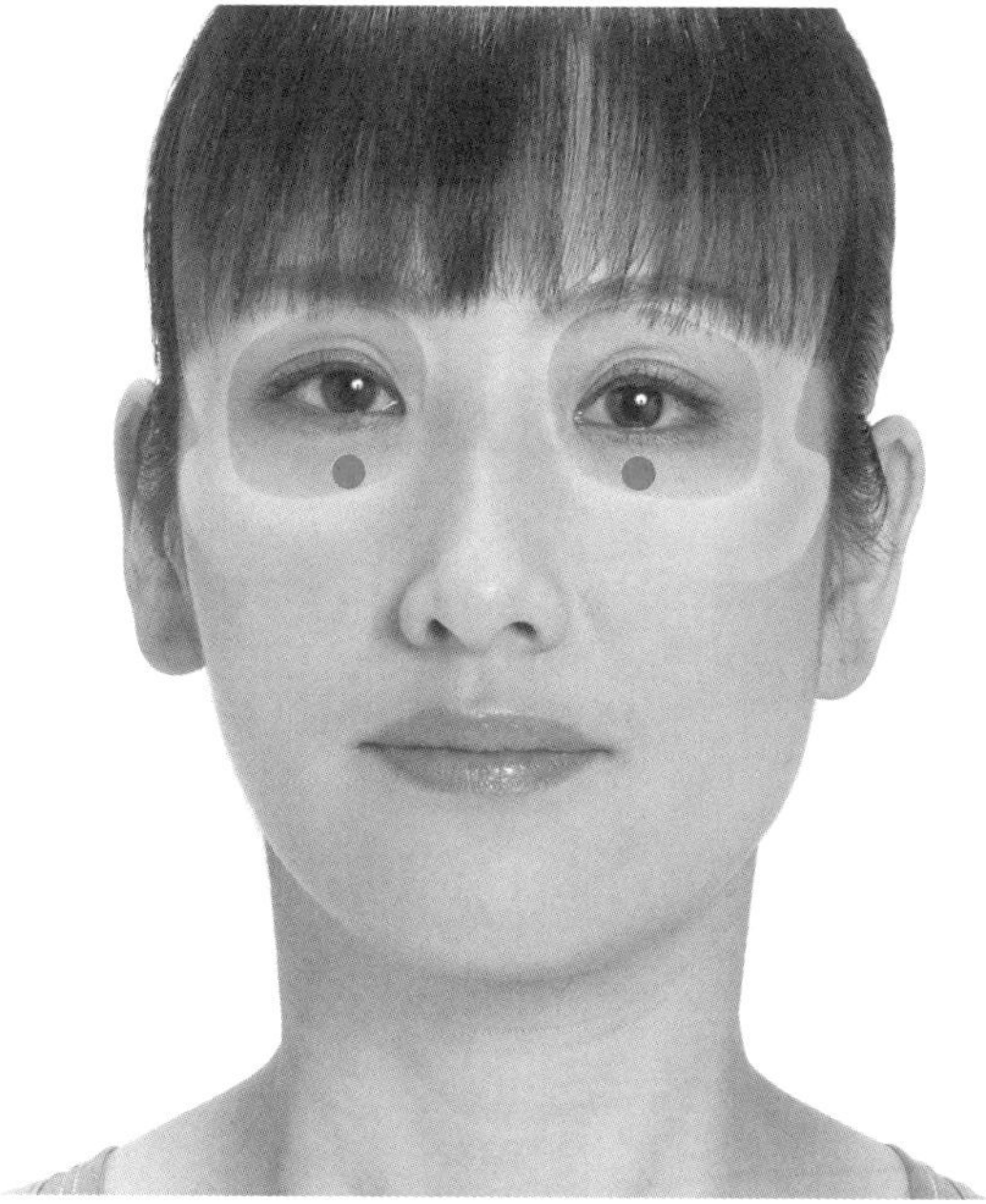

このツボのその他の効用　ドライアイ、目のかすれ、涙目、老け顔

この指で押す
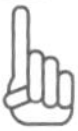
人差し指

目の疲れ

充血を改善し、涙の出をよくする！

目や額の筋肉をゆるめて血行促進するツボ！

いつでもどこでも、簡単に押せるこのツボは、どの経絡にも属していませんが、押すと顕著な効果があるとされている「奇穴《きけつ》」のうちのひとつ。眉毛の真ん中あたりにあるので、毛がストッパーになって指が滑りにくく押しやすい。軽く指のはらをそえて、もみほぐします。

目の悪い人は、思いきり目を見開くくせがあり、この部分の筋肉がかたくなっています。

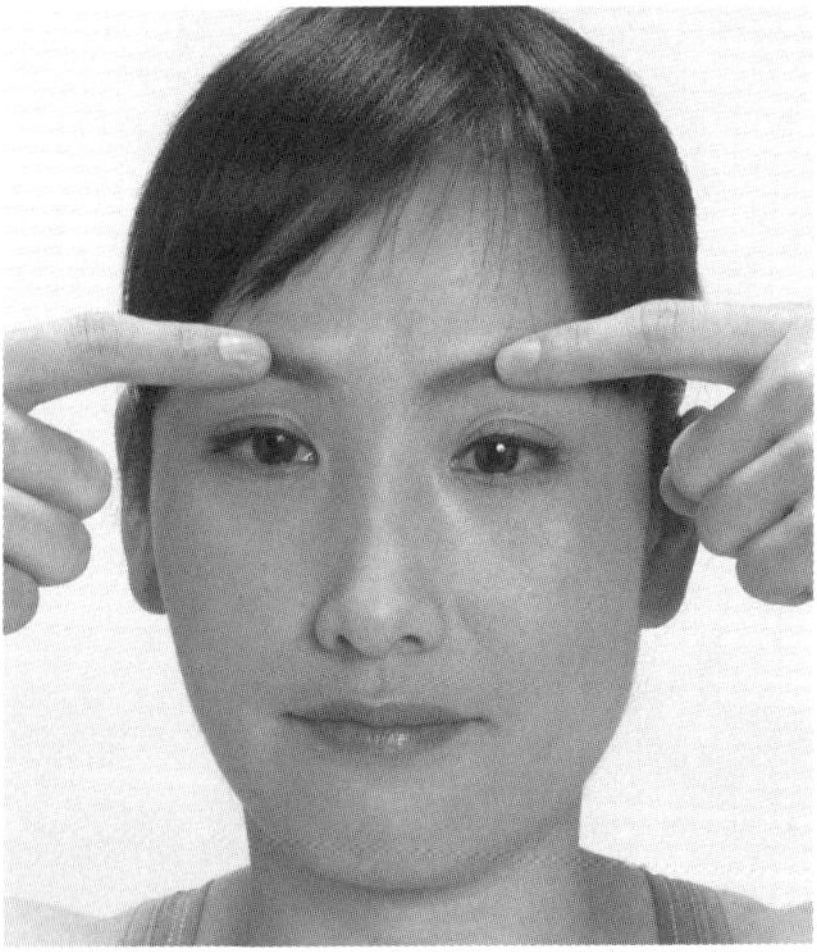

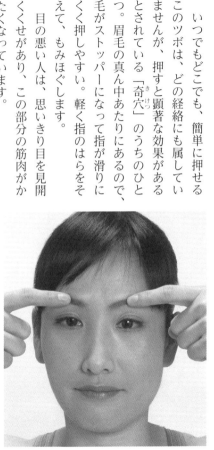

最初は鏡を見て位置を確認しながら押す

魚腰
《ぎょよう》

魚の腰に似た部分、つまり眉毛の真ん中部分にあるツボの意

ツボの位置

眉毛の真ん中、指でなぞると若干、くぼむ部分がツボの位置。真下に骨があって押したときにずれやすいのでソフトにマッサージする

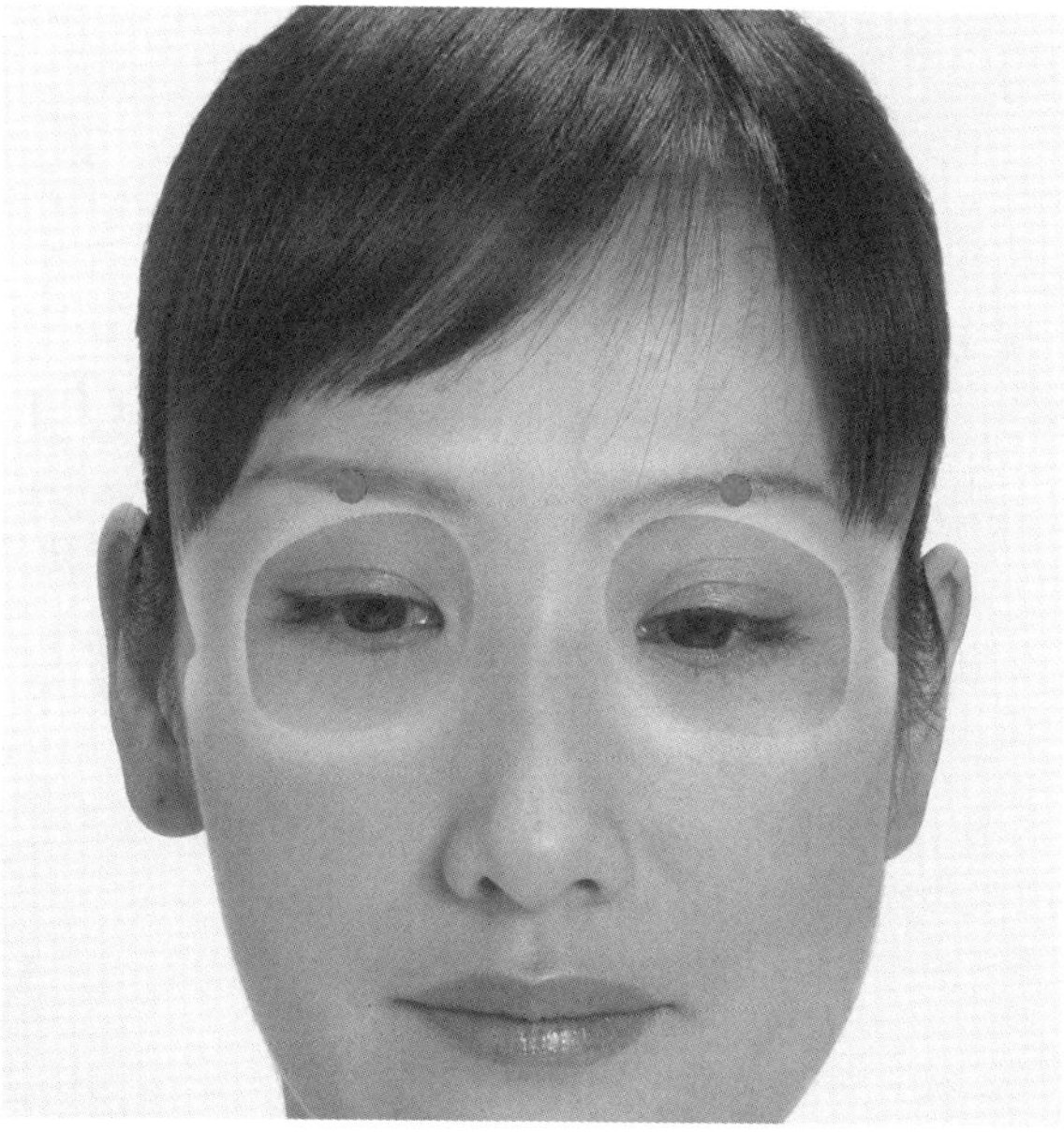

このツボのその他の効用

ショボショボする目、充血、
食欲不振、イライラ、まぶたのたるみ
花粉症による眼の不快感は症状

この指で押す

人差し指

スマホやパソコンによる目の疲れ

目を閉じマメに！

パソコンの操作途中に押したいツボ

眉毛の端にあるツボ。人差し指を当てて指先を回転させるように押します。眞下が骨なので血行をよくする程度に軽く押します。眉毛は意外にもツボが多い部分。ツボや目を守る役目もあるので、あまり剃らないほうがいいでしょう。手の小陽三焦経という経絡上にあるツボです。

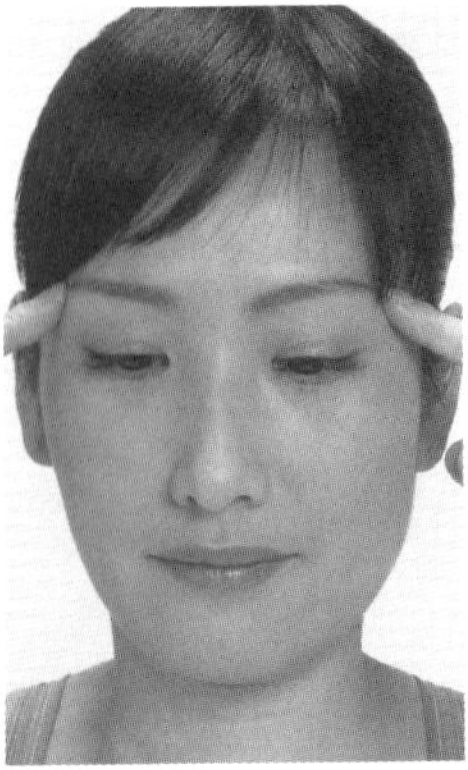

眉毛の下の骨のキワを、軽く刺激するように押す

プラスα アドバイス

頭と目両方を癒やすなら蒸しタオルが最高!

スマホやパソコンによる目の疲れは、頭も酷使するのでダブルパンチ。このツボはこめかみに近いため、熱い蒸しタオルでツボ周辺を押さえると、頭、目の両方の疲労を同時に癒やすことができる。

絲竹空
《しちくくう》

眉毛（絲）の伸びている（ 竹）ところの、
くぼんだ部分（空）にあるツボ

ツボの位置

眉毛の耳側の端にある。指を当てると、真下が骨でかたい

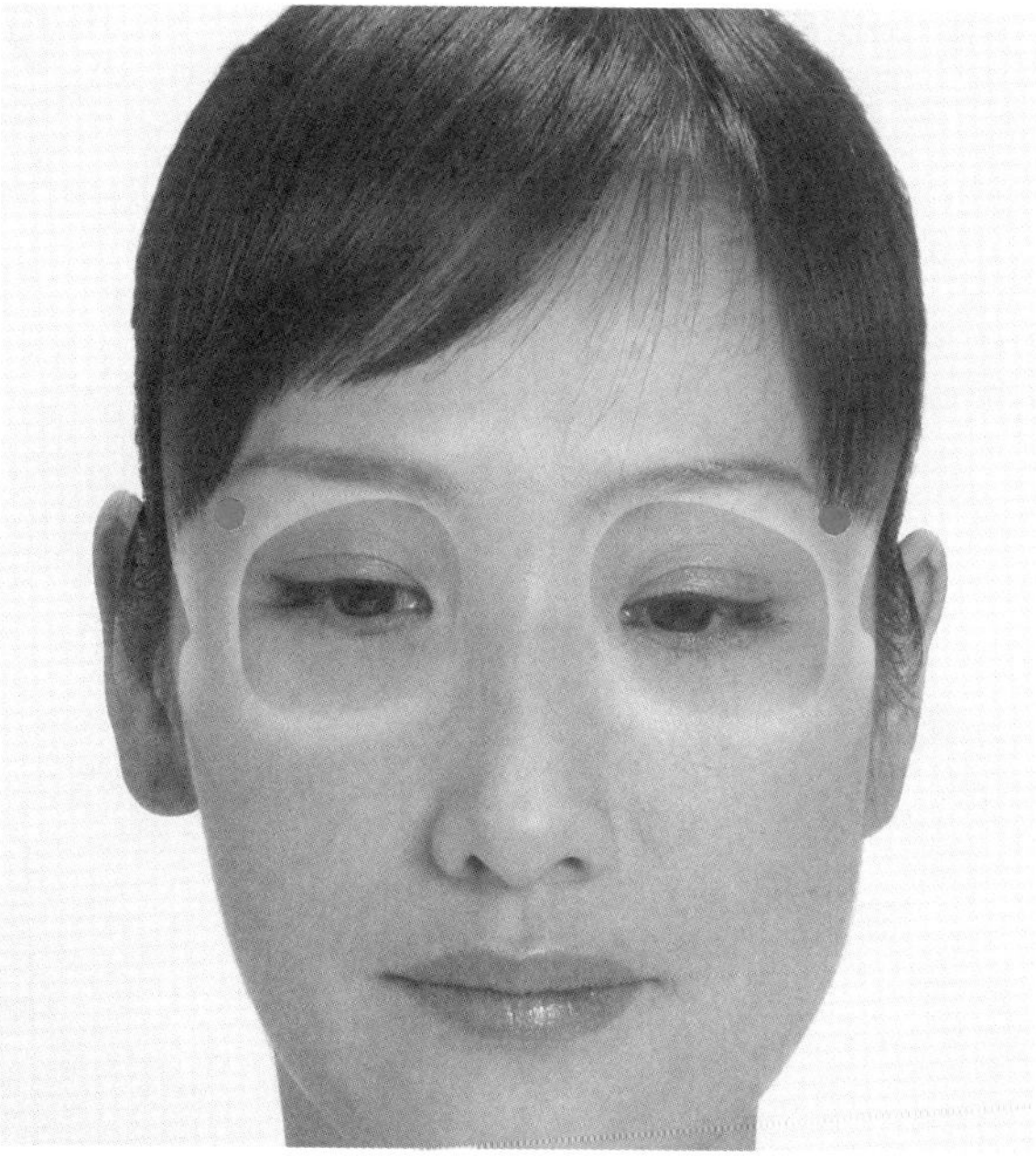

このツボのその他の効用

頭痛、偏頭痛

この指で押す

人差し指

首のこり

こっているとパンパンに張っている!

首のこりにピンポイントで押すツボ

首のこりを癒やす代表的なツボのひとつ。あごの骨と盛り上がった筋肉（胸鎖乳突筋）の間にあるくぼみです。手太陽小腸系という経絡上にあり、後頭部の疾患によく用いられます。ピンポイントで強く刺激すると、せきが出ることがあるので、人差し指でやさしくじんわり押しましょう。高血圧の人は押しすぎに注意。顔のむくみの解消にも。

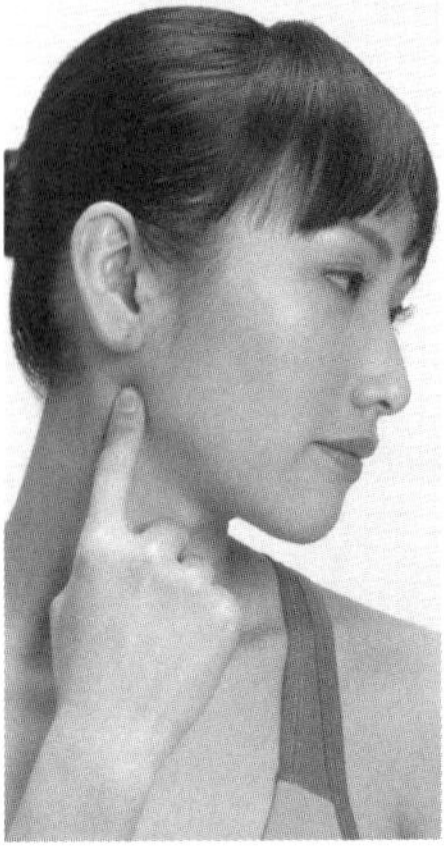

ナイーブなのど元のツボなので、ソフトにやさしく押そう

プラスα アドバイス　食べ物は両側の歯でかむ!

食事は、両側の歯で均等にかむのがベスト。片側だけでかんでいるとあごの筋肉の発達が左右アンバランスになり、首がこりやすい。

天容《てんよう》

「天（身体の上部、頭、顔）」の容姿に関係したツボ

ツボの位置

真横に首を向けたときに耳の下に盛り上がる筋肉と、耳の下のあごの骨との間のくぼみにある。

せきが出るほど強く押してはだめ。

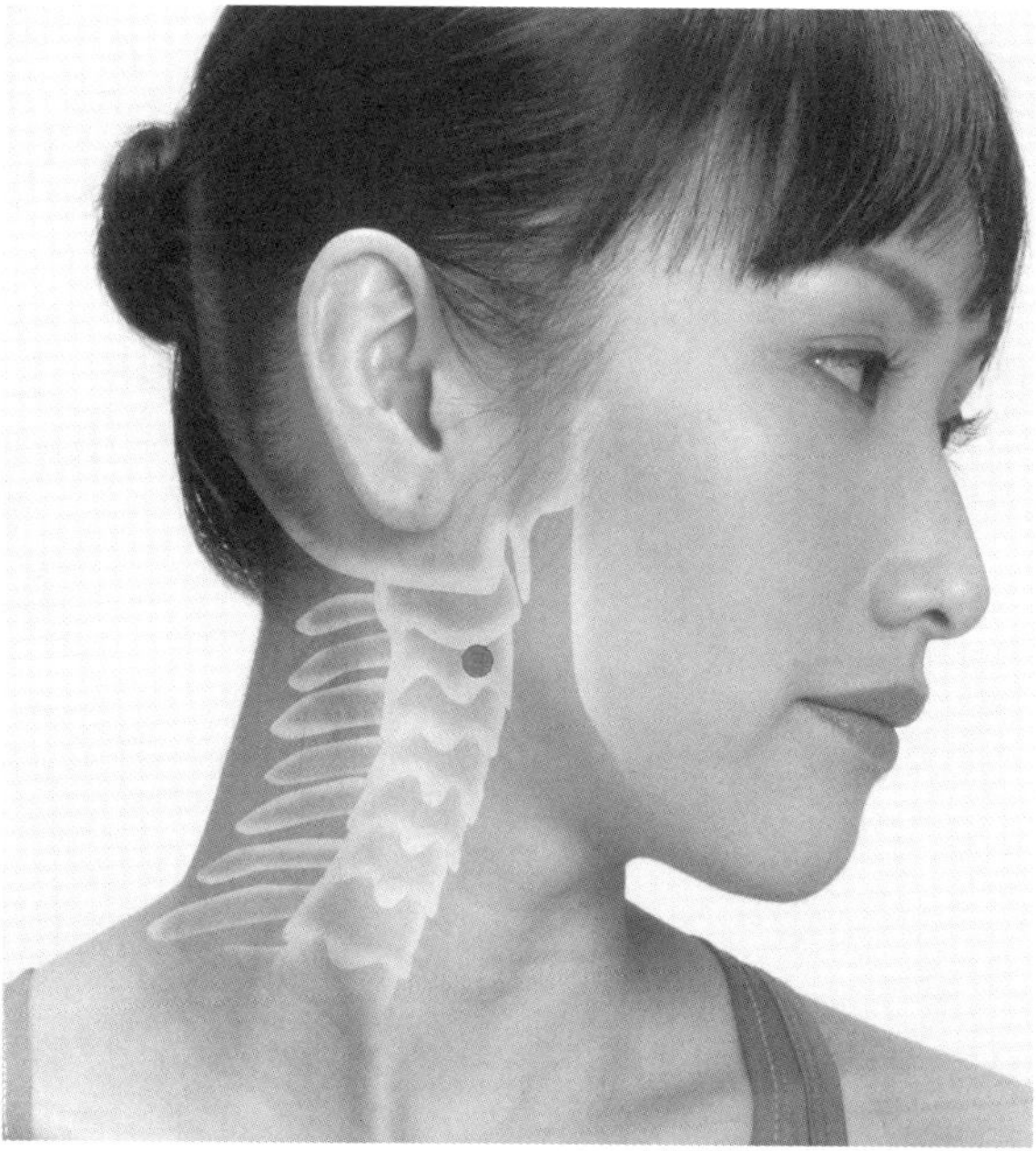

このツボのその他の効用

イライラ、肩のこり、
小顔づくり

この指で押す
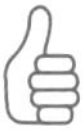
親指

四十肩、五十肩

肩が上がらなくなったら！

✤人差し指側の骨のキワを押す

もっともポピュラーなツボで、万能ツボと呼ばれます。手陽明大腸経という経絡上にある原穴（重要なツボ）です。全身を活性化させ、血行促進に効くツボですが、肩が上がらない症状への対応としても、お勧め。

押しても違和感、痛みを感じない場合は、刺激が足りていないので、人差し指側の骨のキワを押してみましょう。ツーンと神経に走る痛みを感じられれば効いているサイン。

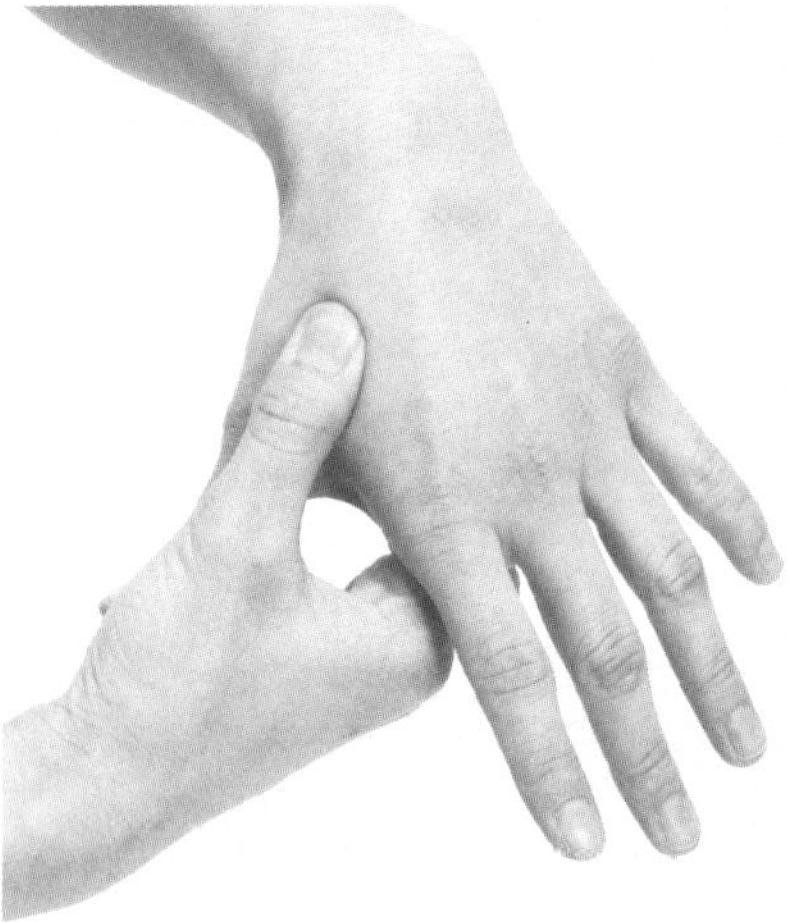

イライラしたときなどに押すと落ち着く効果もある

合谷《ごうこく》

親指と人差し指が合わさる（合）、関節の真下（谷）にあるツボ

ツボの位置　手の甲側、人差し指と親指の骨の関節から少し人差し指の骨側に上がったところ。骨の側面

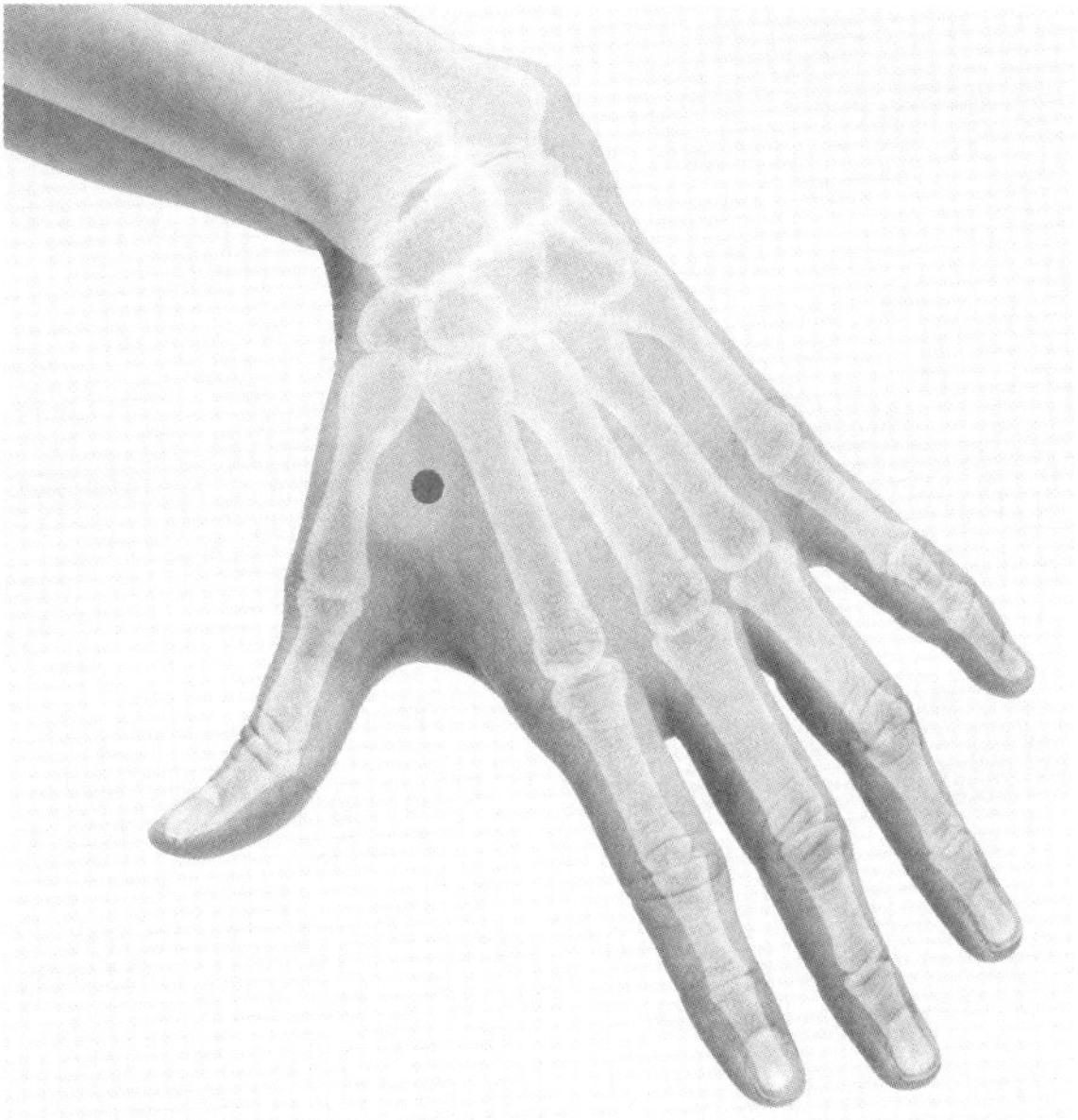

このツボのその他の効用　口内炎、歯の痛み、肩こり、のどの痛み、頭スッキリ、イライラ

この**指**で押す

親指と人差し指

四十肩、五十肩

肩が上がらなくなったら！

✤グリグリと、若干強めの刺激を与える

人差し指にあるツボで、第三関節の横の、ふくらみのある部分。「合谷」（73ページ）と同じく手の陽明大腸経という経絡上にあり、大腸や肺の疾患にも用いられます。ほかに肩や腕の痛みやしびれの緩和効果が期待できます。反対の手の親指と人差し指ではさみ、グリグリと少し強めに押します。

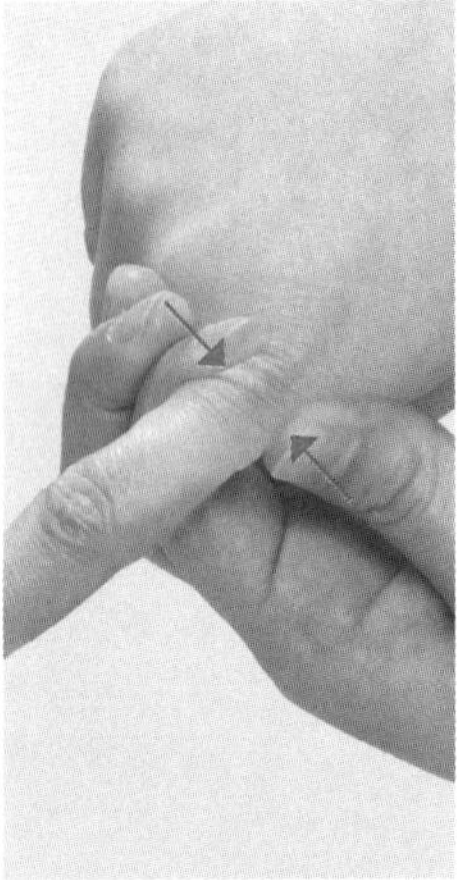

指の骨を感じながら、最初は強めに押してみて様子をみよう

プラスαアドバイス 肩を楽にする「ぶら下がり」

鉄棒やぶら下がり健康器にぶら下がるだけで、こりがとれることがある。肩甲骨周辺の筋肉を伸ばせるからだ。肩が上がらなくなる前のふだんから予防的に刺激するとよい。

三間《さんかん》

指の第三関節（間）にあるツボ

ツボの位置　人差し指にある。握りこぶしをつくったときに、第三関節の横（親指側）のふくらむ部分にある

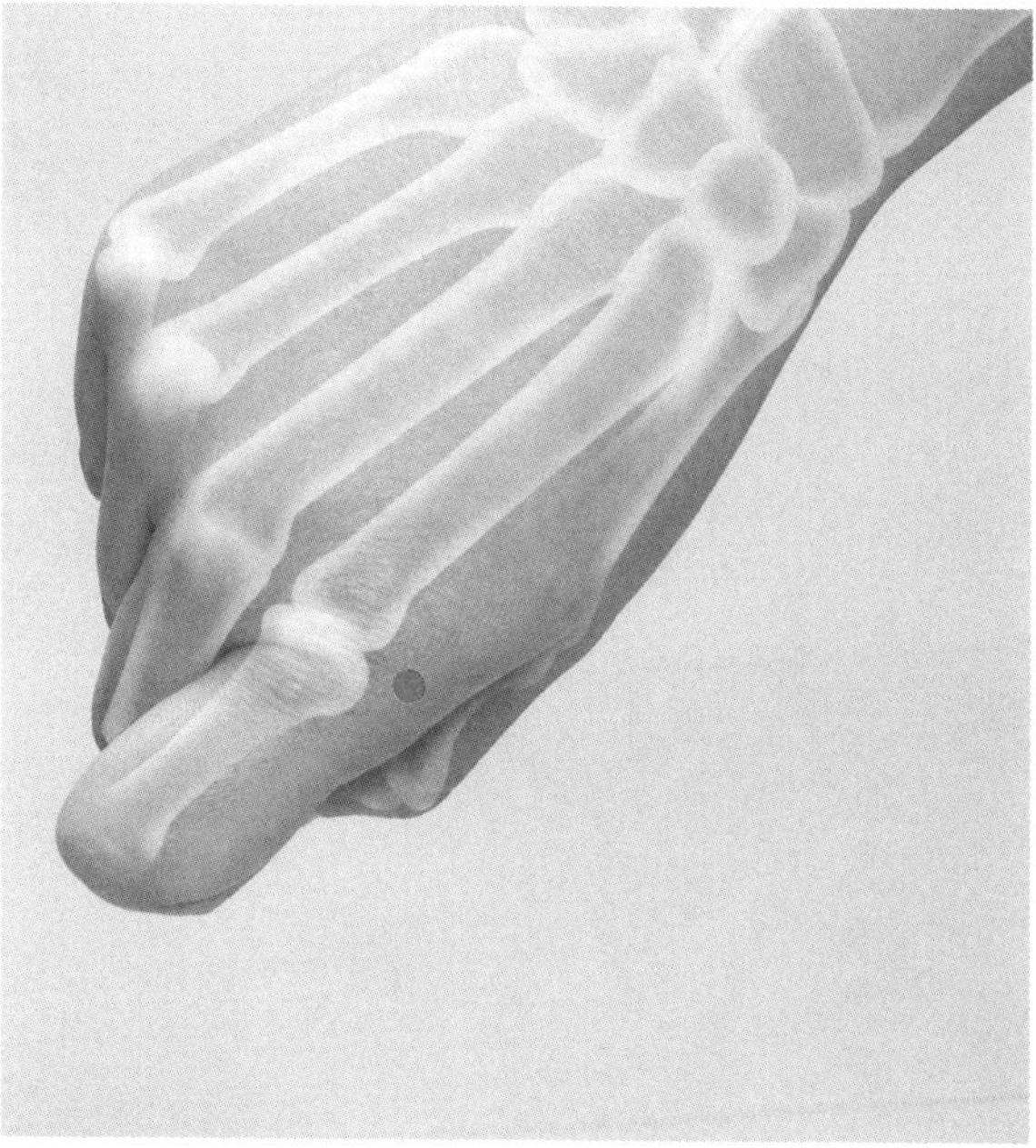

このツボのその他の効用　ぜんそく、あごの不調、四十肩、五十肩

この指で押す

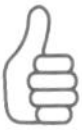

親指

腱鞘炎

腕や手のすぐ側にあるこのツボ！

手首を少し反らせると目立つくぼみ

手の指をまっすぐ伸ばしたときに親指の下方にできるくぼみがツボの位置。手首にシワができるぐらい手首を反らせると、くぼみが目立ちます。「合谷」（73ページ）と同じく手の陽明大腸経という経絡にあり、こちらは主に手の不調に用いられます。

親指をくぼみに当てて、押しもみます。強く押す必要はなく、気持ちのいいポイントが見つかれば、そこを集中的に刺激しましょう。

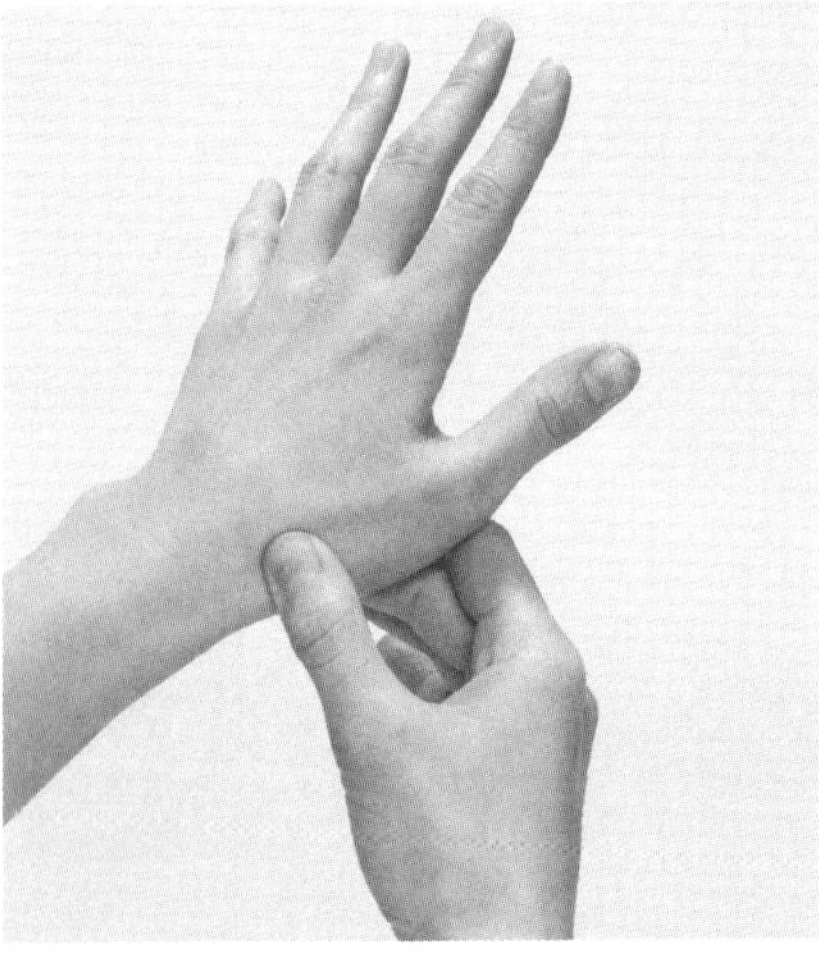

不調なほうだけでなく、反対側の手も押そう

陽谿《ようけい》

身体の表面(手首の甲側)にあり(太陽)、生命エネルギーが小川のように流れる(谿)ツボ

ツボの位置 手首の甲側にある。親指の付け根の下にあるくぼんだ部分

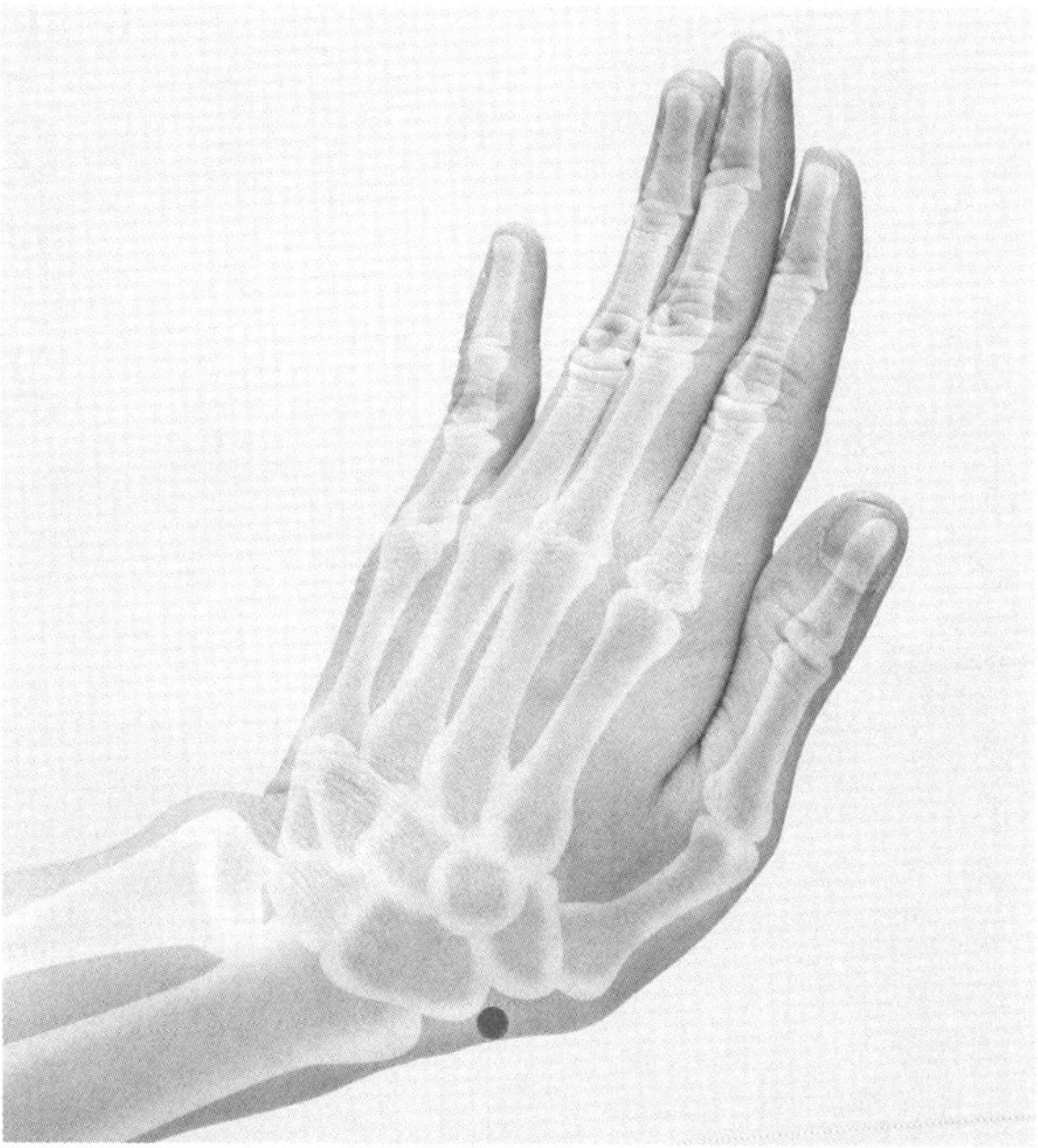

このツボのその他の効用

手首の関節の不調、
四十肩、五十肩、腱鞘炎

この指で押す

親指

ひじの痛み

ダイレクトにひじを刺激!

シワ周辺に押すポイントを広げる

手陽明大腸経という経絡にあるツボ。ひじのシワの端の上(肩のほう)や、腕の骨のキワを指でなぞりながら違和感や不快感のあるところをさがしてみましょう。押しもむときは、シワの周辺まで範囲を広げてみましょう。

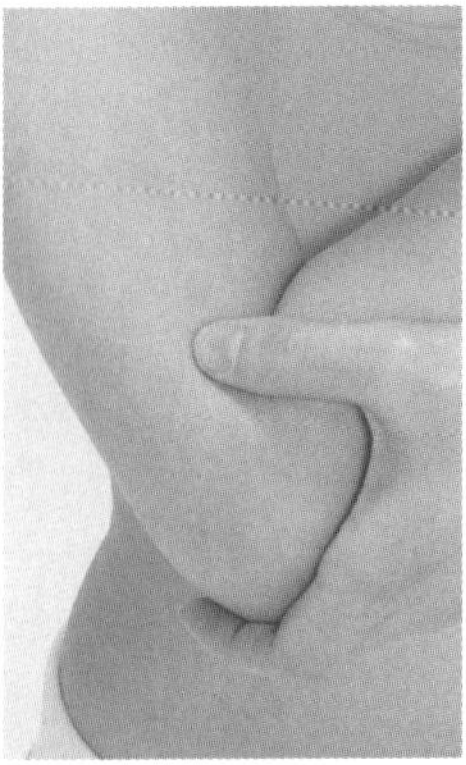

書き物を長く続けたときなど、服の上から押しても効果的

プラスαアドバイス

イスなどに押し付けても!

このツボの周辺は、座っているときはイスのひじ置き、立っているときは壁などに押し付けて「ツボ押し」することも可能。押し付けることで痛みのある部分を広く刺激でき、心地よい感覚が得られる。

曲池
《きょくち》

「曲がった」ところにある「池」。ひじの曲がった部分にできた、池のようにくぼんでいる部分のツボの意

ツボの位置 腕を胸の前にくるように曲げると、ひじの外側にシワができる。そのシワの一番端より指2本分ひじ側

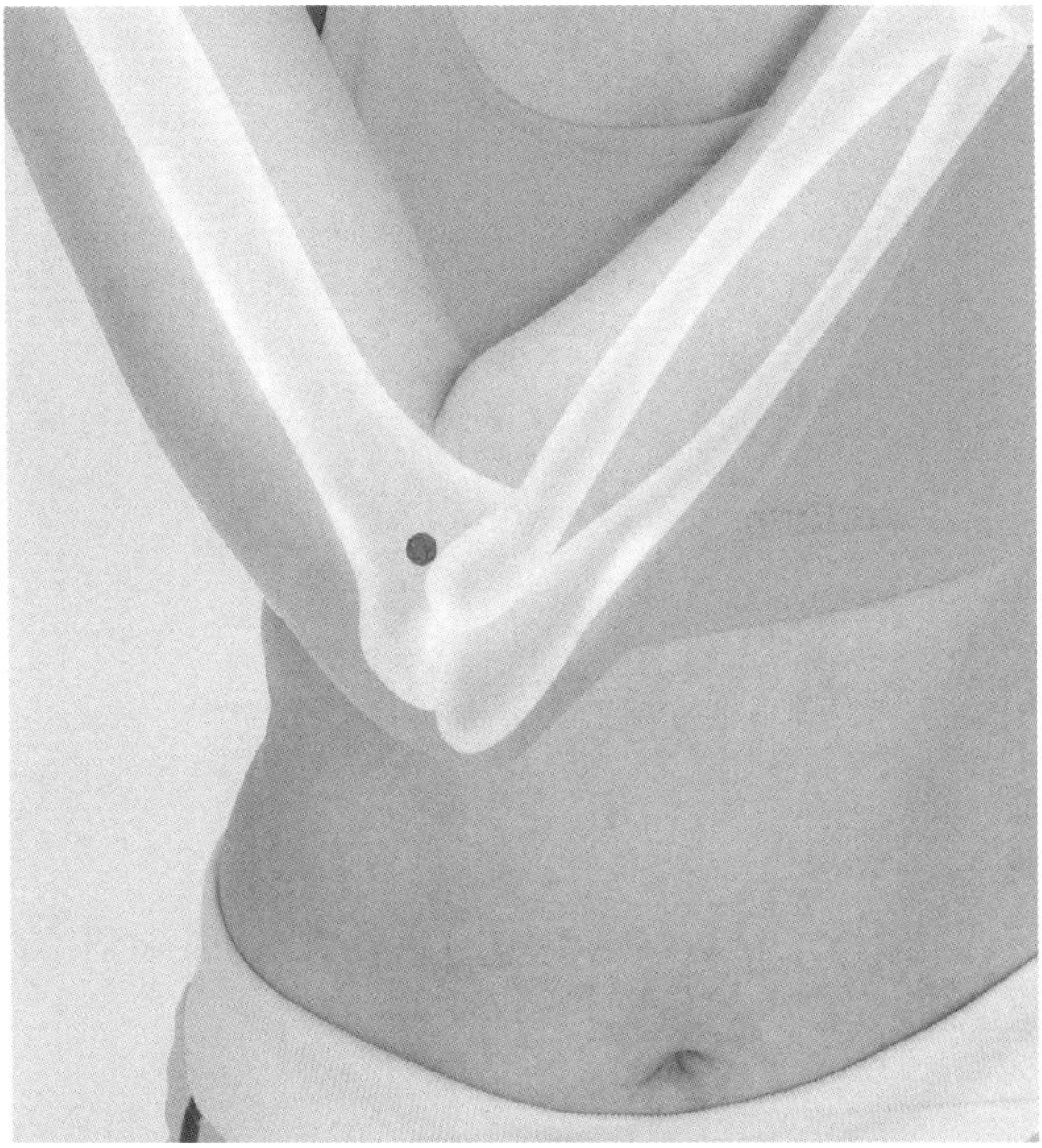

このツボのその他の効用　ひじの痛み、テニスひじ、腕のだるさ

この指で押す
親指と人差し指

背中の痛み

背中に届かなくてもOK！

マメに押したりもんだりしてツボ押しを「習慣」に

薬指の爪の付け根の小指側にあるツボ。

手少陽三焦経という経絡上にあり、気血が特に旺盛なツボです。手には上半身のめぐりをよくするツボが多く、これは特に上半身の筋肉の緊張をやわらげます。

長時間、同じ姿勢をとっていることが多い人はマメに押して習慣化するといいでしょう。

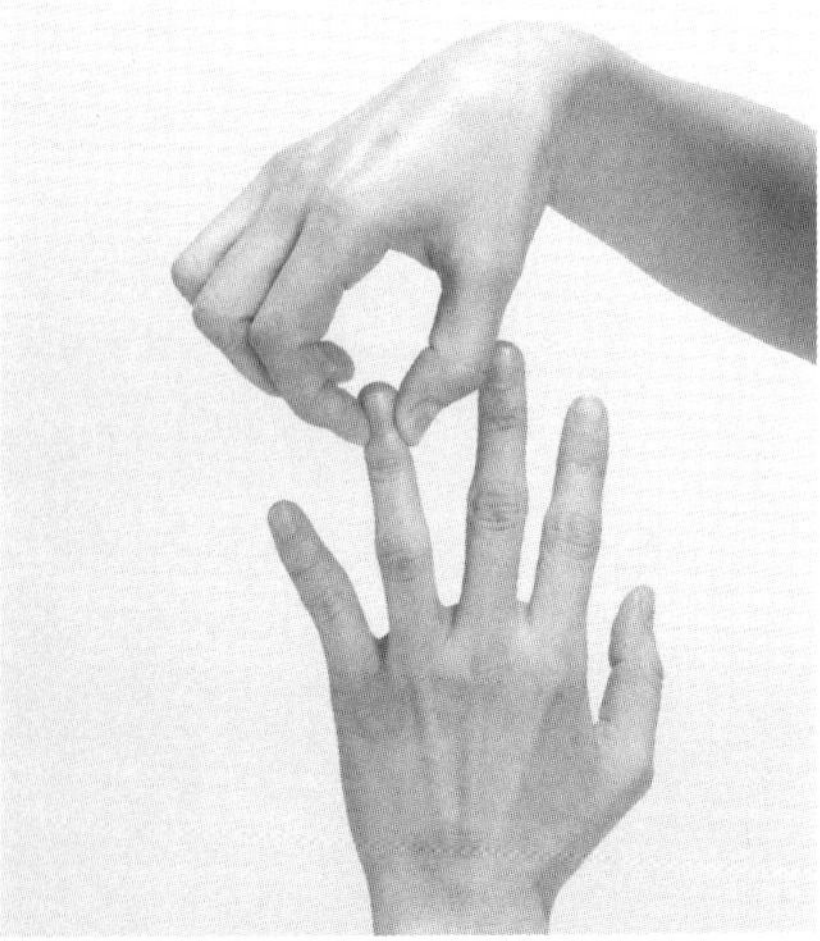

薬指の爪の付け根を反対の手の親指と人指し指ではさんで、両側から刺激を与える

関衝
《かんしょう》

「関」は出入口の意。「衝」はエネルギーが高まるという意味。身体のエネルギーの関所となるような重要な場所のツボ

ツボの位置 手の甲側、薬指の爪の付け根の外側（小指側）の角にある

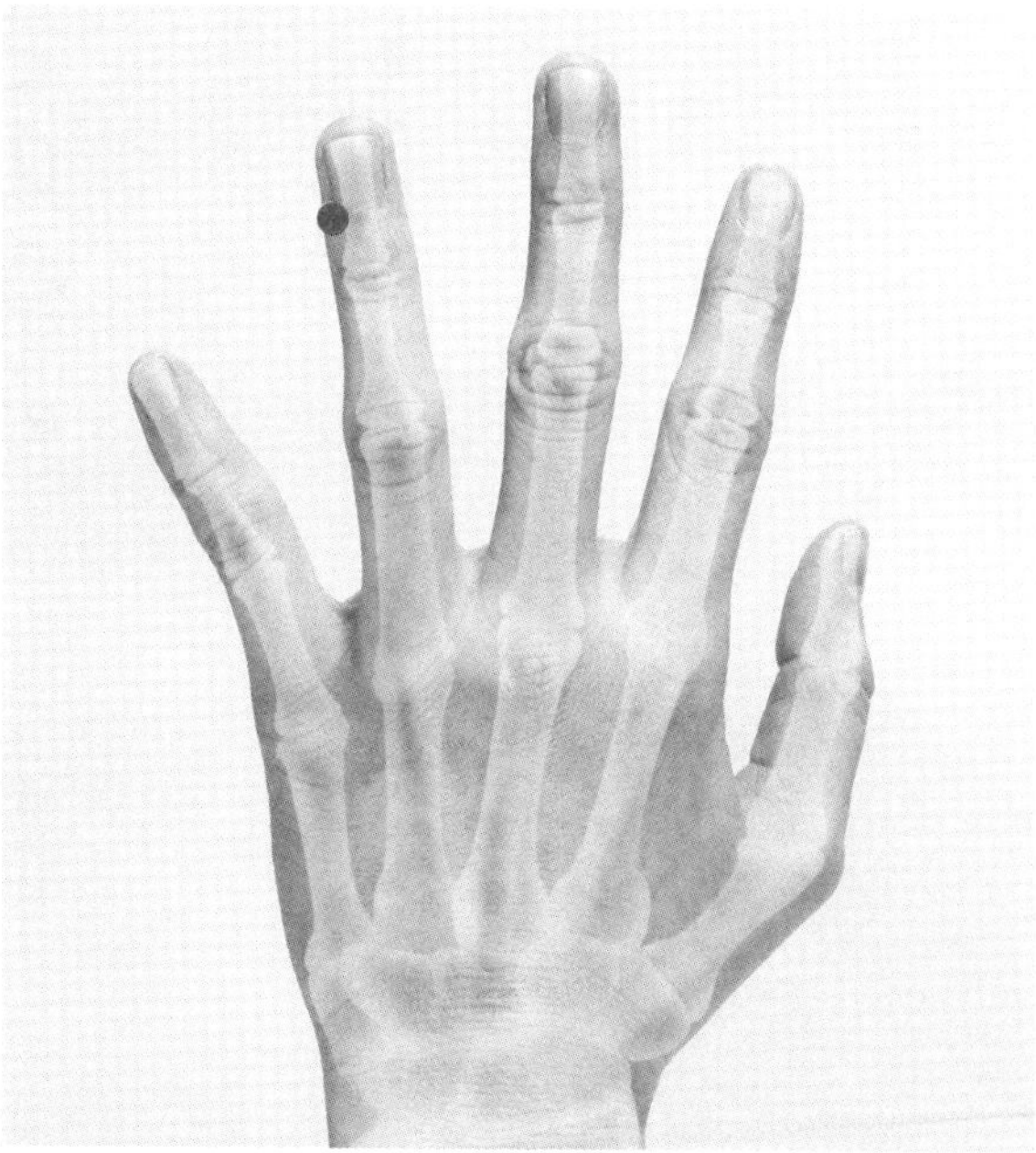

このツボのその他の効用 イライラ、目の疲れ、耳の不調

この指で押す
親指

ひざの痛み

生命エネルギーの泉を刺激！

ひざの痛み全般にお勧めのツボ

ひざを折り曲げたときに、ひざの内側にできたシワの一番端（ひざ頭側）にあります。

足の厥陰肝経という経絡上にあり、泉のごとく生命エネルギーが湧いてくる場という意味があります。主にひざ関節の痛みや下腿の運動障害に用いられますが、ひざの痛み以外にも、下半身全体の血行促進につながります。押すと痛みのあるポイントを重点的に刺激してもいいでしょう。

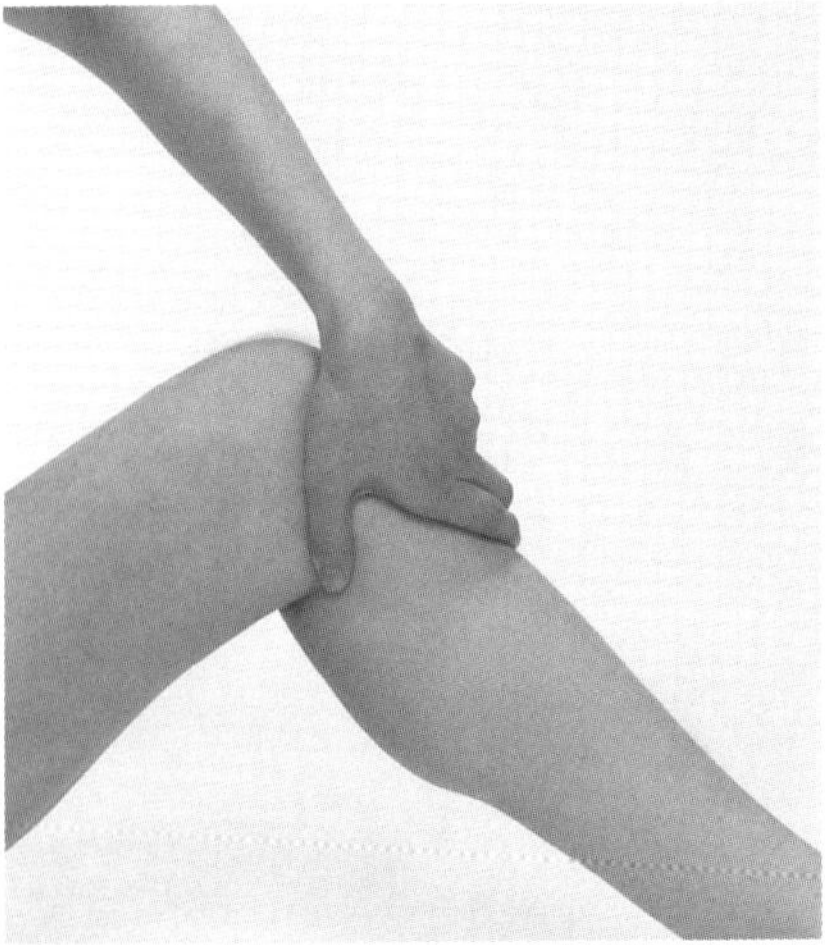

親指をツボに押し込む

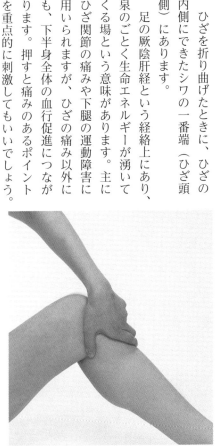

曲泉《きょくせん》

「曲がった」部分（この場合はひざの部分）にできた「泉」つまり、くぼみにあるツボという意味

ツボの位置 ひざを曲げたときにひざ頭の内側にできるシワの先にあるくぼみ

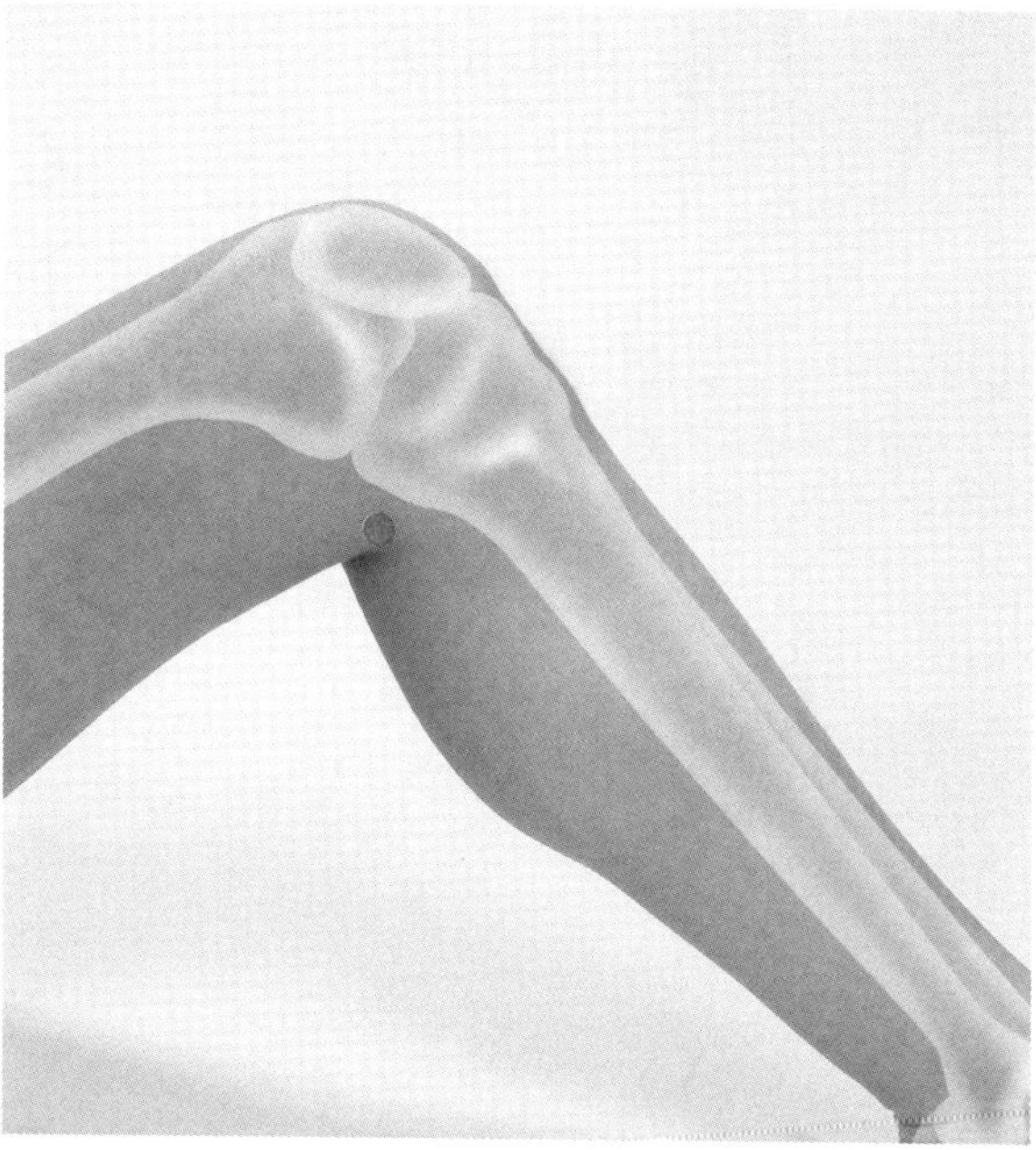

このツボのその他の効用 重だるいひざ、太ももの張り、こわばり解消、下半身のだるさ、泌尿器系の不調

この指で押す

親指

ひざの痛み

生命エネルギーの泉を刺激!

ひざを守る代表的なツボのひとつ

すねの太い骨に手を当てて上に移動すると、ひざの大きな骨にぶつかります。その接点にあるくぼんだ部分がツボ。足の太陰脾経という経絡上にあり、下腿の運動障害や生殖器疾患に用いられます。骨のキワを指でこすり上げるようにマッサージしたり、痛みのあるポイントを親指に力を入れて押してみましょう。

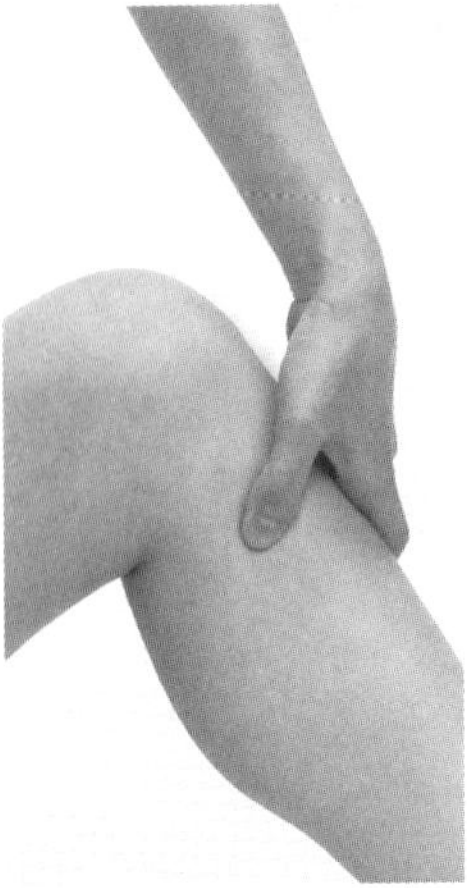

押すと適度な痛みのあるポイントがベスト

プラスαアドバイス

ひざのケアは脳にも効果

ひざが衰えると歩かなくなり、脳への刺激も少なくなる。加齢だからひざをケアすることは脳を若く保つことにもつながる。

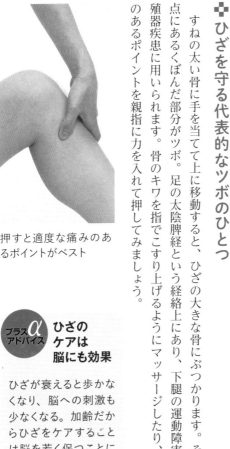

陰陵泉
《いんりょうせん》

ひざの陰（内側）の陵（ひざの骨の高い部分）にある泉（くぼみ）

ツボの位置

すねの内側の骨を指で上になぞっていくとひざ頭にぶつかる。その内側のくぼんだ部分。グッと押すとひざ下の骨に当たり、ツーンと痛みが走る部分

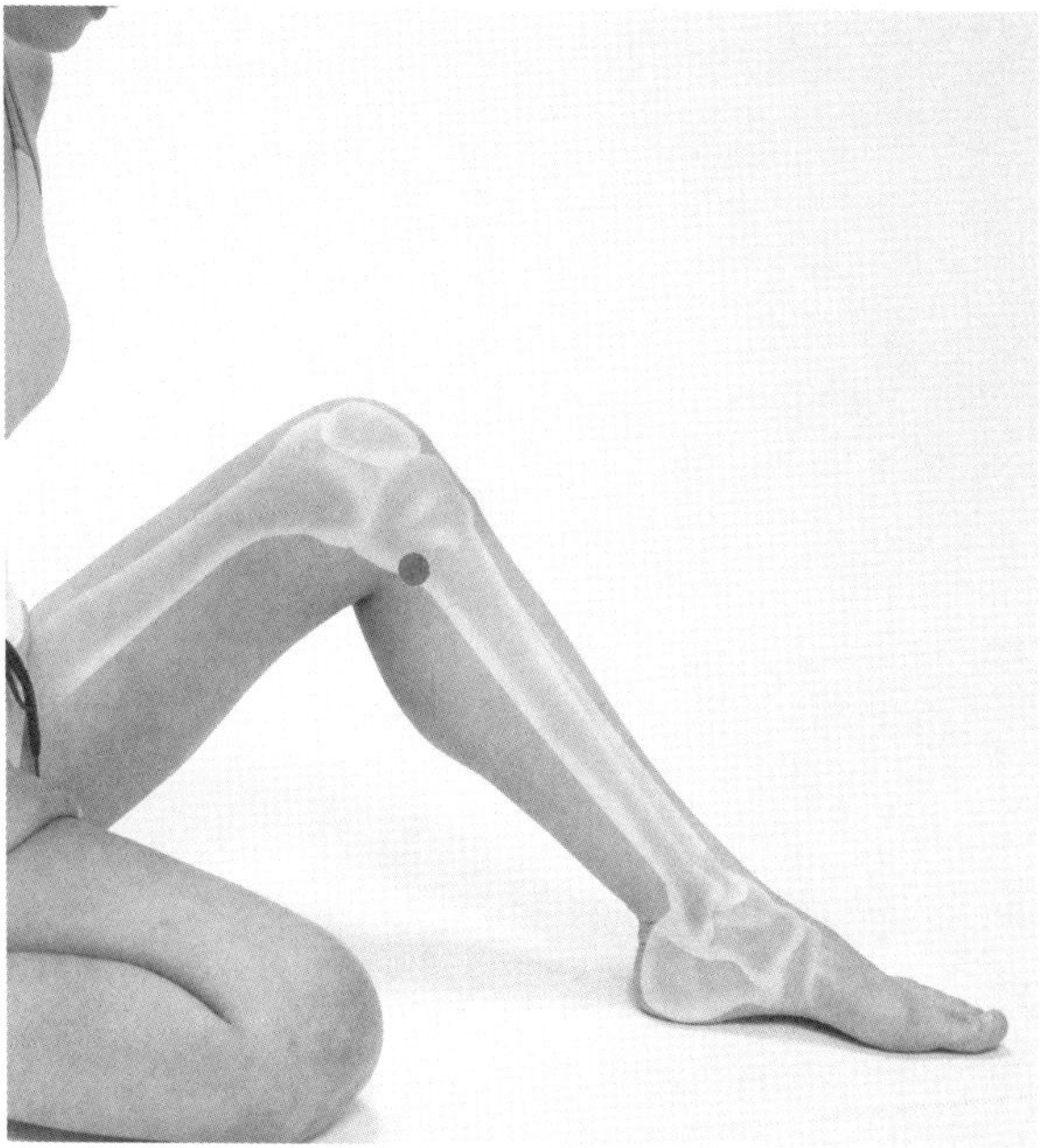

このツボのその他の効用

下半身のだるさ、胃腸の不調

この**指**で押す

親指と人差し指

冷え

全身につながるパワーの補給源

✤末端から全身へ電流のような刺激が走る！

足はツボの宝庫ともいわれるほど、ツボの数が多い場所。特に足の裏は、身体のすべての臓器、器官に通じる部位があって、いわば全身の経絡の縮図になっています。爪の生え際にあるこのツボは、それぞれに名前がありますが、ここではすべてを井穴として紹介します。

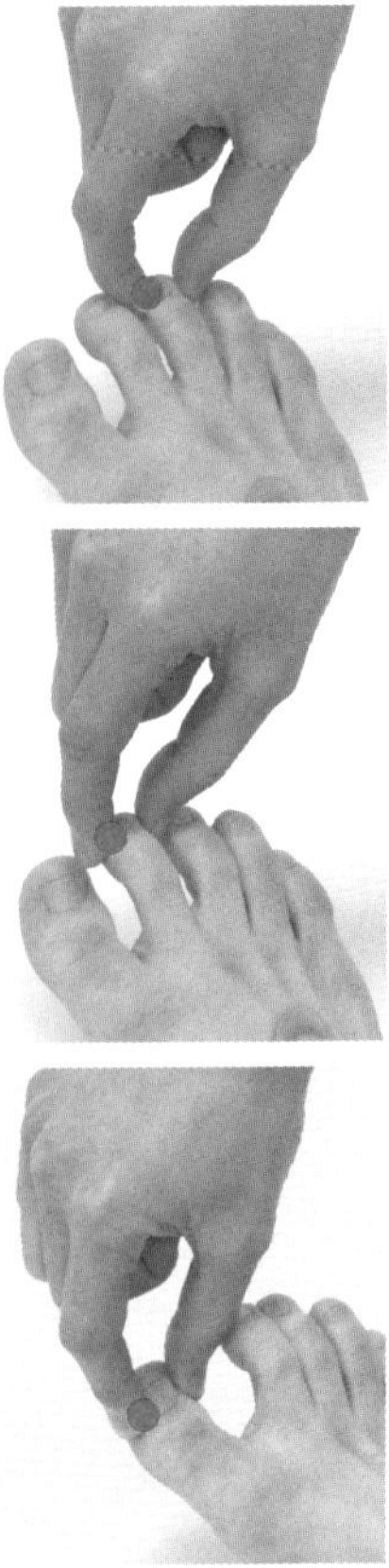

爪楊枝などで、爪の生え際をピンポイントで刺激してもいい

井穴《せいけつ》

地下水を汲み上げる井戸水（井）のように、自然の生命エネルギーを汲み上げ、貯留する点（穴）。爪の付け根にあるツボ

ツボの位置　足の5本の指、それぞれの爪の生え際にある。親指、人差し指、中指は爪の内側の生え際に、薬指と小指は爪の外側の生え際にツボがある

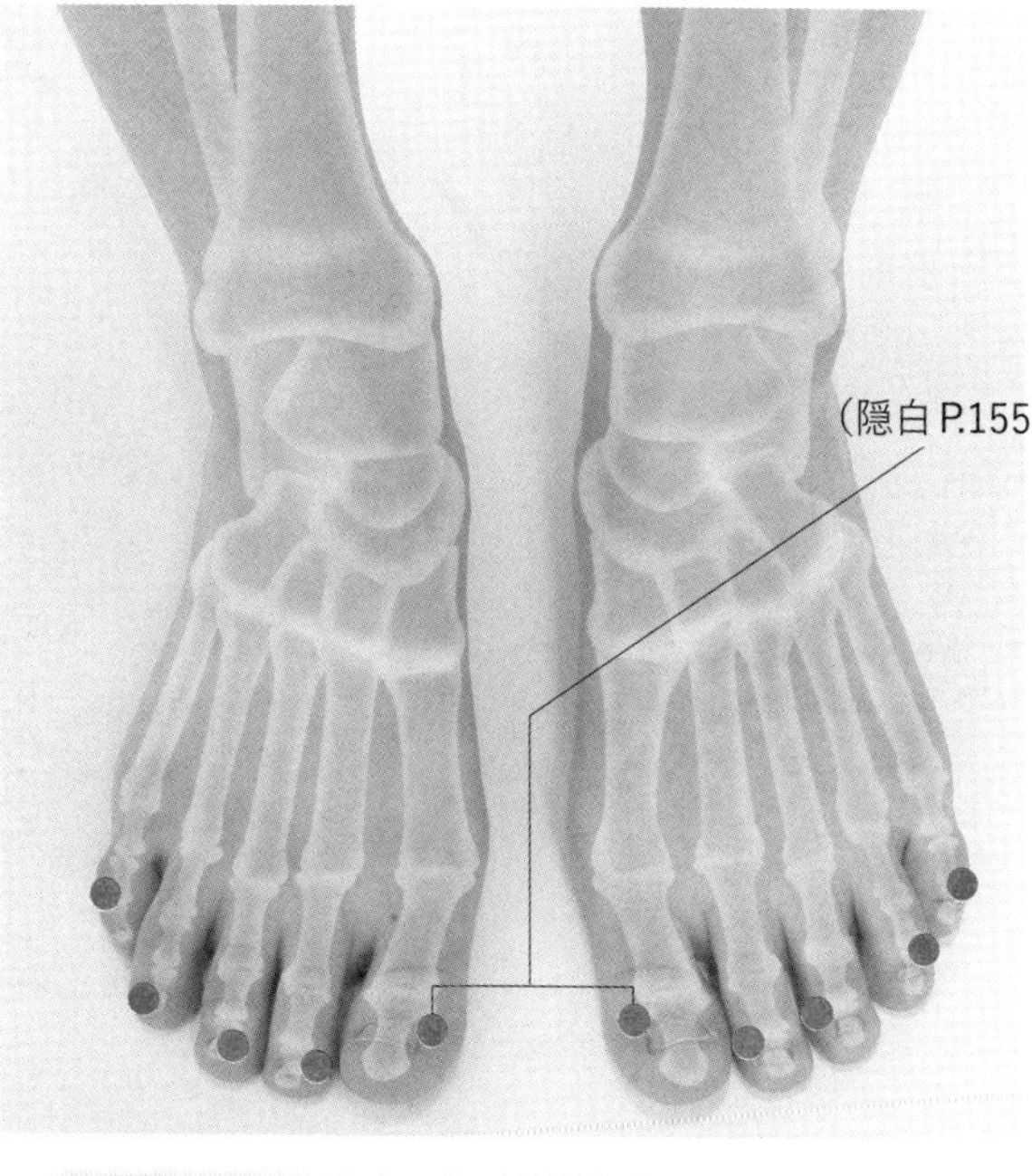

このツボのその他の効用　全身のだるさ、落ち込み、イライラ

この指で押す

人差し指

冷え

全身につながるパワーの補給源

人差し指で適度な圧を加える

「穴」のある部分はすべて体の重要なスポット。中でもおへそは、全身の中心的なスポットです。皮下は筋肉と内臓なので、どんなに押しても皮下に骨があるツボのような抵抗感がないため「押しすぎ」に注意しましょう。人差し指で、ツボ周辺に適度の圧を加えれば十分です。また、妊娠中は押してはいけません。

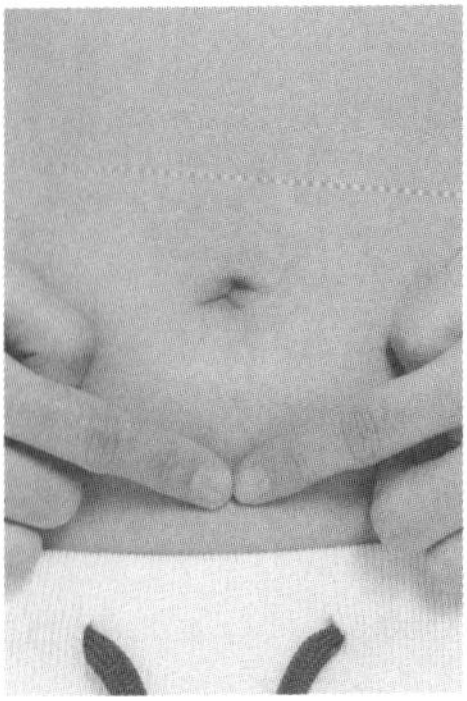

爪が皮膚に当たらないように、指のはらで押しもみながらマッサージ

プラスα アドバイス

バスタイムではおなかを伸ばす！

デスクワークをしている人は、一日の大半はこのツボ周辺が圧迫されている。血行が滞りやすいため、バスタイムでは浴槽内でこの部分を「伸ばす」「広げる」を意識してやってみよう。

石門《せきもん》

「石」のような「門」という意味のツボ。怒りや冷えで「石（意思、意志）」のように硬くなりやすい部分であり、血行促進に効くツボ

ツボの位置 おへそから指３本分下にある

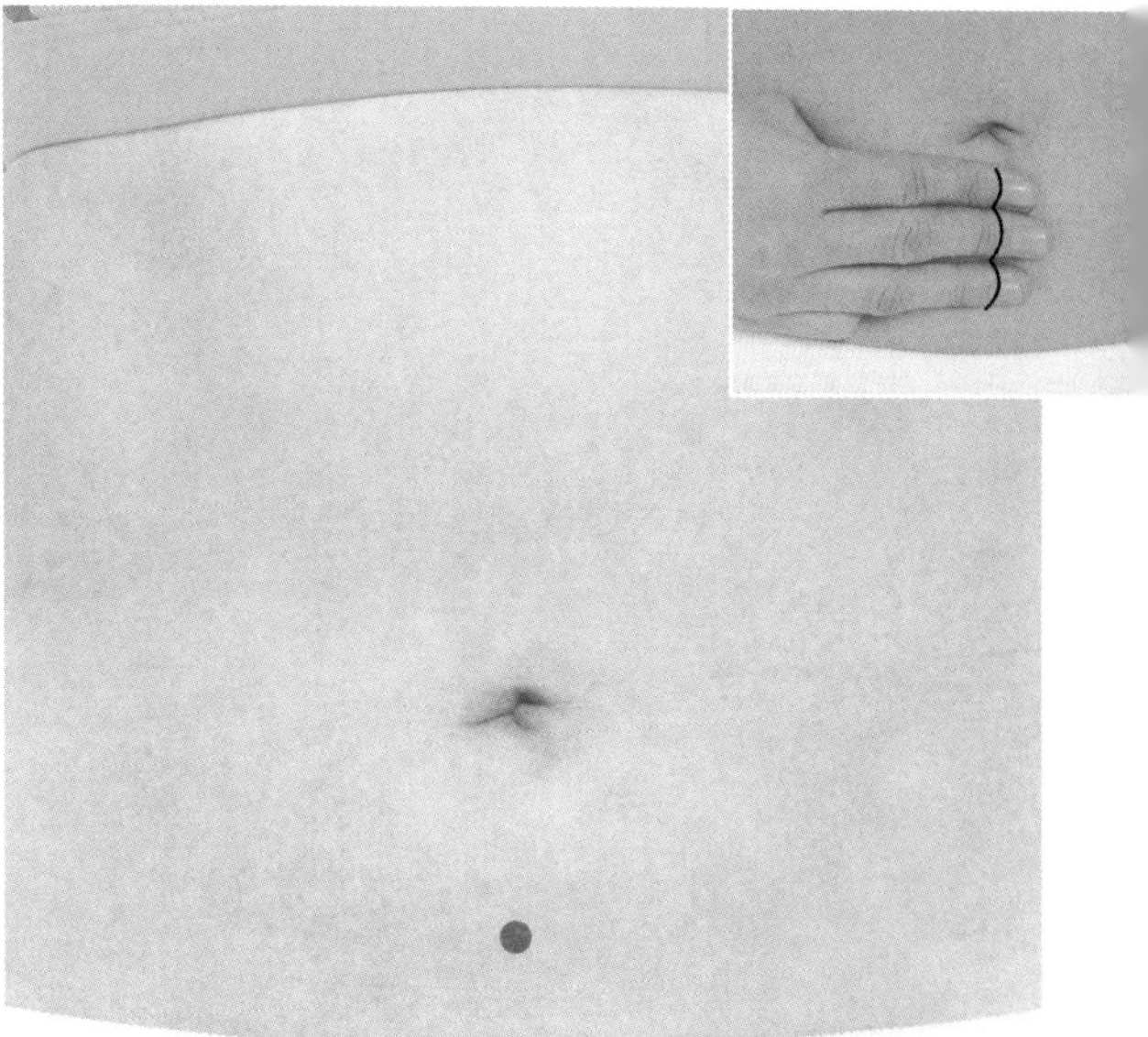

このツボのその他の効用 下半身の血行促進、精力減退、不妊、婦人科系のトラブル全般、下痢

この指で押す
親指

歯の痛み

一時的な応急処置なので早めに治療を

こりをやわらげる感覚でマッサージ

足の指の付け根部分の近くにあるツボ。足陽明胃経という経絡上にあり、足にありますが、足から離れた頭部や腹部の疾患に用いられてきました。ツボの周囲を上下に押しもんでみると、どちらかの骨のキワに違和感、不快感を感じる部分があります。そこをやわらげ、こりをとるようにマッサージします。

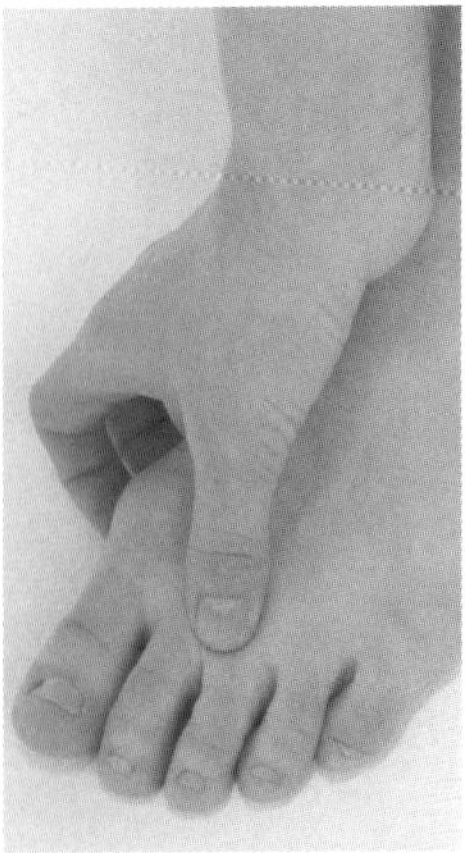

足の指の間を上下に往復して、やさしくもみほぐす

プラスα アドバイス　上の不調は下で治す

古来、指圧では「上の不調は下で治し、下の不調は上で治す」といっていた。歯の痛み（上の不調）を足の甲のツボ（下）でやわらげるという、典型的なパターンがこのツボ。もちろん足そのものの血行促進にもよい。

内庭《ないてい》

足の指の間（内）の、小さな場所（庭）にあるツボ

ツボの位置

足の甲側、人差し指と中指の間の付け根部分から指１本分ほど奥、人差し指と中指の関節に迫る奥にある

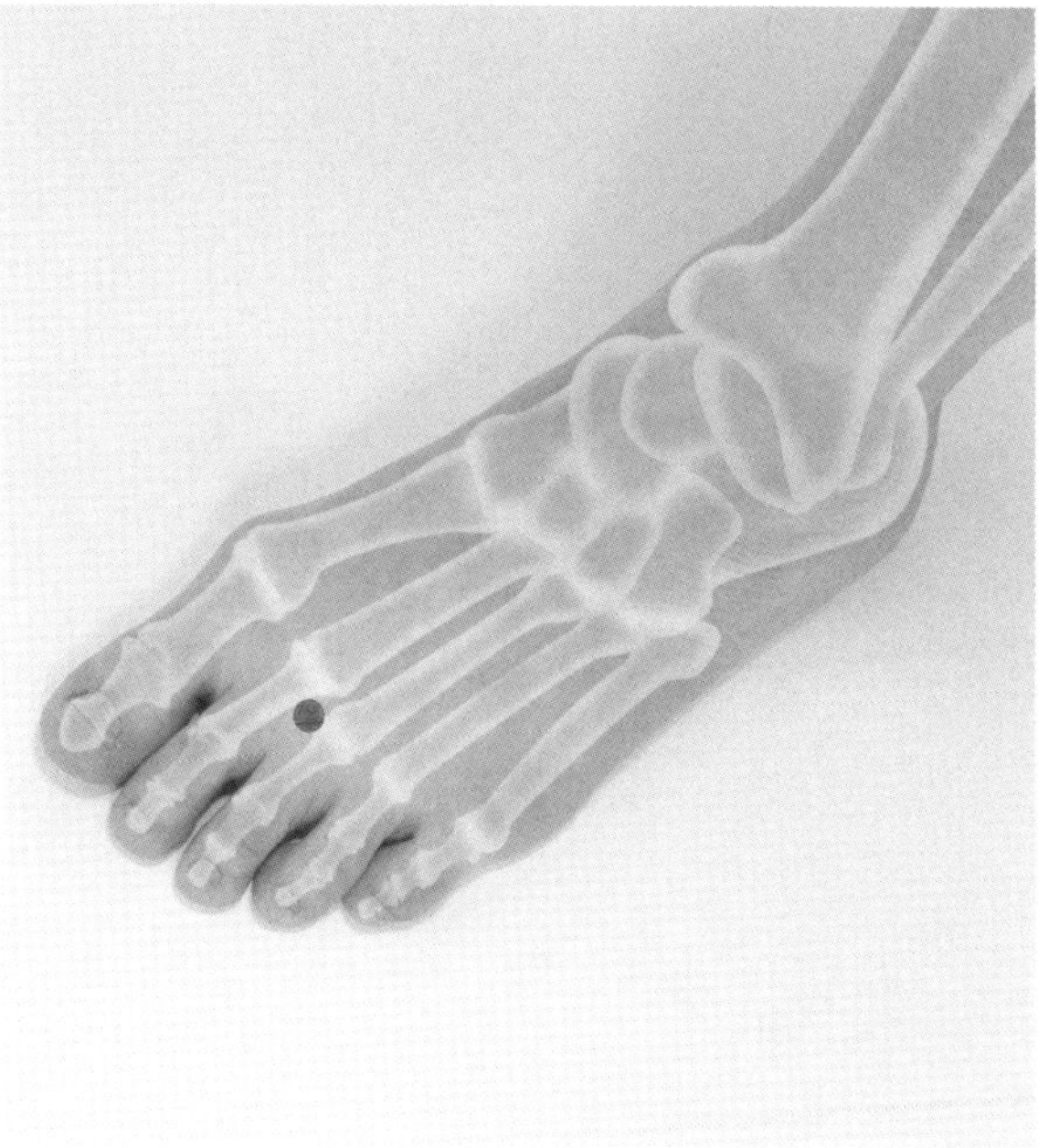

このツボのその他の効用

歯の痛み、歯のトラブル、
胃腸のトラブル

2章

「人に言えない悩み」をこっそり解決！　特効ツボ

毛の悩み、精力減退……受診するほどじゃないけど、放ってもおけない！

この指で押す
中指

立ち仕事による足の疲れ

仕事中も押せる！

立った状態でツボの位置をしっかり覚える

足小陽胆経という経絡上にあるツボ。下腿の知覚障害や運動障害に用いられます。「気をつけ」の状態でツボの位置をさぐり、だいたいの見当がついたら、座ったり横になったりした状態でもむとよい。立ち姿勢だと脚の筋肉が緊張した状態になっているためツボ周辺もかたくなっていて、刺激が薄れるからです。

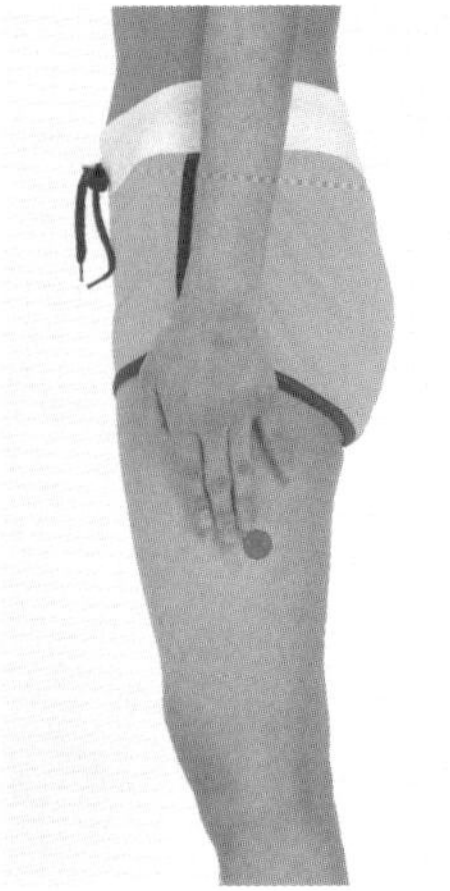

立った状態でツボを押し、位置の検討をつけよう

プラスα アドバイス

「骨休め」で効果倍増

休むことを昔は「骨休め」といったが、まさに至言。身体を横たえると、全身を支える中心骨格をすべて休ませることができる。そのため横になった状態でのツボ押しは、より高い効果が期待できる。

風市
《ふうし》

下半身の免疫力を高めるツボ。外敵（風邪）の集まる（市）ツボ

ツボの位置

まっすぐ立った状態（気をつけの姿勢）で、
中指の先がちょうど当たるあたりにある。
指で押すとツーンとした刺激が走る場所

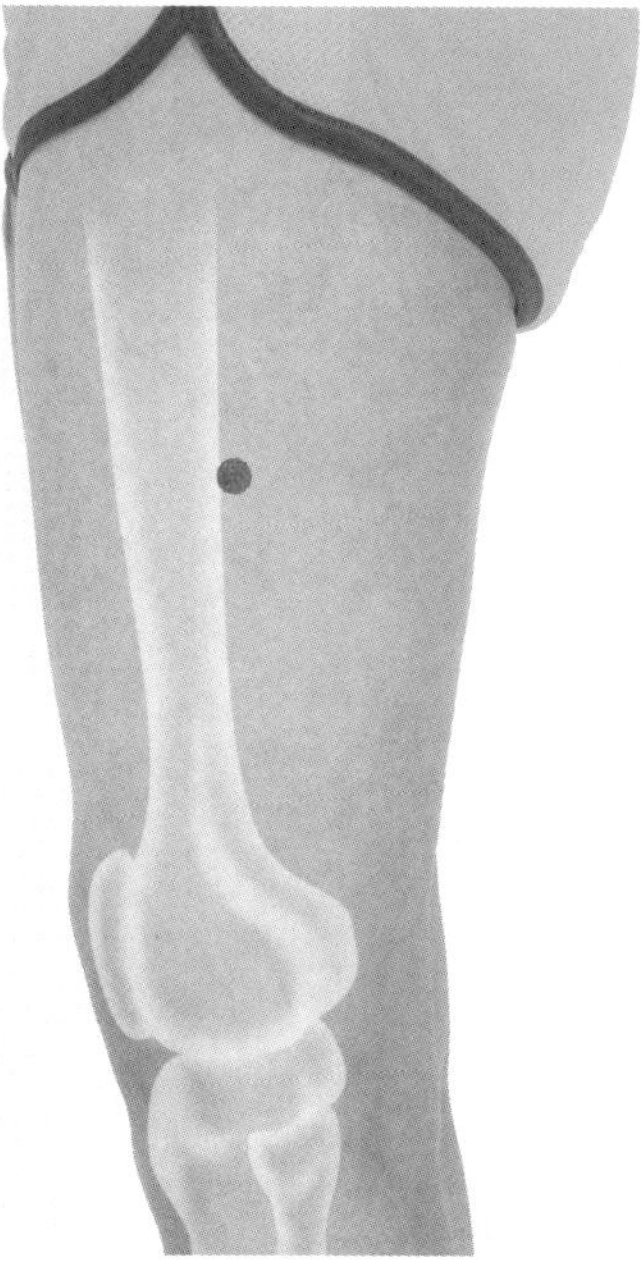

このツボのその他の効用

下半身のだるさ、筋肉痛、
坐骨神経痛

この指で押す
親指

下半身のだるさ

めぐりをよくして軽くなる！

横になってうつ伏せで押す

大腸経にあるツボで、大腸にまつわる疾患に効果があったことから、この名がつきました。ベルトやウエストのゴムが当たる部分なので、一日中圧迫されている人もいるでしょう。帰宅したら、ラフな服装に着替えて開放しましょう。骨盤に近いせいもあり、かたいのですが、うつ伏せか、あおむけになれば、力を加減しながら押せます。

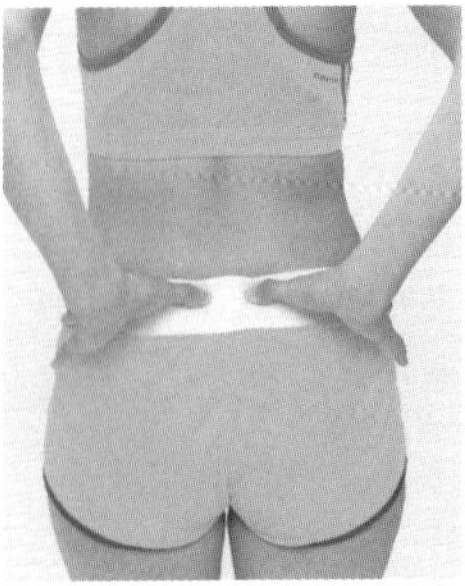

立ちながらツボを押すのがきつい人は横になって押すとよい

プラスα アドバイス
身体を横たえて押すと効果倍増！

横になってツボ押しすると、骨が重力から解放されるので、マッサージ効果も増す。
寝そべってゴルフボールを2つ、腰と床の間にはさんで刺激してもGOOD！

大腸兪《だいちょうゆ》

大腸の血のめぐり、気のめぐりがよくなる
（兪＝穴、ツボ）という意味のツボ。
大腸のツボでもある

ツボの位置

まず、背中の背骨を指で触る。背骨から手を下におろしていくと、骨盤とぶつかる部分がある。

その部分の左右にあるくぼんだ部分

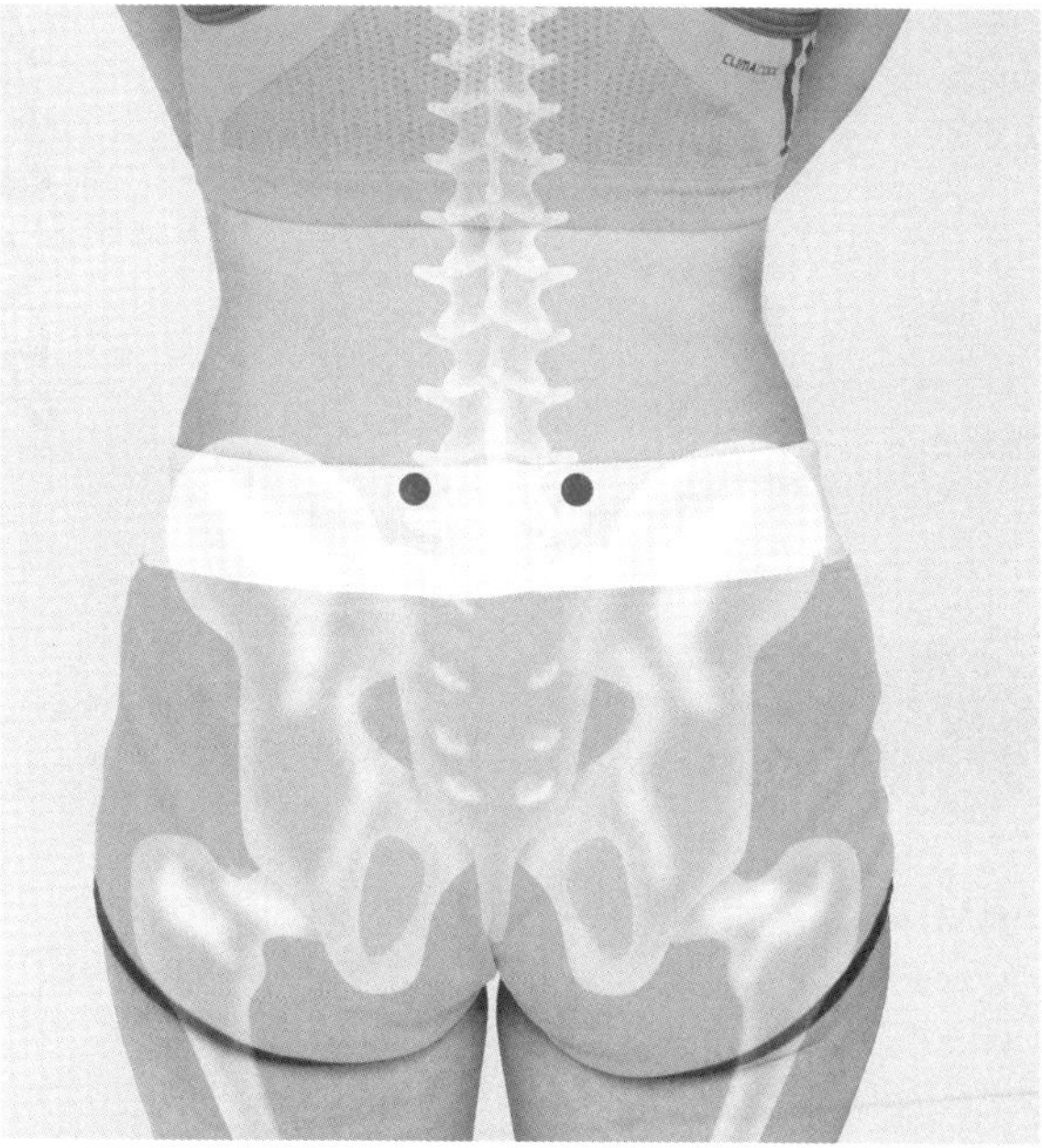

このツボのその他の効用

下半身のだるさ、生理痛

脚のむくみ

この指で押す
親指

ブーツやハイヒールをはいたあとに！

昔の日本人は日常的に刺激していたツボ

足の親指と人差し指の間から少し奥にある見つけやすいツボです。昔の日本人は、草履、下駄、雪駄などを日常的にはいており、鼻緒の部分がこのツボを刺激していたことで健康に恵まれていました。足厥陰肝経という経絡にあるツボ。肝臓の疲れを癒やすこのツボは、ワキガ対策としても効果的といわれます。

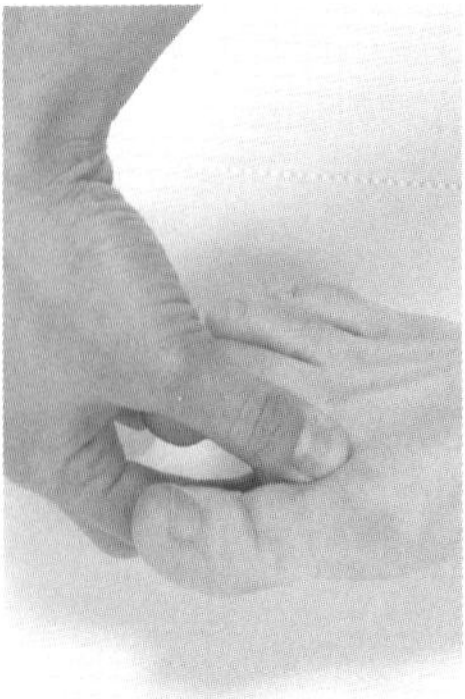

親指と人差し指でつまむように刺激する

プラスα アドバイス

ビーサンで足の臭い対策!

鼻緒のついた草履や、ビーチサンダルをはけば、このツボを刺激できるうえに臭い対策にもなる。日本文化をうまく日常にとり入れよう。

行間《こうかん》

神経の通り道（行）であるくぼんだ交点（間）にあるツボの意

ツボの位置　足の甲の親指と人差し指の間から、指１本分足首よりにある

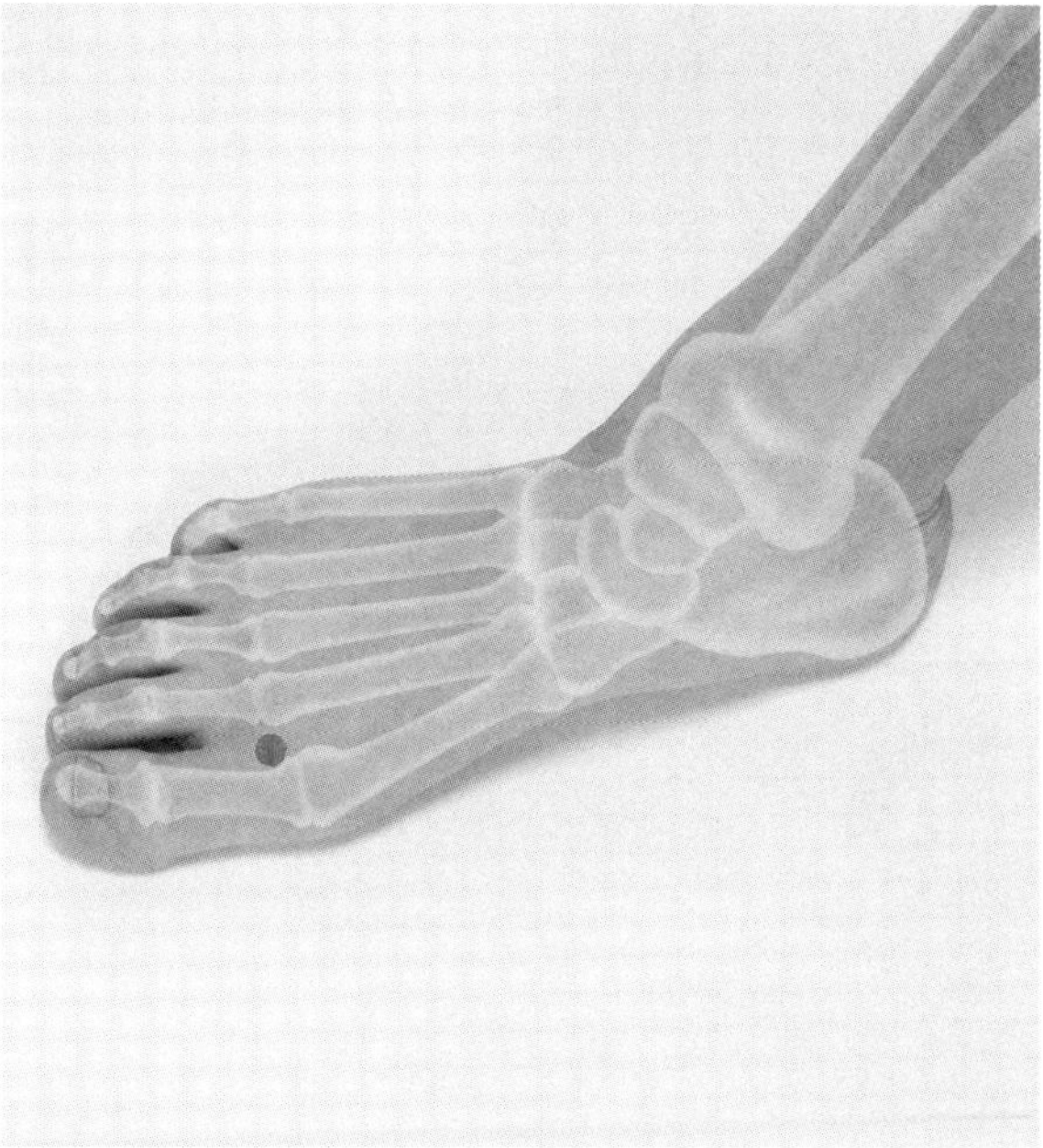

このツボのその他の効用　生理不順、眠れない、肝臓の疲れ

この指で押す

親指と人差し指

動悸、心痛

ドキドキしたらすぐ押そう

全身の血流促進にも役立つ

手少陰心経という経絡にあり、突発的な動悸や心痛という身体症状のほか、心理的安定にも役立つツボです。反対側の手の親指と人差し指ではさんで、もみほぐしましょう。人差し指で固定して、親指に力を入れて押してもOK。手も足も爪の生え際は血行の滞りがちなので、こまめに刺激すると全身の血流にいい影響を与えます。105ページの少府もあわせて押したい。

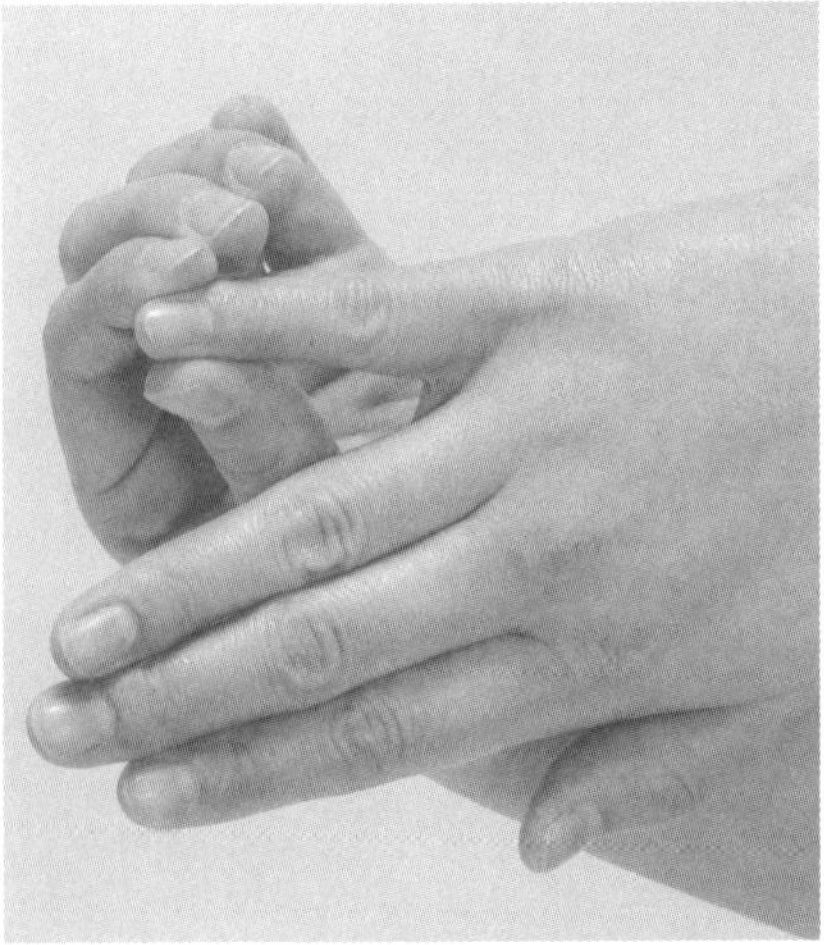

親指と人差し指ではさむ。またはペンや爪楊枝の柄の部分で軽く刺激するとよい

少衝《しょうしょう》

小指（少）にある衝動（エネルギー）がみなぎっているツボ。心臓に関係したツボ

ツボの位置 手の甲側、小指の爪の付け根の内側（薬指側）の角にある

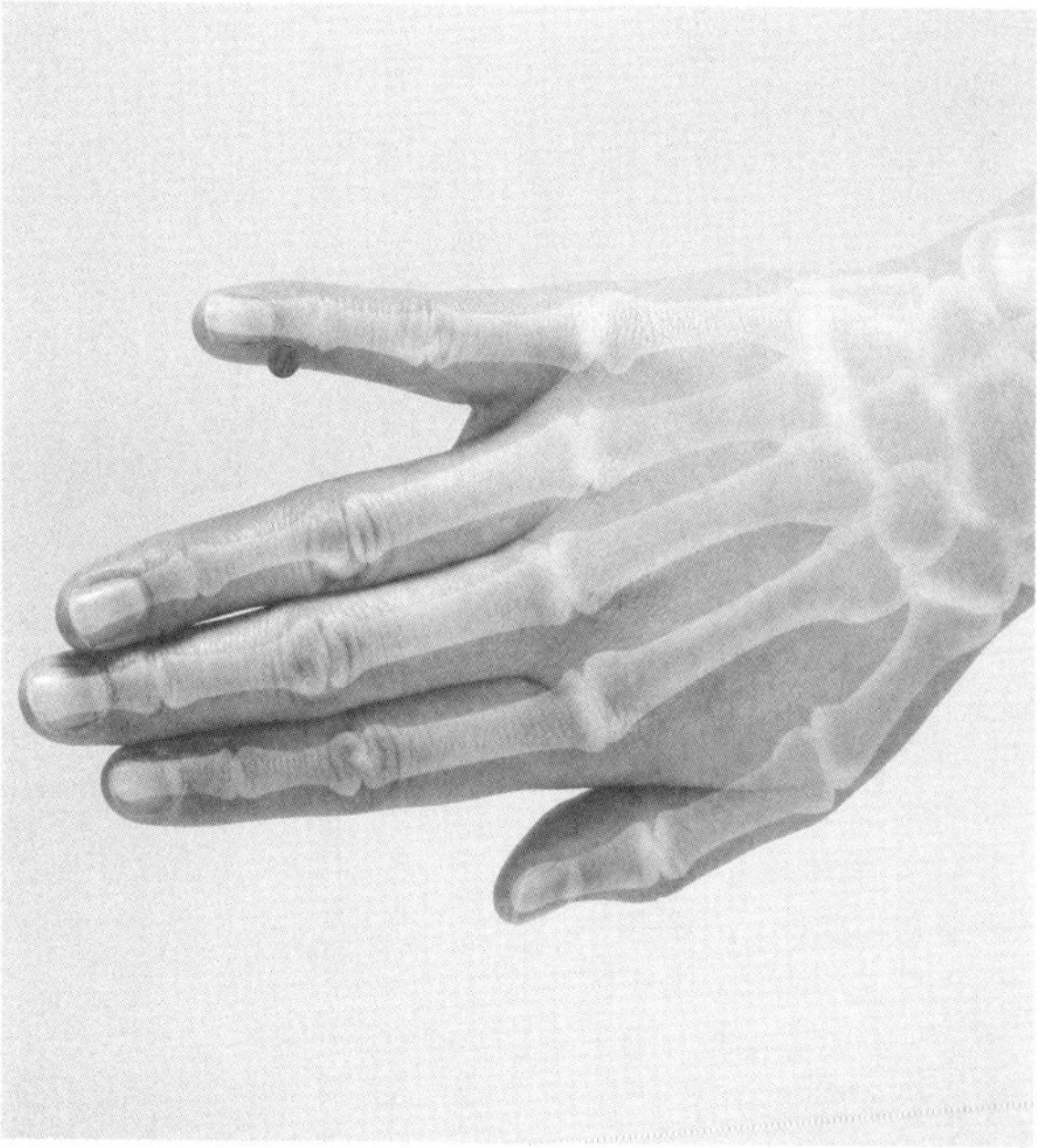

このツボのその他の効用 息切れ、イライラ、怒りっぽい

この**指**で押す

親指

便秘

ググッと物理的に腸を刺激！

新陳代謝を促す「予防ツボ」としても使える

足陽明胃経という経絡上にあるツボ。下腹部全体、内臓全体に影響を及ぼすとても重要なツボです。体を健康に保つ、新陳代謝を促す「予防ツボ」として、覚えておきたい。すぐ下に内臓のあるおなかのツボなので、押しすぎに注意。爪を立てないように、親指のはらでそっとソフトに押します。

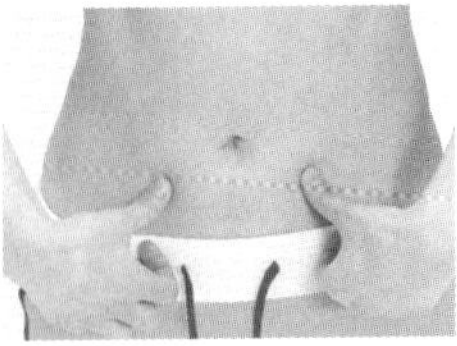

おへそから斜め下の位置にある

プラスαアドバイス 万病の予防になる風呂効果

バスタイムには、おなかをゆっくりとお湯につけて温めれば万病の予防になる。お湯の中で押す場合は、もまずに、ただ指を押し当てるだけでOK。

入浴前とあとには十分な水分補給をするのがポイント。

大巨《だいこ》

大いなる(巨、一番大きい)、おなかの上にあるツボの意

ツボの位置 おへその斜め下にある。おへそから指2本分下で、そこから左右に指3本分外側にある

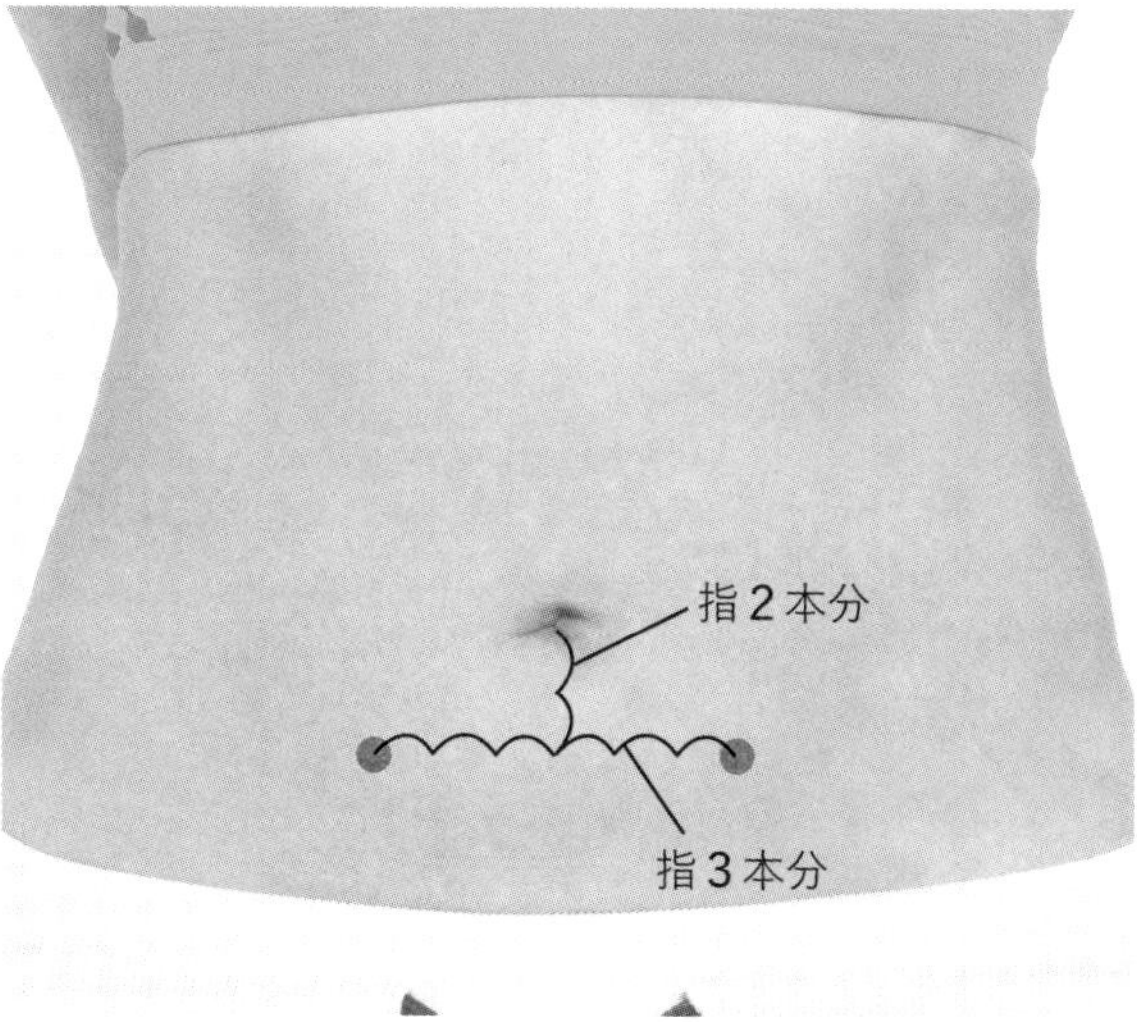

このツボのその他の効用 下痢、腸の不調

この指で押す
親指

顔のほてり、ホットフラッシュ

こぶしで改善も！

「ねじもみ」が効果的なツボ

心臓など、内側の疾患に関係した手のひらにあるツボ。手少陰心経という経絡上にあります。この部分が肉厚の人は、親指で強めに押しましょう。爪を立てないように指のはらをグイグイとツボにねじ込むように押します。

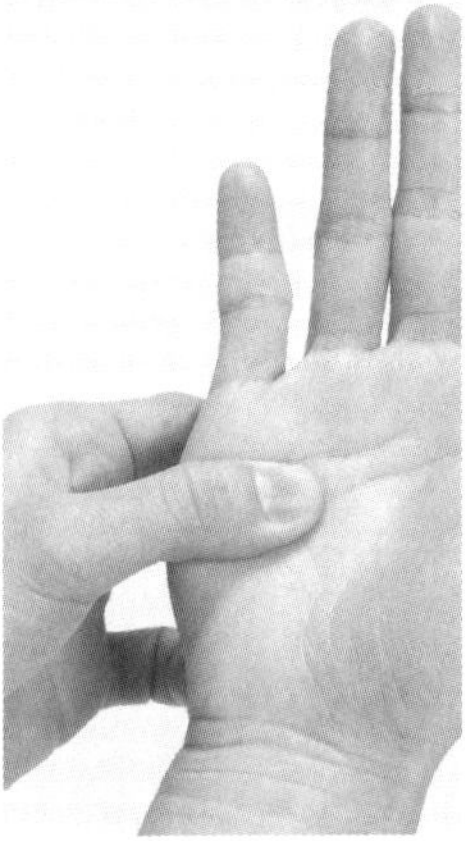

ツボの周囲まで広げてマッサージすると効果的。こぶしをつくって小指と薬指にギューッと力を入れても刺激できる

プラスα アドバイス 手書きの習慣を復活!?

このツボの部位を刺激する一番いい方法は、手書き。ペンを持って書く行為はこの部位を大いに刺激し血行促進になる。

少府《しょうふ》

小指（少）にある生命エネルギーの集まる（府）ツボの意

ツボの位置

手のひらにある。手を握ってこぶしをつくったときに小指と薬指の先が当たる間

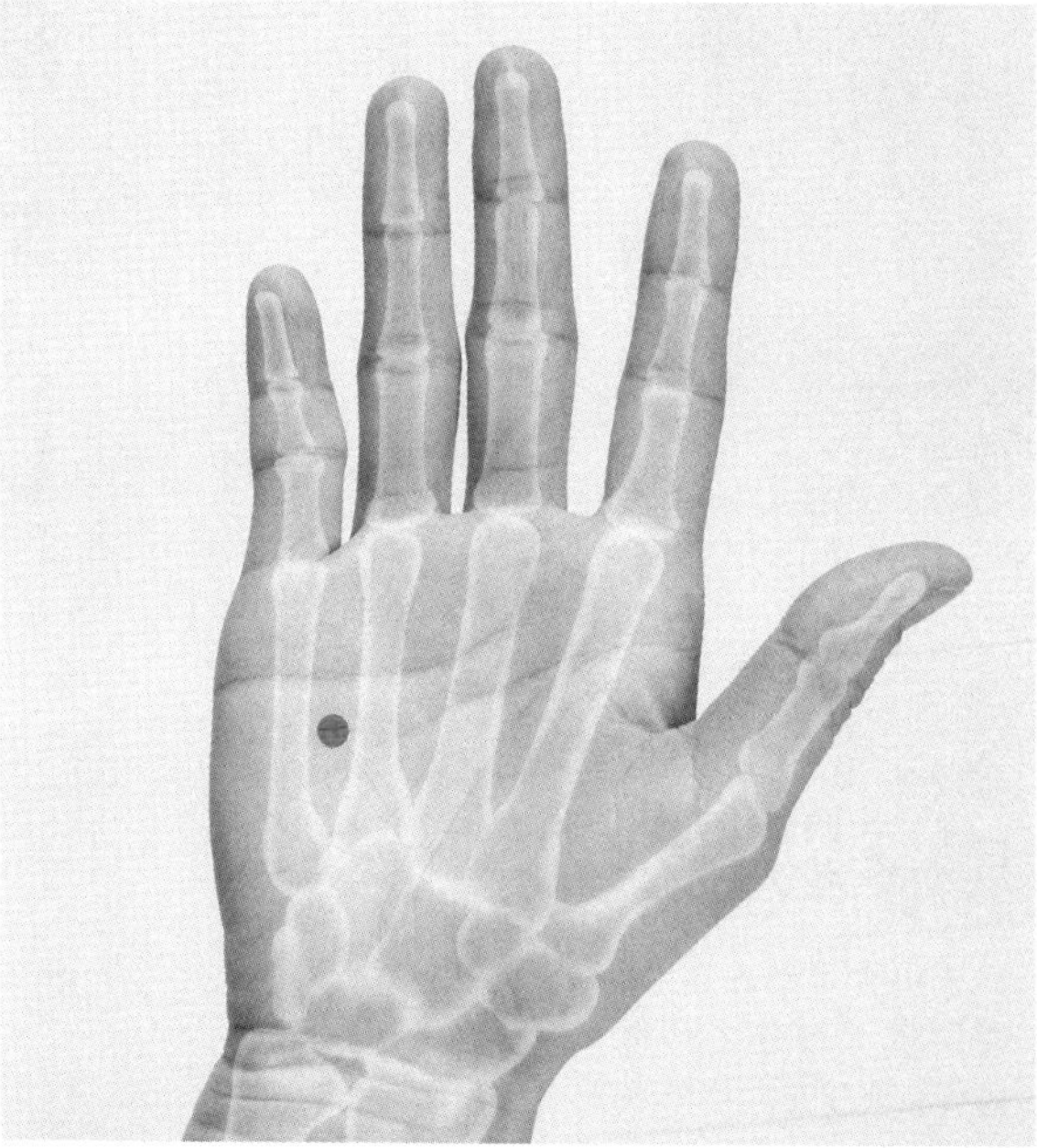

このツボのその他の効用

腱鞘炎、ひじの不調、動悸、息切れ、乳房のこり

この指で押す

親指

頭痛、めまい

頭を支えるポイントのめぐりが重要

髪の毛への栄養分をスムーズにするツボでもある

深刻な頭痛、めまいは専門医へ。症状の軽い場合はこのツボを押してみるといいでしょう。頭部の血行を促進するツボで、免疫力を上げて風邪を予防したり、髪の毛への栄養分の運搬をスムーズにしたりします。マッサージするように、親指のはらでやさしくもみほぐしましょう。

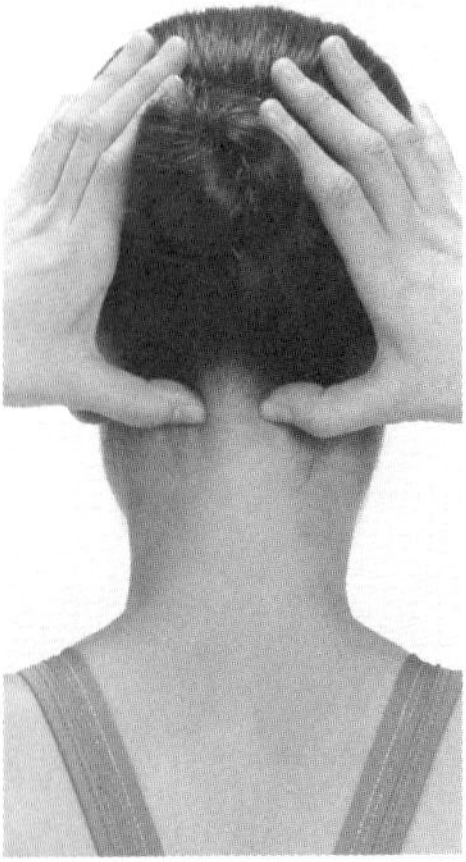

爪を立てないように。くぼみに親指のはらがすっぽり入る

プラスαアドバイス 頭蓋骨のキワをもむ

めまいがするときは、後頭部の首筋で、頭蓋骨のキワを、指でやさしくもんだり押したりすると、気分がしっかりする場合もある。

天柱
《てんちゅう》

天の柱、天を支える柱のように重要なツボ。
頭、身体を支える柱のようなツボ

ツボの位置

後頭部、首筋の髪の生え際の中央に盛り上がった2つの筋肉があり、その筋肉の左右、くぼんだ部分にある

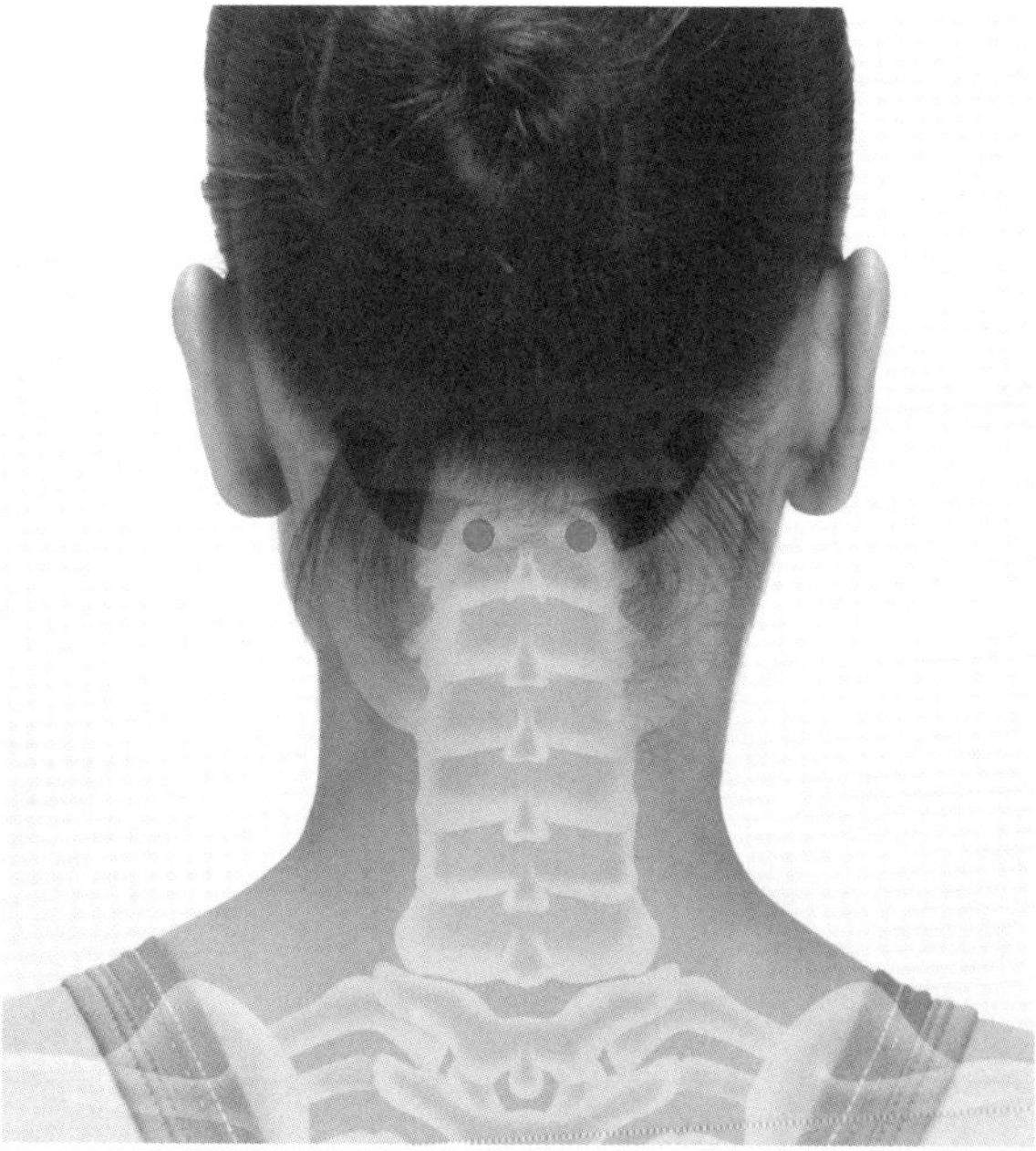

このツボのその他の効用

風邪、花粉症、鼻炎、
目の疲れ、首、肩のこり

二日酔い

どんどん解毒してスムーズに排泄！

❖肝臓の解毒作用を促すツボ

足の親指と人差し指の股のくぼんだ部分にあります。

すぐ下には太い血管が通っているので、それを傷めないように、指のはらでソフトにさすります。

足の厥陰肝経という経絡の原穴（代表格のツボ）。肝臓に関係したツボで、解毒作用を促します。老廃物は血流に乗って体内を運ばれ、尿として排泄されます。

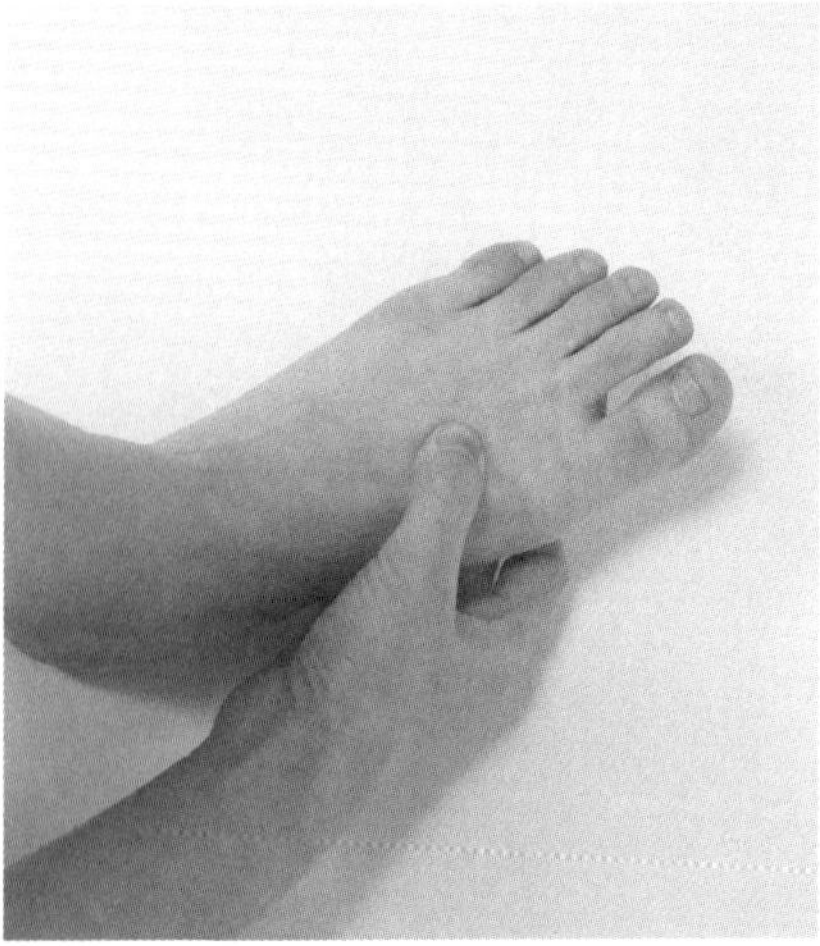

指のはらを上下にすべらせるようになでる

太衝《たいしょう》

「太い衝動」、つまり脈拍のある部分のツボの意

ツボの位置　足の甲、足の人差し指と親指の間の付け根。V字型のくぼみの部分にある

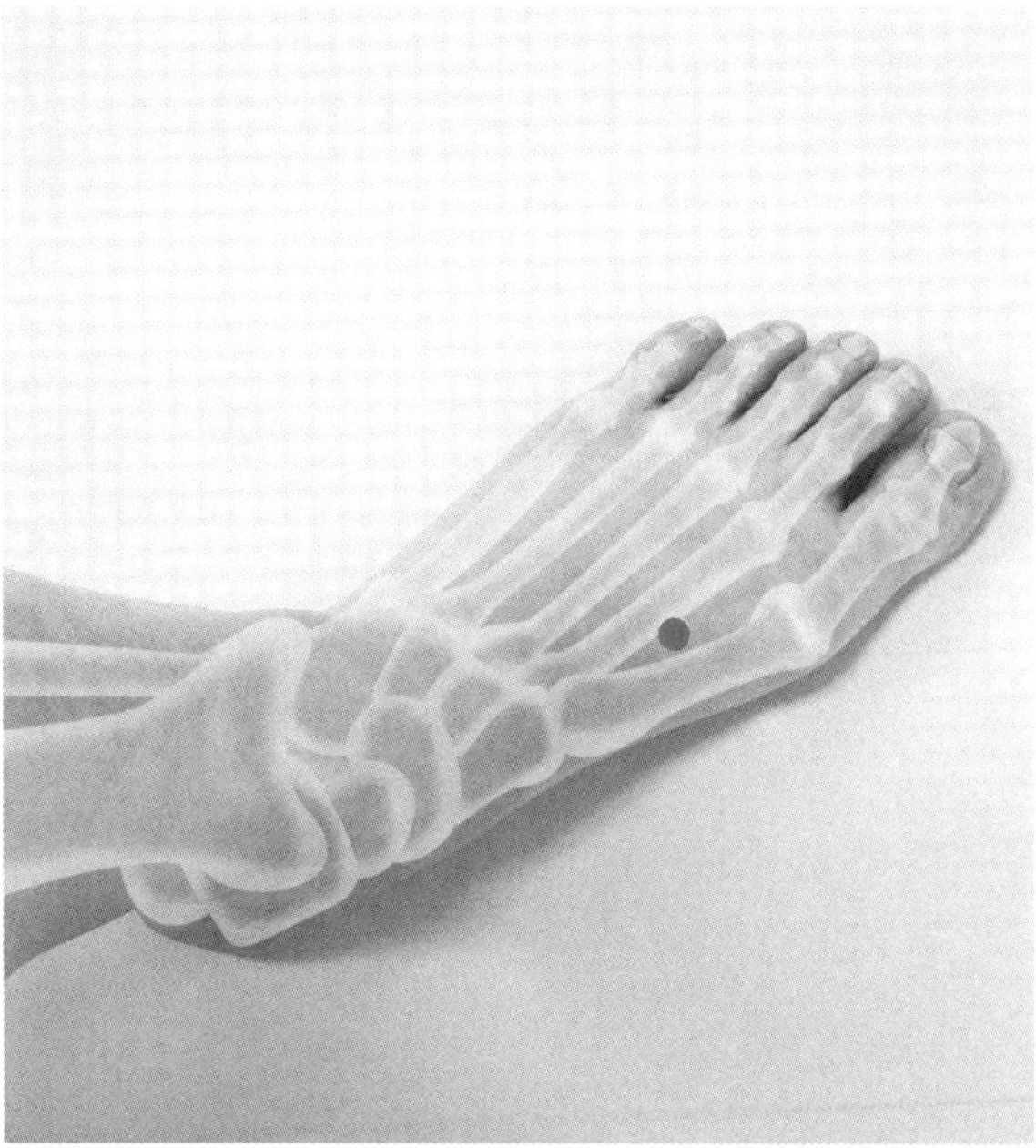

このツボのその他の効用　だるさ、食欲不振、目のかすみ、肝機能の不調、乗り物酔い

この指で押す
親指と人差し指

肝機能アップ

休肝日にはツボ押しもプラス

飲みすぎたら忘れずにこのツボ

肝臓は毒素を分解する働きをする重要な臓器。アルコールは、肝臓で真っ先に解毒されるように、体には負担になる面もあります。お酒に弱い人（酔っぱらいやすい人）や、連日飲んで疲労困憊の人は、肝機能が弱っているはずです。そんなときはこのツボを押してみましょう。足厥陰肝経という経絡上にあり二日酔いなどの肝臓にまつわる疾患に用います。

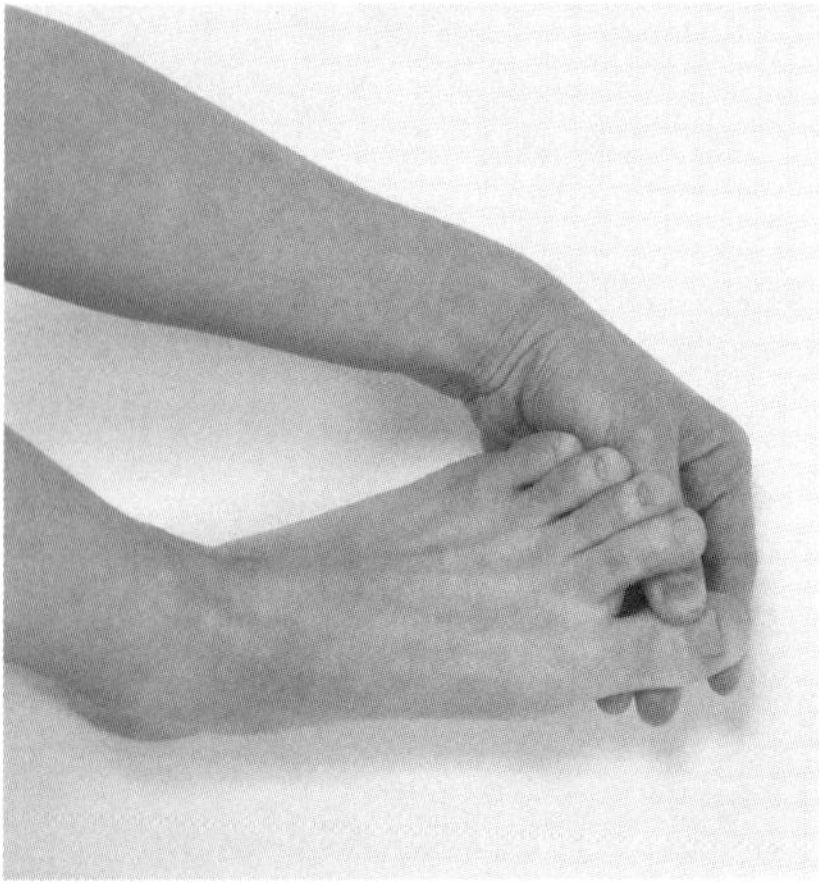

日中、ハイヒールなど、爪先をしめつける靴をはいている人は、浴槽の中でマッサージする習慣をつけよう

大敦《だいとん》

足にある、とても重要な（大）器（敦）。生命エネルギーの貯留場

ツボの位置　足の甲側、親指の内側（人差し指側）の、爪の付け根部分にある

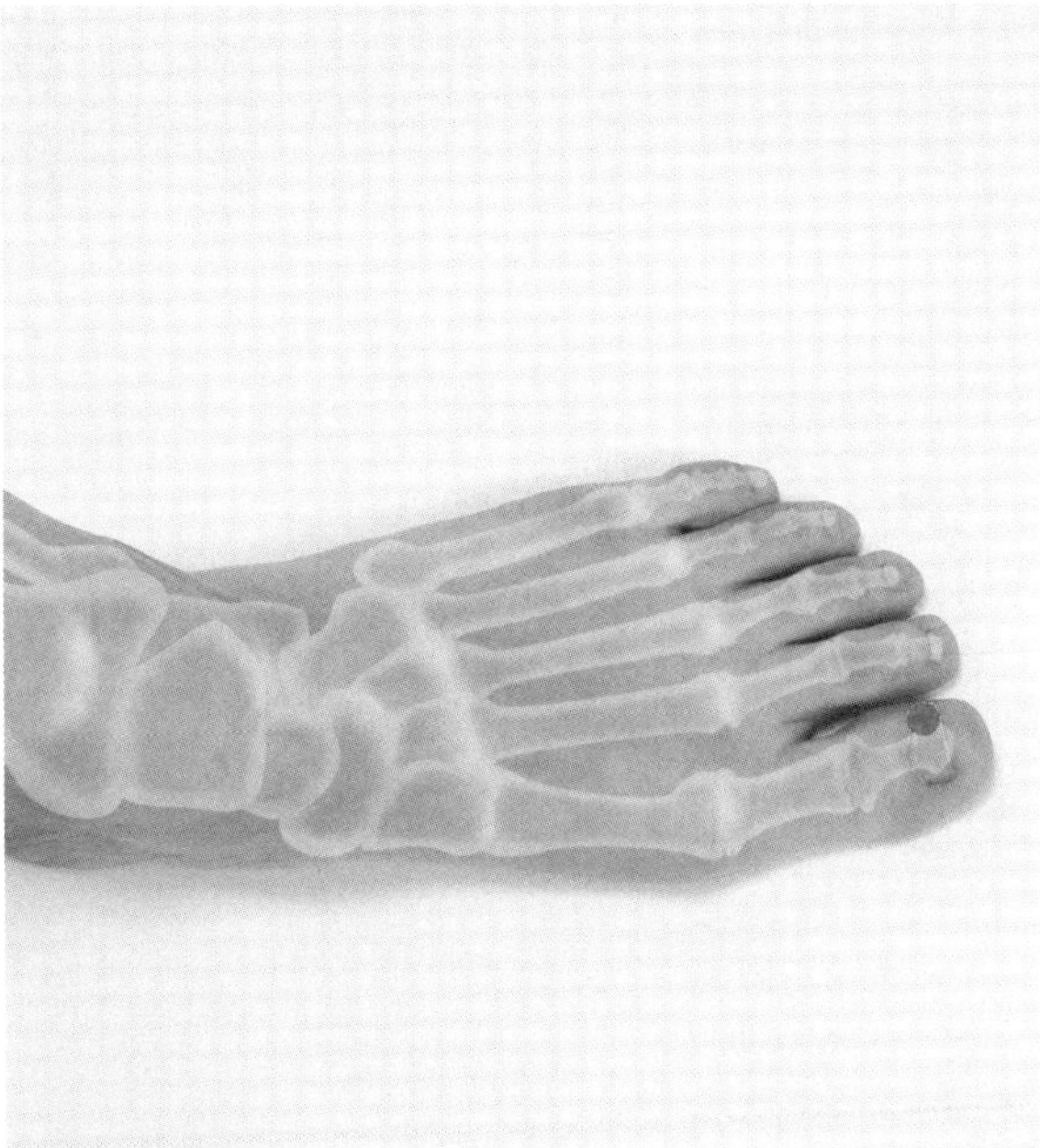

このツボのその他の効用　疲れ目、目のかすれ、イライラ

この指で押す

親指

腎機能アップ

成人の8人に1人が低下している

わき腹にある腎機能のツボ

足の少陽胆経という経絡にある腎の気が集まるツボ。腎臓の機能が弱っていると、むくみ、尿量の異常（減ったり増えたり）、頻尿、貧血、かゆみなどの症状が表れ、このツボの周辺に湿疹ができることがあります。腎臓は肝臓とともにもっとも大切な臓器なので、何度もできる場合は、皮膚科ではなく腎臓の専門医の診察を。左右のわき腹で、不快感のあるほうは慎重に、力をゆるめて押しましょう。

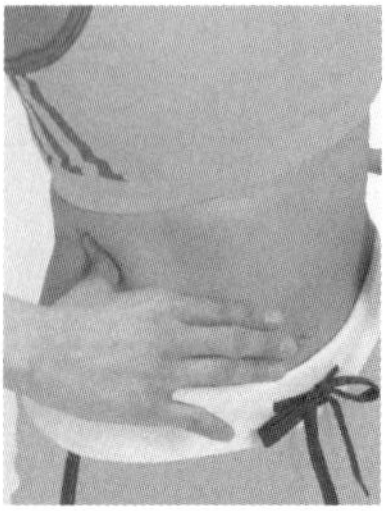

左右のどちらかに痛みが集中することもある

プラスαアドバイス　仰向けになって押すと効果大

仰向けに寝ながら押すと、筋肉の緊張がとれた状態となり、ツボの刺激を受け入れやすくなる。立った状態よりもベター。

食習慣の改善も大切。

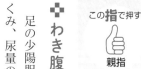

京門《けいもん》

生命エネルギーの集まる（京）スポットの入り口（門）となるツボ

ツボの位置　左右のわき腹の肋骨の一番下の骨のキワにある。押すと違和感のある部分

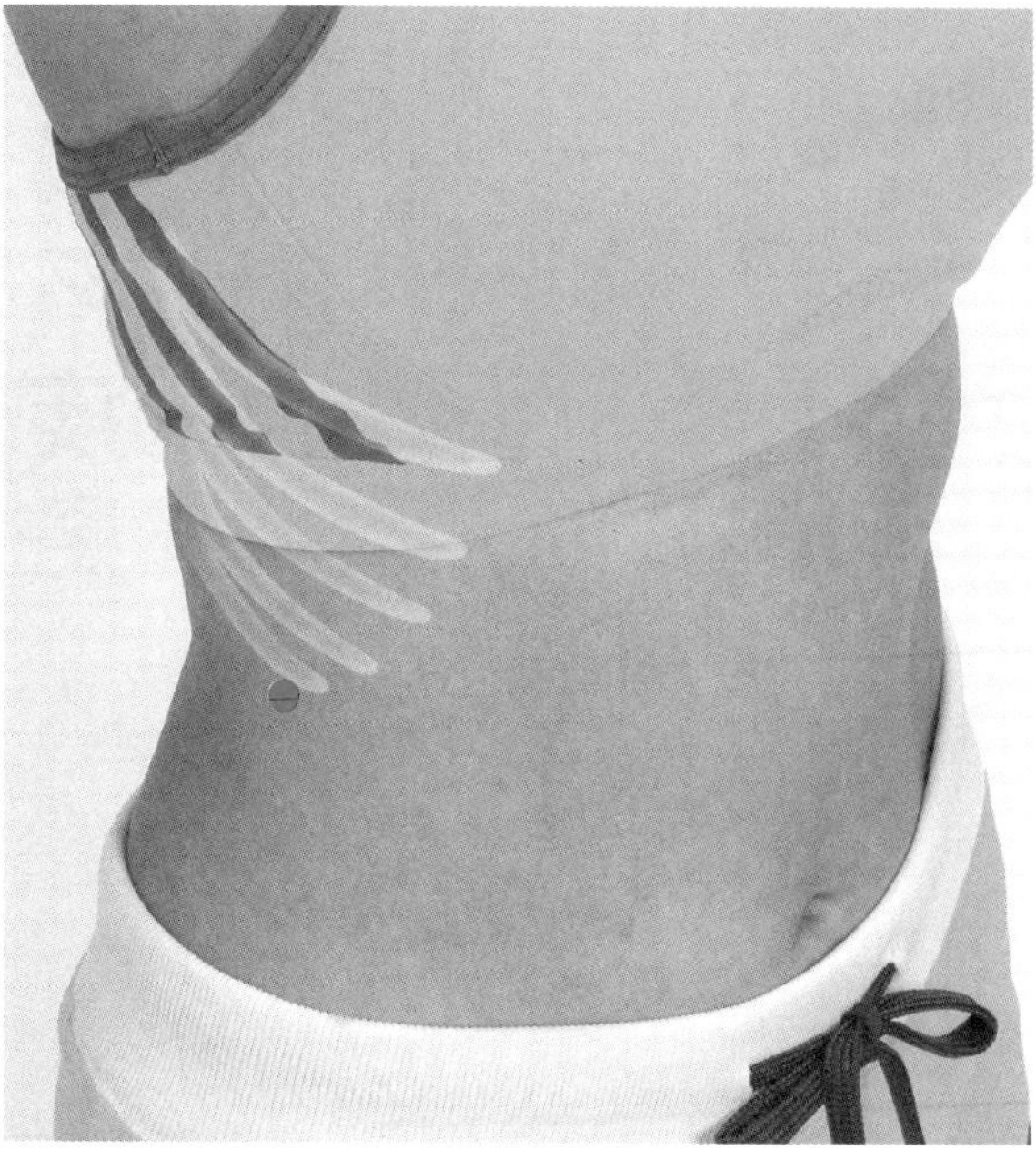

このツボのその他の効用　貧乏ゆすり、腰の不調、便秘、尿の出の不調

この指で押す
親指

ホルモン不調、婦人科系疾患

押して痛いなら効果大

疲れを開放するようにもみほぐしたいツボ

足太陰脾経という生殖器系を通る経絡上にあり、便秘のほか、足の疲れなどにも応用できて便利なツボ。

くるぶしの近くにあるため、骨に触れてゴツゴツしてもみづらいのですが、靴をはいているときは常に圧迫されて冷える部分なので、開放するようにやさしく前後左右にもみほぐしましょう。

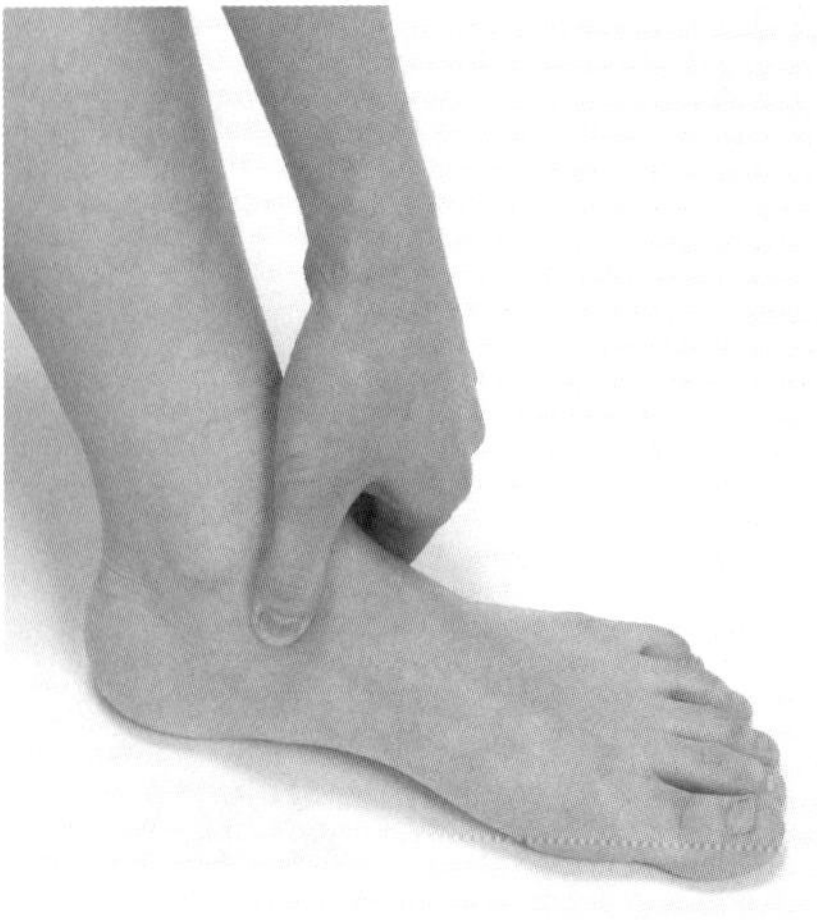

このツボを親指で押すと、親指の端がくるぶしに触れるので、それを目安に

商丘《しょうきゅう》

商（肺）に関係した、生命エネルギーの凝結部（丘）にあるツボの意

ツボの位置

足首の内側にある。くるぶしの真下の、隆起していない場所に指を触れ、そのまま少し前に（足のつま先側）に移動する。くぼみがあるところ

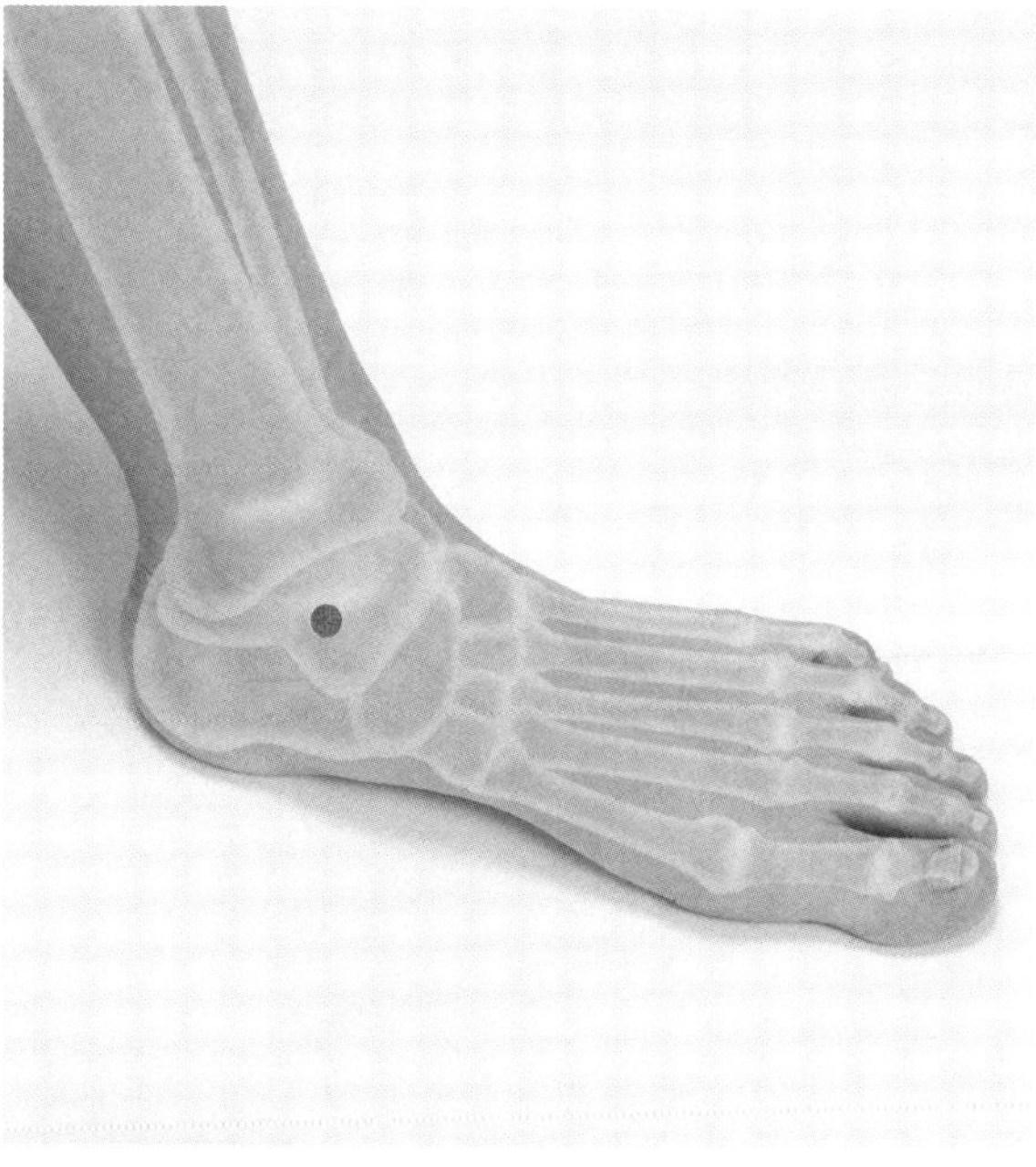

このツボのその他の効用

冷え性、生理痛、肩こり

この指で押す

親指

婦人科系の不調

覚えておきたい万能ツボ！

生理痛で困るときはこのツボ

足太陰脾経という生殖器を通る経絡上にある万能ツボ。全身に好影響を与える有名なツボのひとつ。女性で特に婦人科系の不調がある場合は、ここを押すことをお勧めします。また生理痛で困ったときには、ここと、119ページの「中都」をあわせて押します。下半身の気血水の流れを整えるツボですが、妊娠中の方は押さないようにしてください。

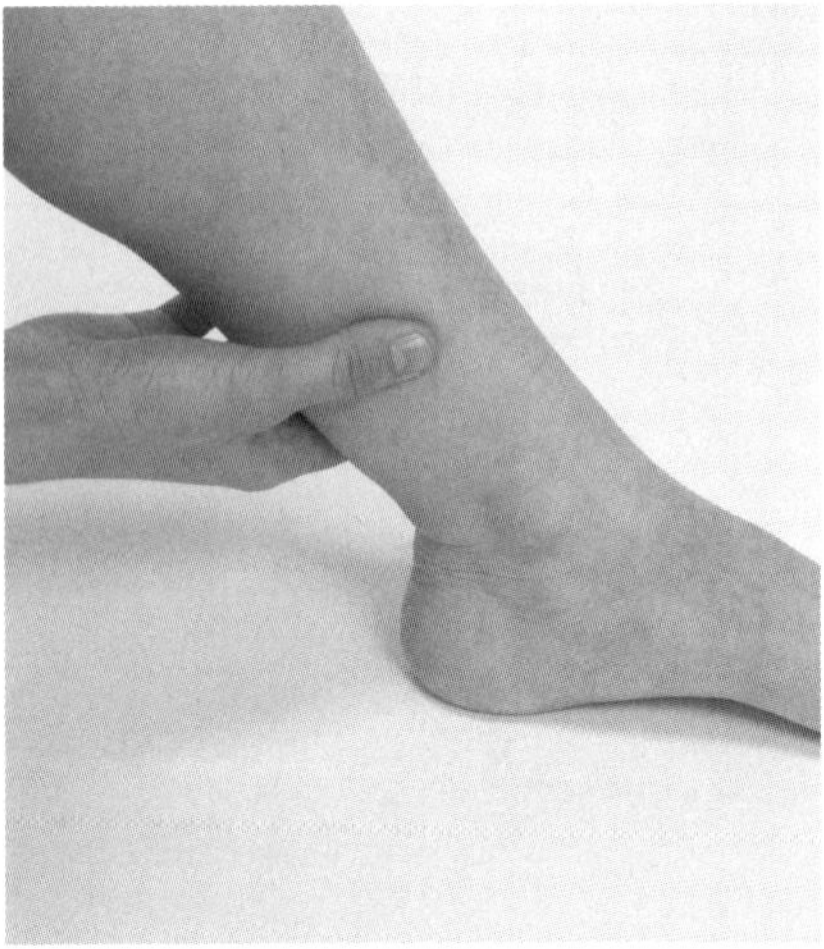

ツボ押しのほか、レッグウォーマーなどで温めたい

三陰交《さんいんこう》

全身に12本ある経絡のうちの３本の陰経（３つの陰）が交わるところにあるツボ

ツボの位置　足首の内側にある。くるぶしの一番高いところから指４本分上。骨の上

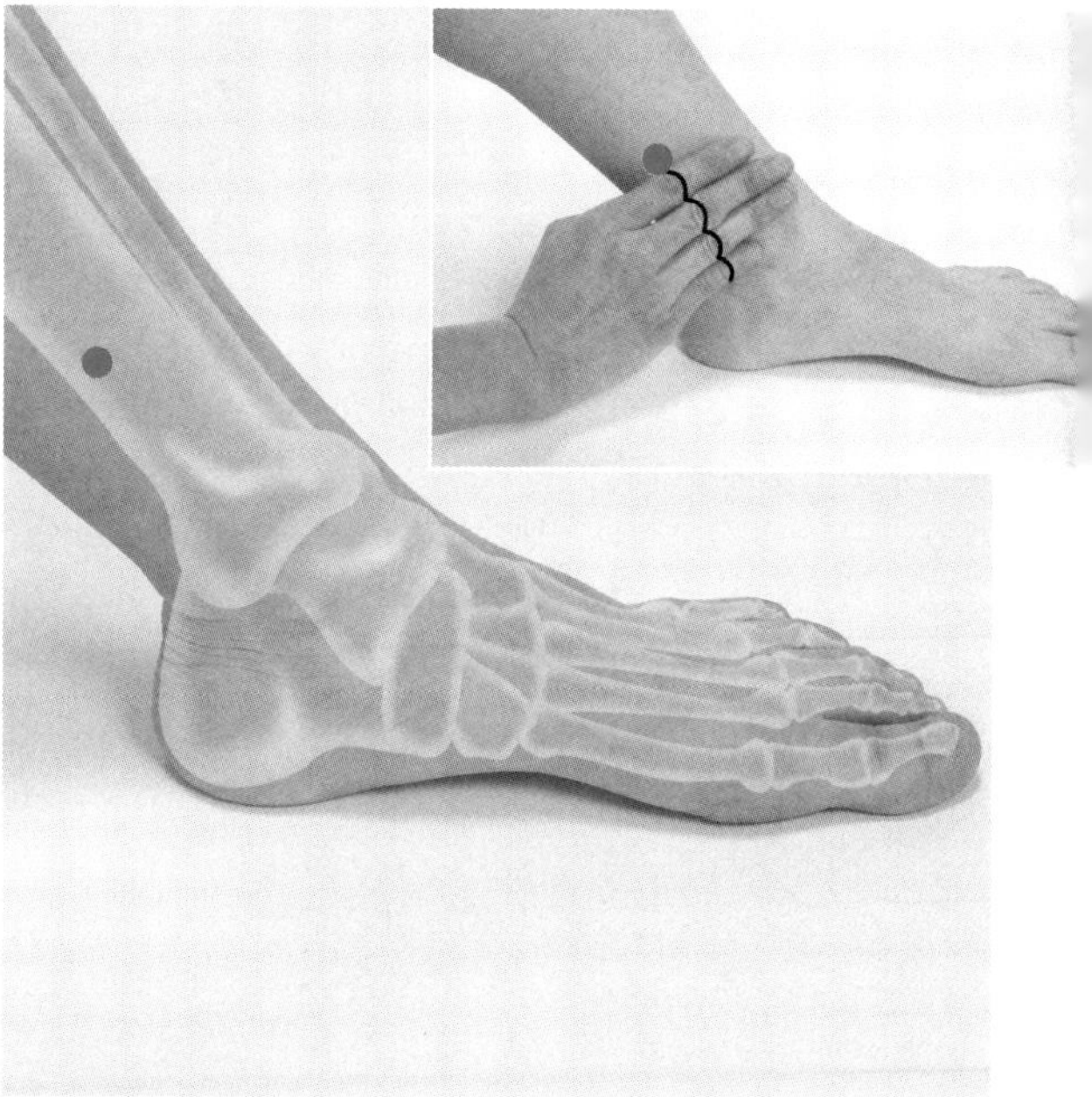

このツボのその他の効用　不眠、血行促進、リラックス、むくみ、冷え、美脚

この指で押す

親指

生理痛

三陰交とあわせてもんで痛みを軽減！

✤生理痛に効く代表的なツボ

気血の滞りやすい部位で、生理痛のある方はここを押してください。足厥陰肝経という経絡にあり、肝臓にまつわる気血が集まっています。二日酔いをしたとき、食べすぎたときなども、胃腸の働きに影響を与え、この部位がこったり張ったりすることがあります。「三陰交」（117ページ参照）とともに刺激して痛みを軽減しましょう。

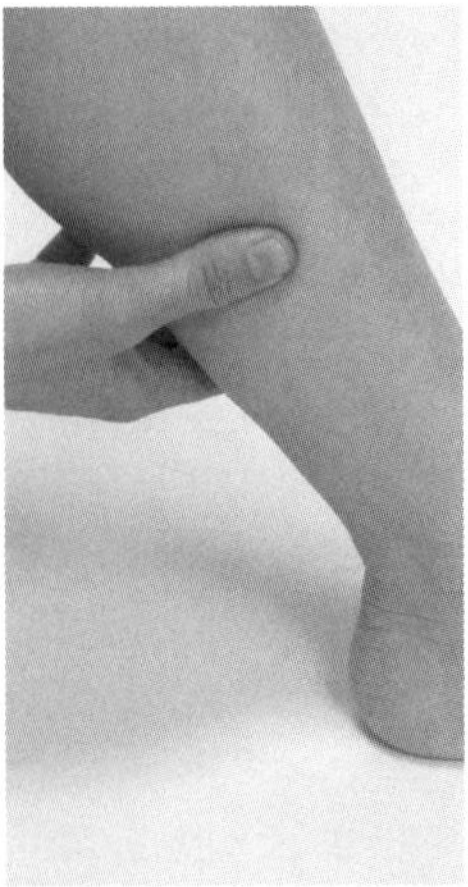

数回押していると、感覚でツボの位置が覚えられる

プラスα アドバイス　足洗い時はこのツボも！

風呂にもシャワーにも入らないで、足だけ洗うときにはこのツボもお湯で洗おう。清潔に保つと気血のめぐりがよくなり、血行がよくなる。

中都《ちゅうと》

足のすねのほぼ中央（中）に位置する気の集まるところ（都）の意

ツボの位置　足首の内側、くるぶしから指9本分、骨に沿った上にある。骨の端、キワにある

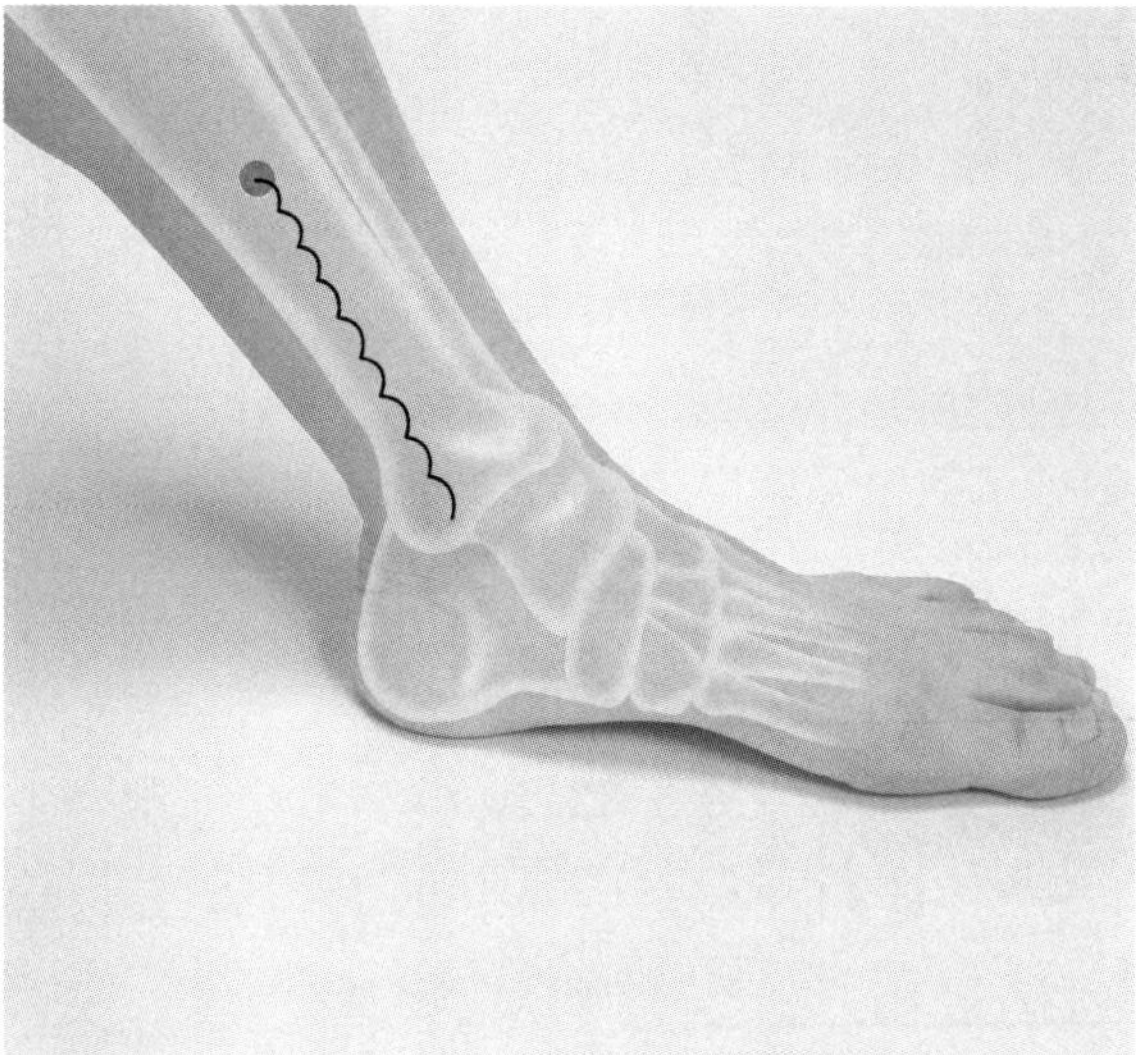

このツボのその他の効用　肝機能の不調

この**指**で押す

人差し指

生理痛

三陰交とあわせてもんで痛みを軽減!

生理痛対応の代表的ツボのひとつ

任脈という経絡上にあるツボで、元気、パワー、エネルギーが湧いてくるツボ。おなかが痛いときに自然と手がいく場所にあります。おへその周辺は脂肪がつきやすく肉厚なので、ツボ押ししても効いている感じがしないかもしれませんが、あとから効いてきますので、力を抜いて指のはらでゆっくりやさしく押すことが肝要です。

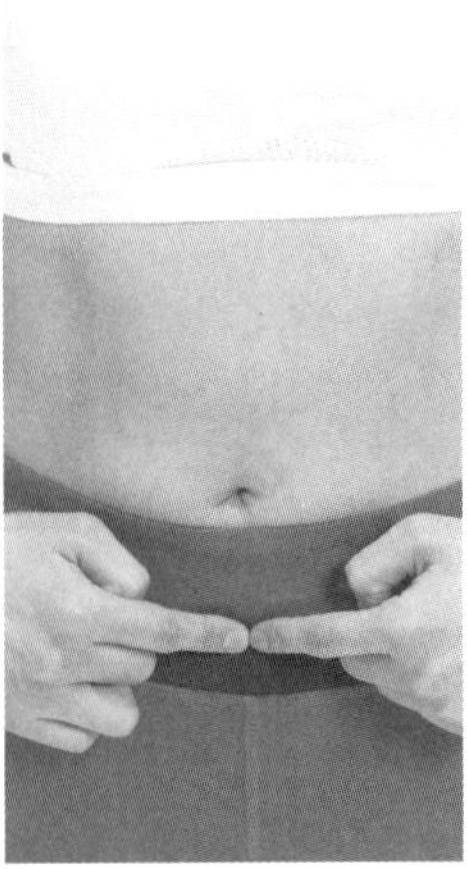

身体の正中(中心線上)にあるので万能ツボでもある

プラスα アドバイス　ツボ押しはベルトをはずして!

ふだんはベルトで圧迫された部位だから、ベルトをはずして押すと効果大。さらに仰向けに寝ながらだと身体の緊張がとれて効き目アップ。

関元《かんげん》

「関所」の「元」となるような場所。
重要なツボの意

ツボの位置　おへそから指４本分下にある

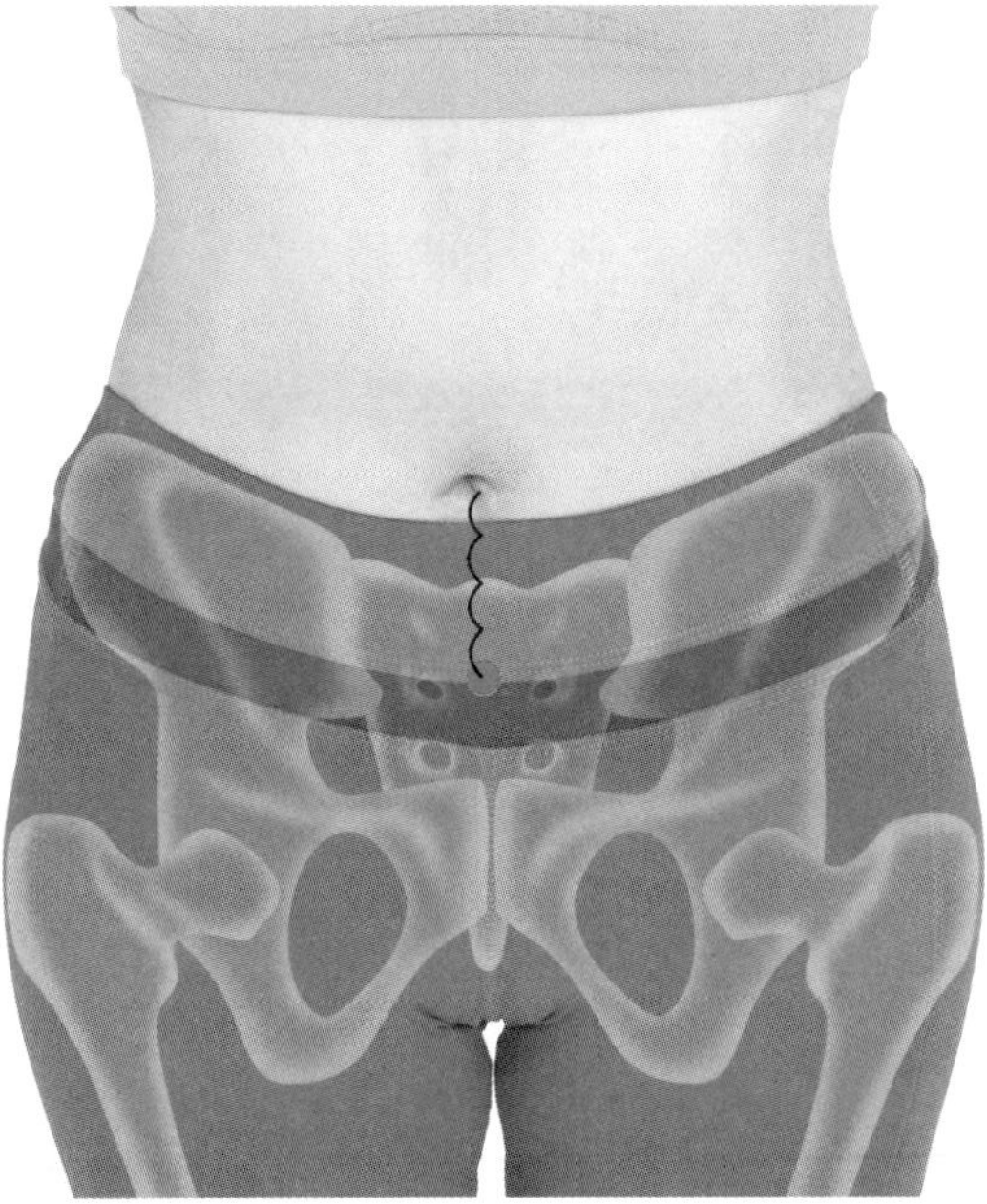

このツボのその他の効用　下半身のだるさ、冷え性、精力減退、不妊、婦人科系のトラブル全般

この指で押す

人差し指

頻尿

トイレが近い人、夜間3回以上トイレに行く人

トイレが近い人はこのツボを！

任脈という経絡上にあるツボ。

子宮や膀胱など、気が集まる臓器の近くにあるツボで、生殖器の疾患や泌尿器系の不調に用いられます。皮下には臓器があるので、ツボ押しやマッサージはあくまでも慎重に。

力を入れすぎないように、両手の人差し指でじんわり軽く押さえる程度で大丈夫です。

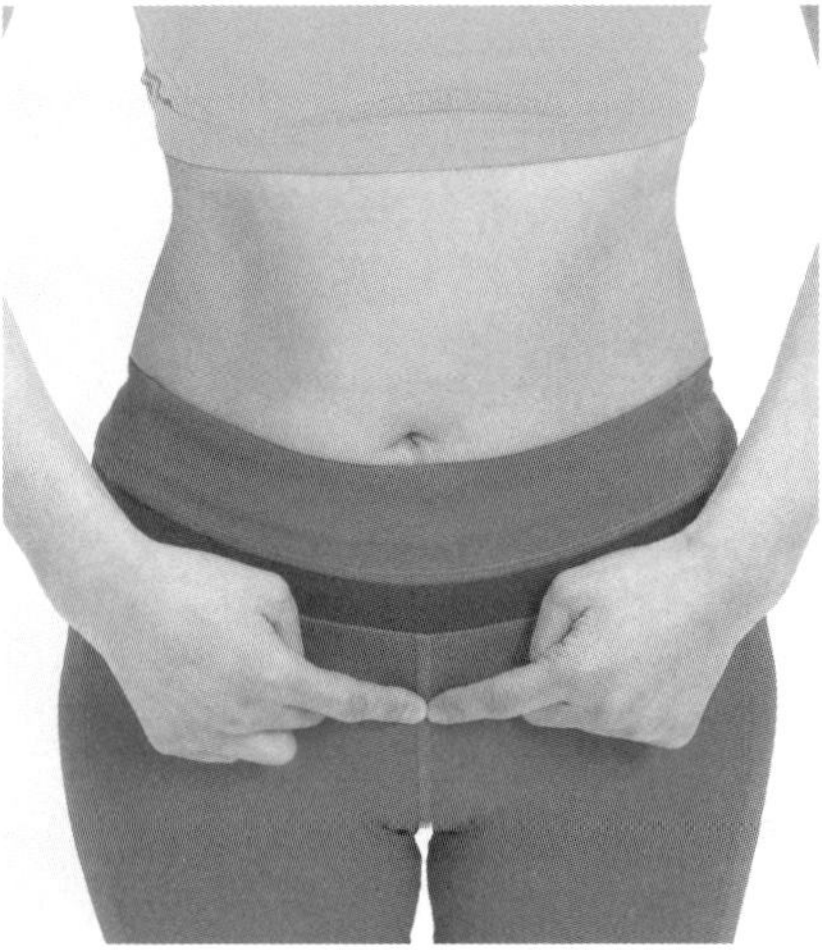

真上から指のはらで軽く押す

中極《ちゅうきょく》

上半身、下半身といった身体の中心（中）の奥（極地）にあるツボ

ツボの位置　恥骨にあるツボ「曲骨」より指２本分上にある

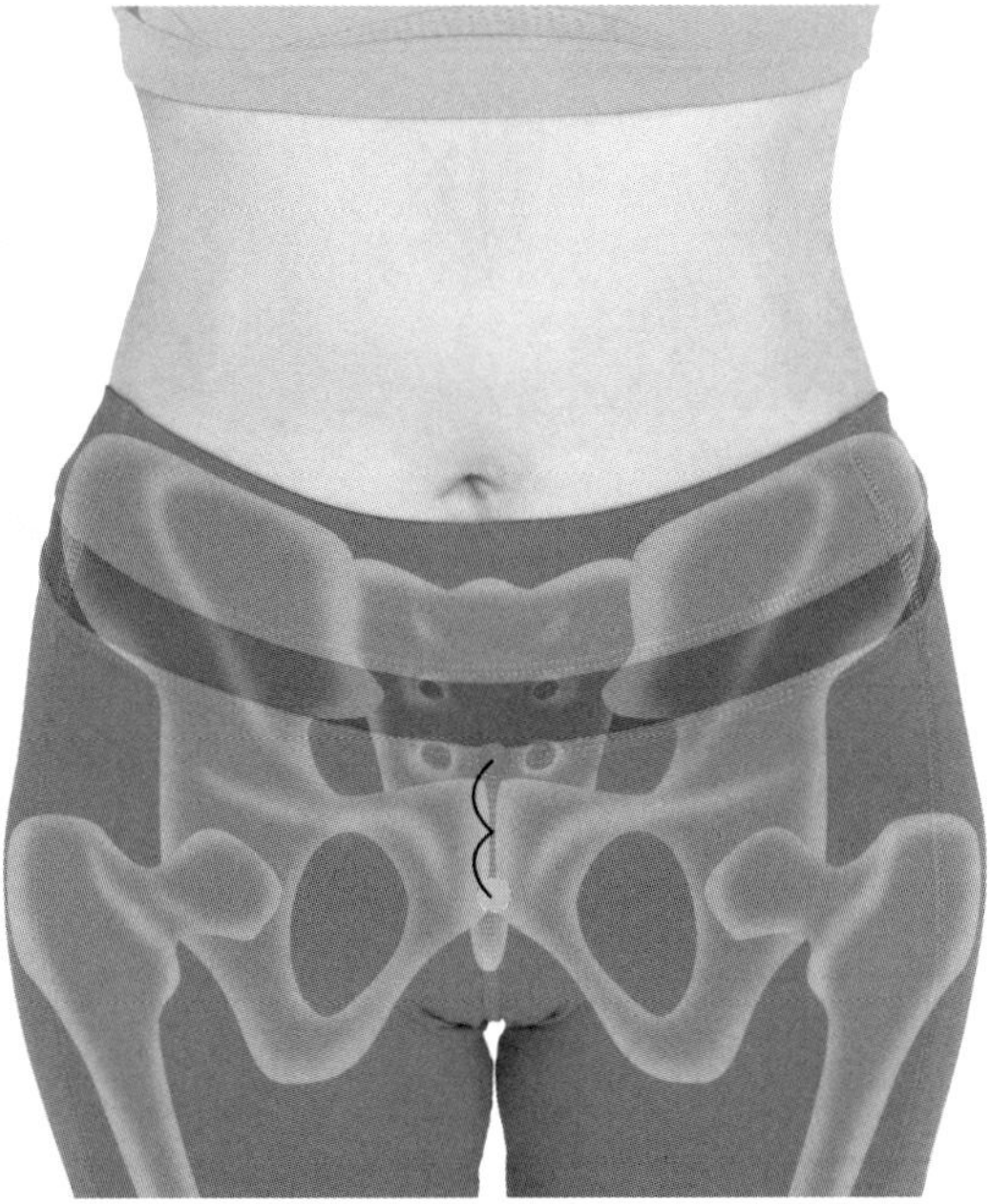

このツボのその他の効用　インポテンツ、生理痛、生理不順、尿失禁

この**指**で押す

人差し指

精力減退、インポテンツ

男性にも女性にもいい

✤全身にいい影響を与えるツボ

恥骨にある、任脈という経絡上にあるツボ。体の中心線（正中線）上にある重要なツボなので、「性欲減退」、男性の場合の「インポテンツ」以外にも、全身に好影響を与えます。

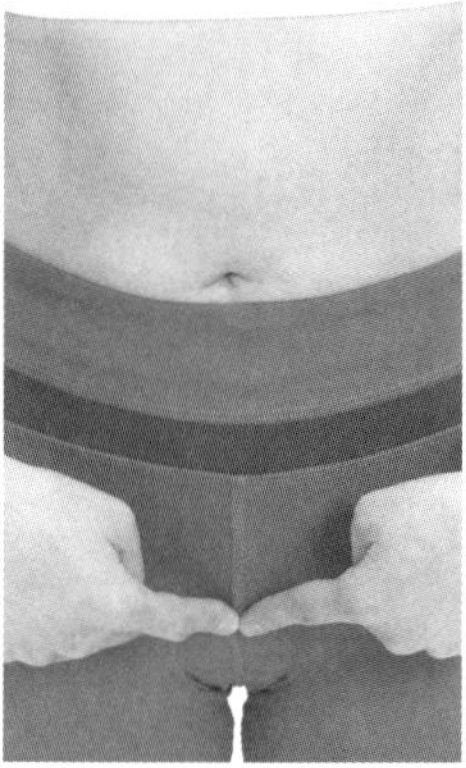

両手の人差し指で真上から軽く押す

プラスα アドバイス　夜は山芋漬け焼酎で一杯！

焼酎に山芋を漬けおきして飲むと精力回復に役立つ。山芋はよく洗い、皮のついたまま焼酎のビンに入る大きさに切って入れる。一週間ほど漬ければできあがり。

曲骨
《きょくこつ》

「曲がった骨」とは、恥骨のこと

ツボの位置　恥骨の上。正中線上にある

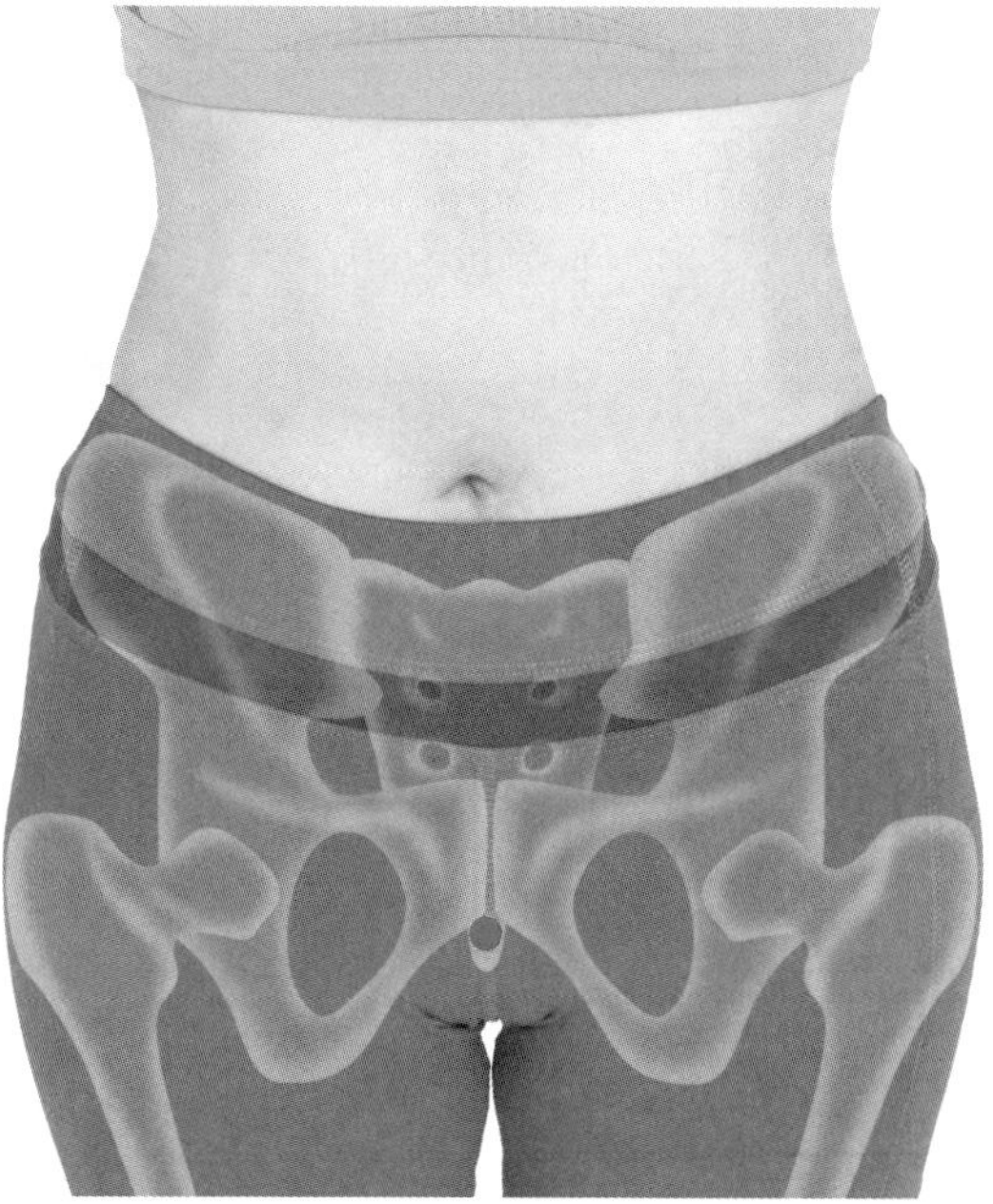

このツボのその他の効用　頻尿、生理不順

この**指**で押す

人差し指

精力減退、インポテンツ

男性にも女性にもいい

下半身の不調にも効果的なツボ

123ページの「中極」、125ページの「曲骨」と同様に、生殖器、泌尿器系に効果が期待できるツボ。

こちらは足少陰腎経という経絡の上にあります。この3つのツボ周辺一帯に手のひらを置いて、手全体で圧をかけてもいいでしょう。指で押すなら指のはらで軽く押さえる程度で十分です。

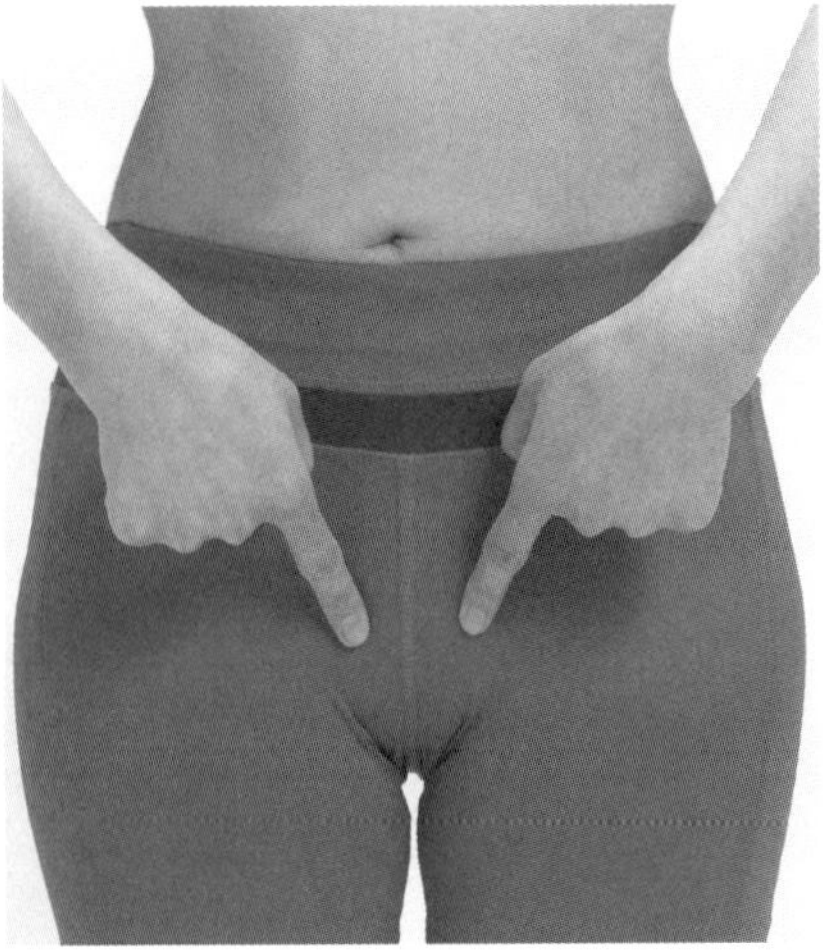

手全体を身体につけながら人差し指で押すと、力を加減しやすい

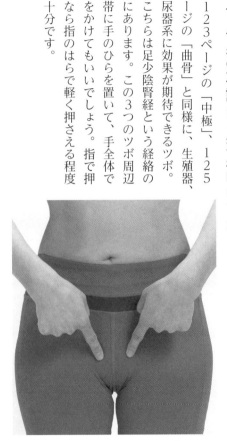

横骨《おうこつ》

恥骨（骨）の左右（横）にあるツボ

ツボの位置　恥骨周辺にあるツボ「曲骨」から指１本分外側、左右にある

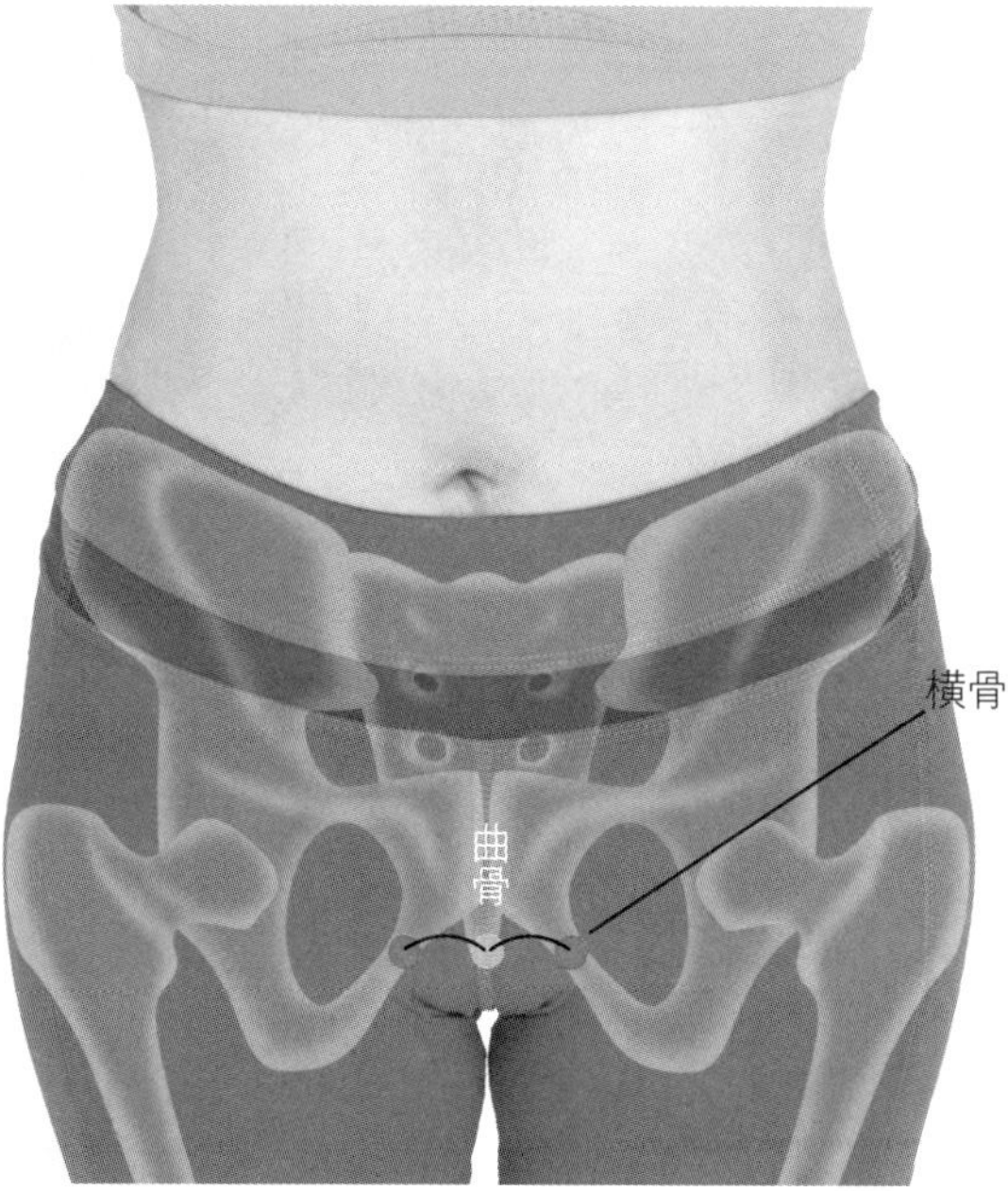

このツボのその他の効用　頻尿、生理不順

この**指**で押す

親指

不安による便秘、下痢

脳と腸の緊張を解く!

「イタ気持ちいい」方向をさがしながら押す

脳の緊張をとき、リラックスさせるといわれるツボ。脳と腸には相関関係がありますので、脳をストレスから解放すれば胃腸の不調も自然とやわらぎます。指で押さえて軽く押すと、ツボのくぼみがわかります。「イタ気持ちいい」方向をさがしながら、5、6回ずつ刺激します。

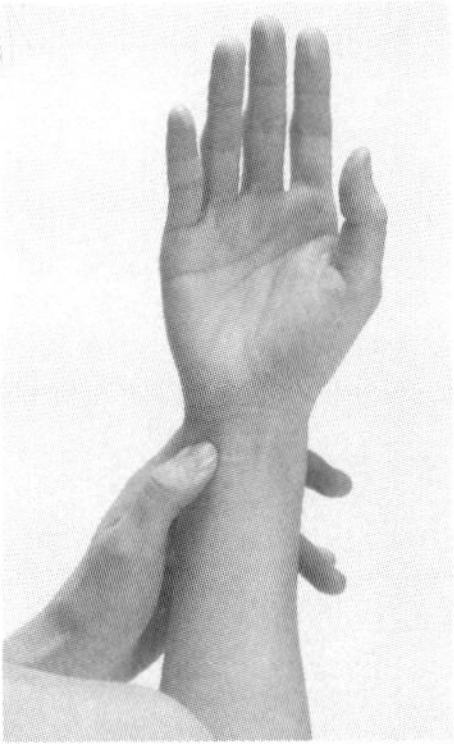

押すといろいろな感覚があるので、強くは押さないように

プラスα アドバイス

自分の想念がストレスの原因!?

「ストレスは、自分の想念が原因」という説がある。あれこれ悩んだり考えたりする自分の思いが、身体の痛みや不調となるという説だ。確かに、悩まない、考え込まない人は、痛みや不調が少ない傾向はある。

神門《しんもん》

神（脳）の門（入り口）にたとえられるツボ。
精神活動に影響を与える重要なツボ

ツボの位置　手首の内側。手首を内側に曲げるとできるシワの一番外側（小指側）にある骨の薬指側のくぼみ

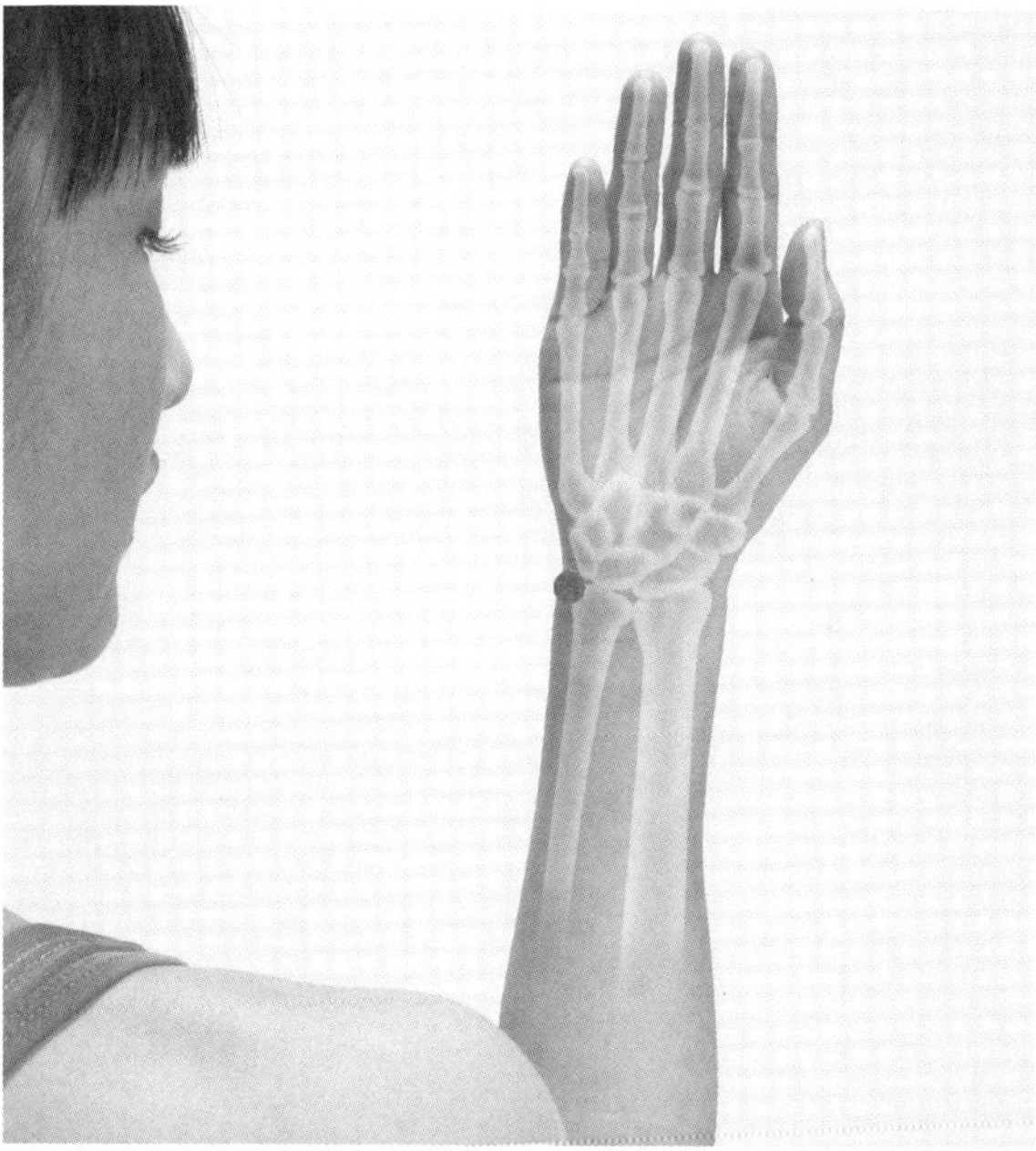

このツボのその他の効用　緊張、気づかれ、動悸、息切れ

3章

ストレスによる「だるさ・不安解消」の特効ツボ

心身ともにスッキリ！

この**指**で押す

親指

慢性疲労

大地のエネルギーをとり込もう！

帰宅したらよく洗って清潔に保つ

足の裏にある代表的なツボ。大地のエネルギーを吸い上げ、生きるための力に変えて全身に届ける泉のようなツボ。強く押してもほとんど反応が感じられない場合が多く、手で押して刺激がもの足りない場合は、ペンの柄の頭の部分などで押すとよい。この部位の皮膚が汚れていると血流は悪くなるので、帰宅したら足の裏をよく洗いましょう。

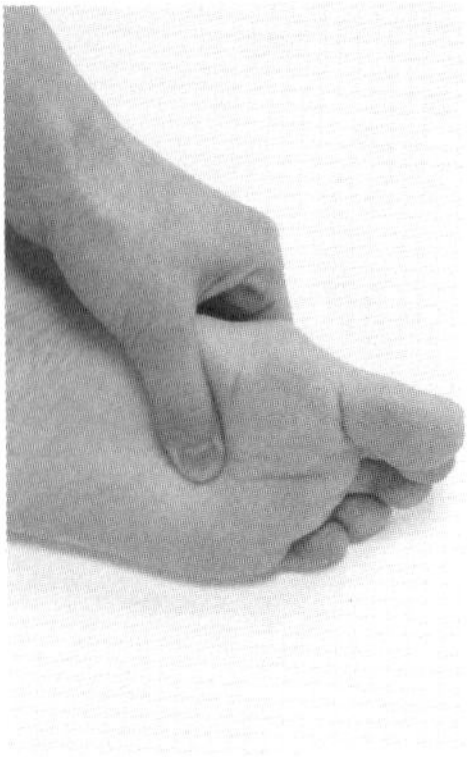

ペンの柄の部分などでピンポイントに押してもいい

プラスα アドバイス

靴や靴下から解放させる

ツボの部位はよく洗い、素足でいると気のめぐりもよくなる。

靴や靴下からの解放がこのツボには一番。つま先のきついハイヒールも避けよう。快眠も促される。

湧泉《ゆうせん》

生命エネルギーの湧いて出る泉、源となるツボの意

ツボの位置　足の裏の、「人」の字に似たシワの付け根にある、くぼんだ部分

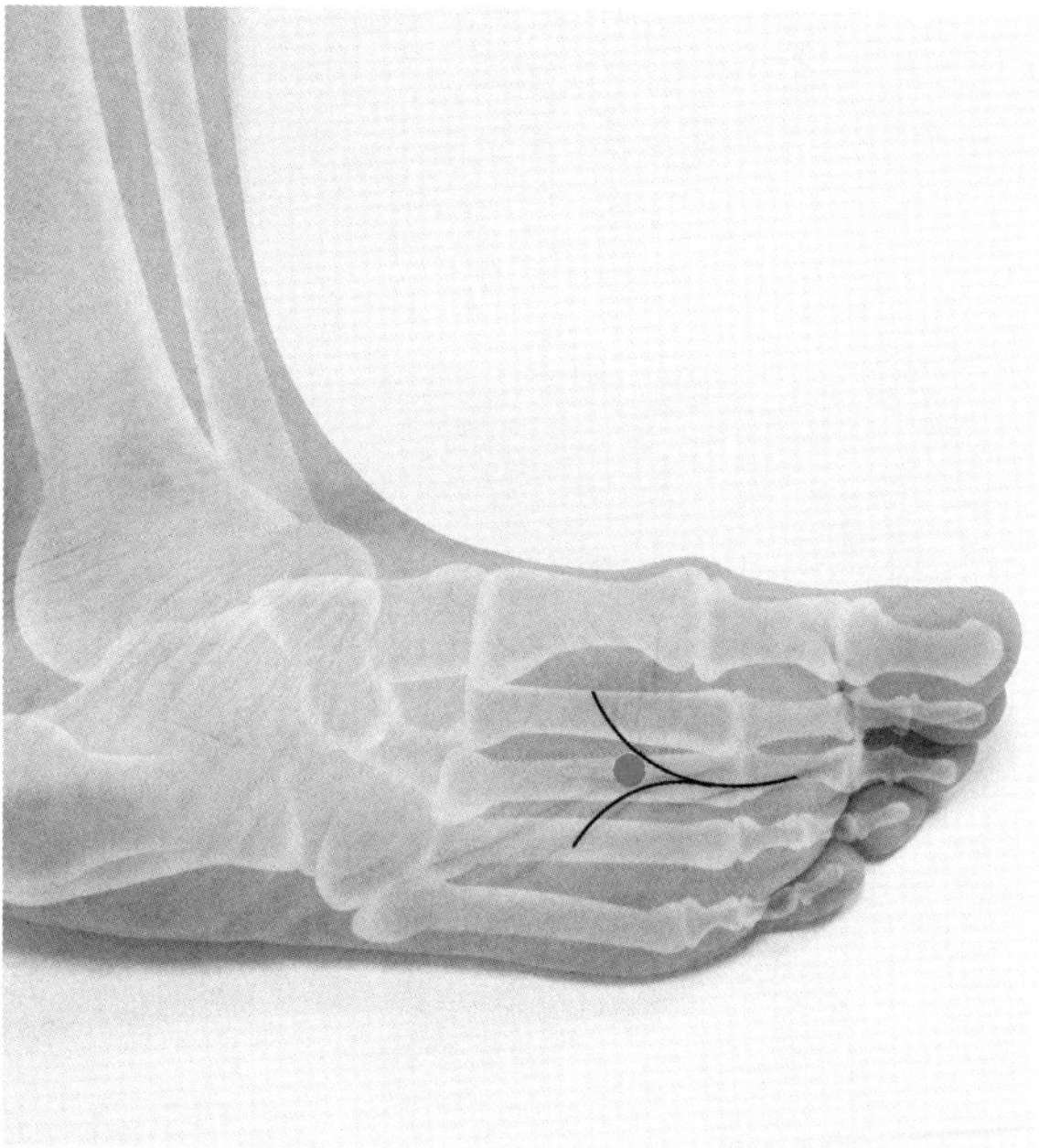

このツボのその他の効用　下半身の筋肉疲労、歩き疲れ、生理痛、更年期障害、冷え性

この指で押す
親指

全身のだるさ、倦怠感

まず上半身の血流改善

✤書き仕事の人はよくマッサージして血行促進

書き仕事をしている人、パソコンを一日中操作している人は、このツボをよくマッサージして、気のめぐりと血行促進をはかりましょう。

押すと痛点があるところを重点的に。手陽明大腸経という経絡の上にあります。

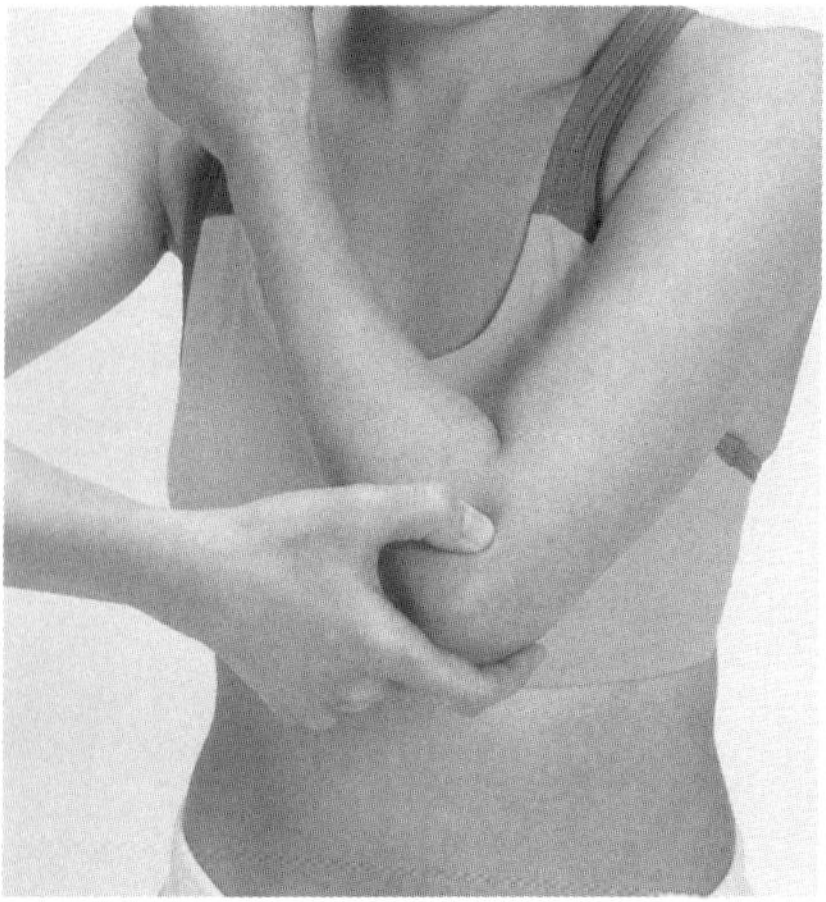

押すと痛みのある部分。イスのひじ置きにひじを押し付けるとツボに心地よい場合もある

曲池《きょくち》

「曲がった」ところにある「池」。ひじを曲げた部分にできる、(池のように)くぼんでいる部分のツボの意

ツボの位置 腕を胸の前にくるように曲げたときにひじの外側にできるシワの一番端より指2本分ひじ側

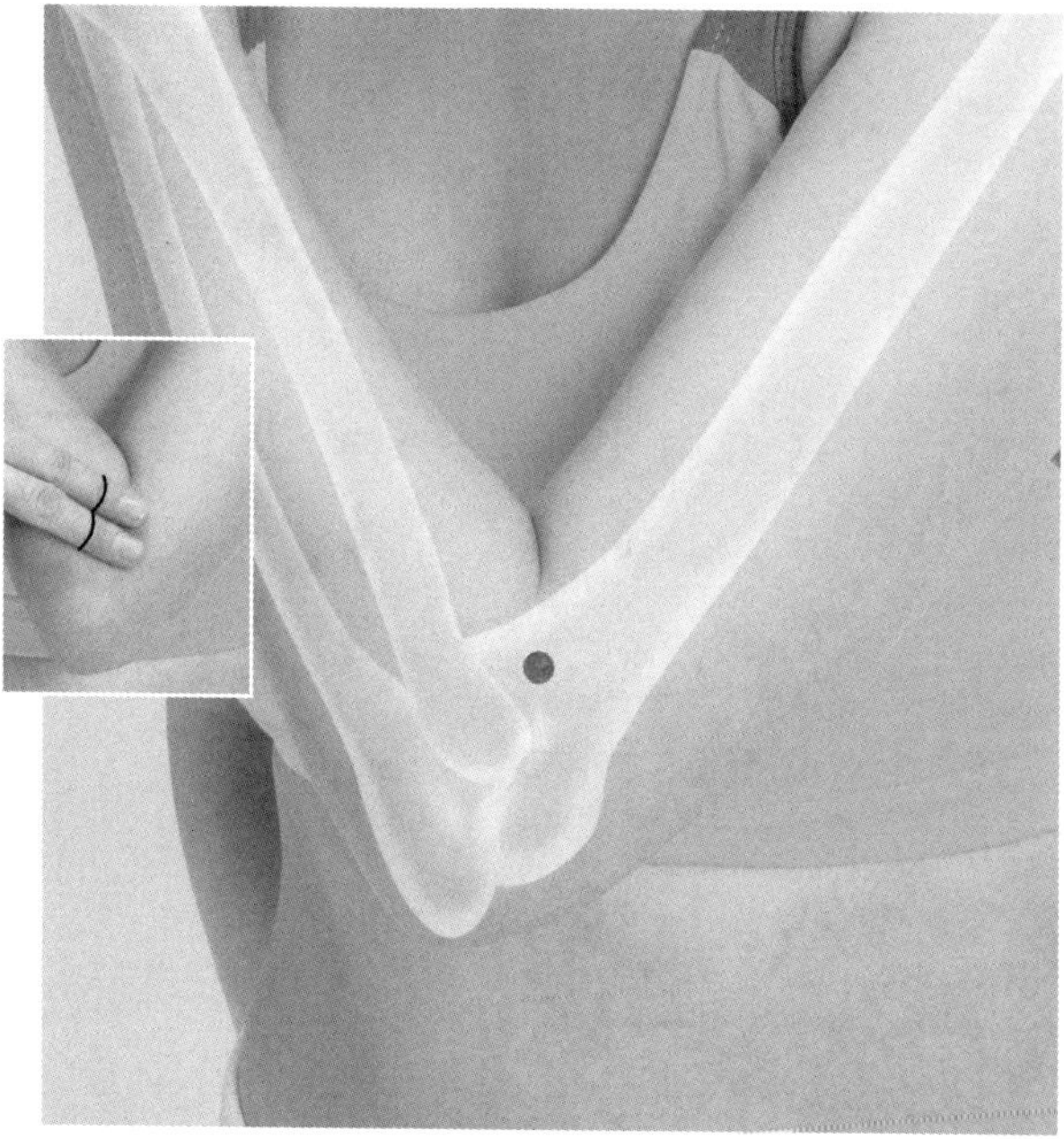

このツボのその他の効用 背中のだるさ、肩が重い、肩や背中のこわばり、手首の疲れ

全身のだるさ、倦怠感

まず上半身の血流改善

この指で押す

親指

邪気の侵入を防ぐ出入り口のツボ

「合谷」（73ページ）の外側を、滞った血行をよくするように、やさしく押します。あまり痛みを感じない部位にあるため強く押しがちですが、力は控えめに。古来より邪気を防ぐ出入り口とたとえられるほど、重要なツボなのでこまめにもんでみましょう。

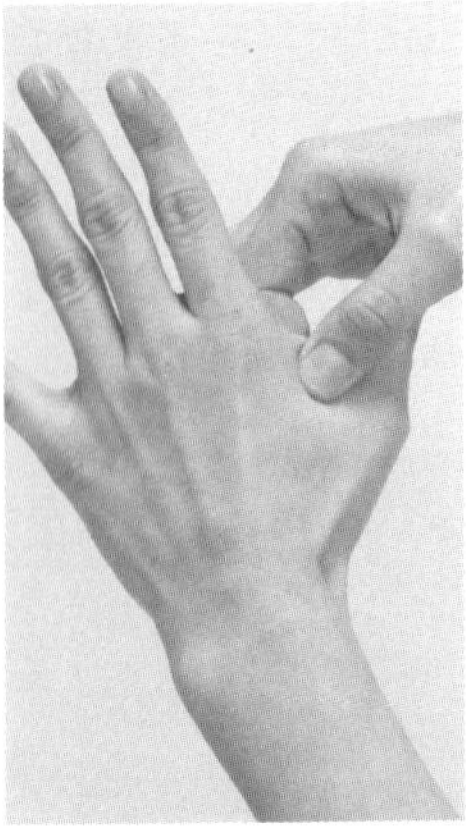

やわらかい部分なので、爪を立てないようにもみほぐす

プラスαアドバイス キャベツの外葉で滋養強壮

キャベツの外葉は捨てずに食べると滋養強壮によい。外側2枚が外葉で、よく洗い新鮮なうちに料理に入れて食べるか、ミキサーで果物と一緒にジュースにして飲んでもいい。

虎口
《ここう》

ツボのある手の部分が、虎の開いた口に似ていることからその名が付いた。邪気が入りやすい部分を守る大変重要なツボともいえる

ツボの位置

手の甲側、親指と人差し指を広げると、指の付け根部分にできる水かきと呼ばれる部分にある

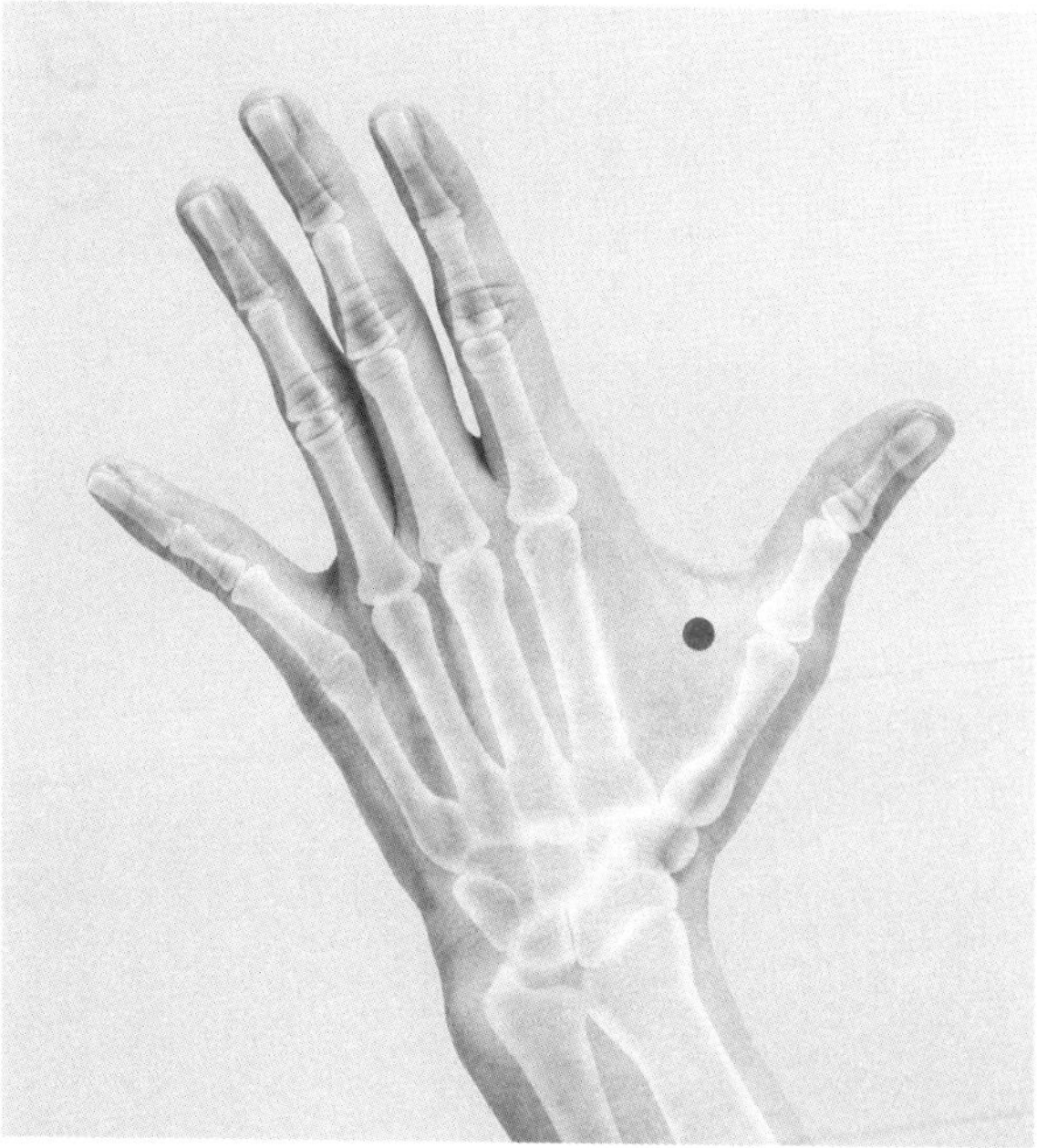

このツボのその他の効用

頭のモヤモヤ、冷え性、上半身のだるさ

この**指**で押す

親指

上半身のだるさ

腕から肩や首へ広がる癒やし

こりをほぐす感覚で「押す習慣」を

押してみると違和感や不快感があり、痛みを感じるので見つけやすいツボ。手少陰心経という経絡上にあり、自律神経を整える作用が期待できます。また、精神の活動を高めて気持ちをポジティブにするといわれます。

ストレスを伴う上半身の不調に。強く押す必要はなく、こりをほぐす感覚で軽く押します。

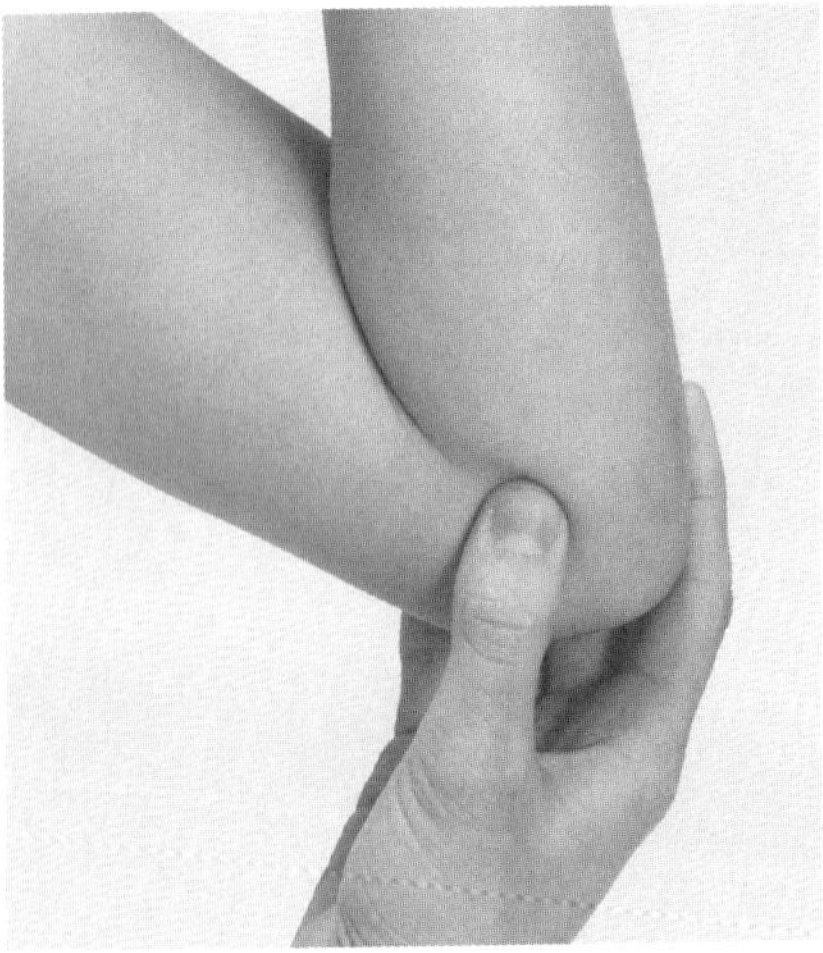

親指で血の滞りをゆっくりと押し流す

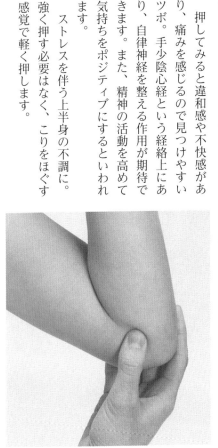

少海
《しょうかい》

海(血流、動脈、体液)の集まる少(小さな、狭い)部位。点のようなツボの意

ツボの位置　ひじの内側。ひじを曲げるとできるシワの一番内側にある。押すと痛みや違和感がある

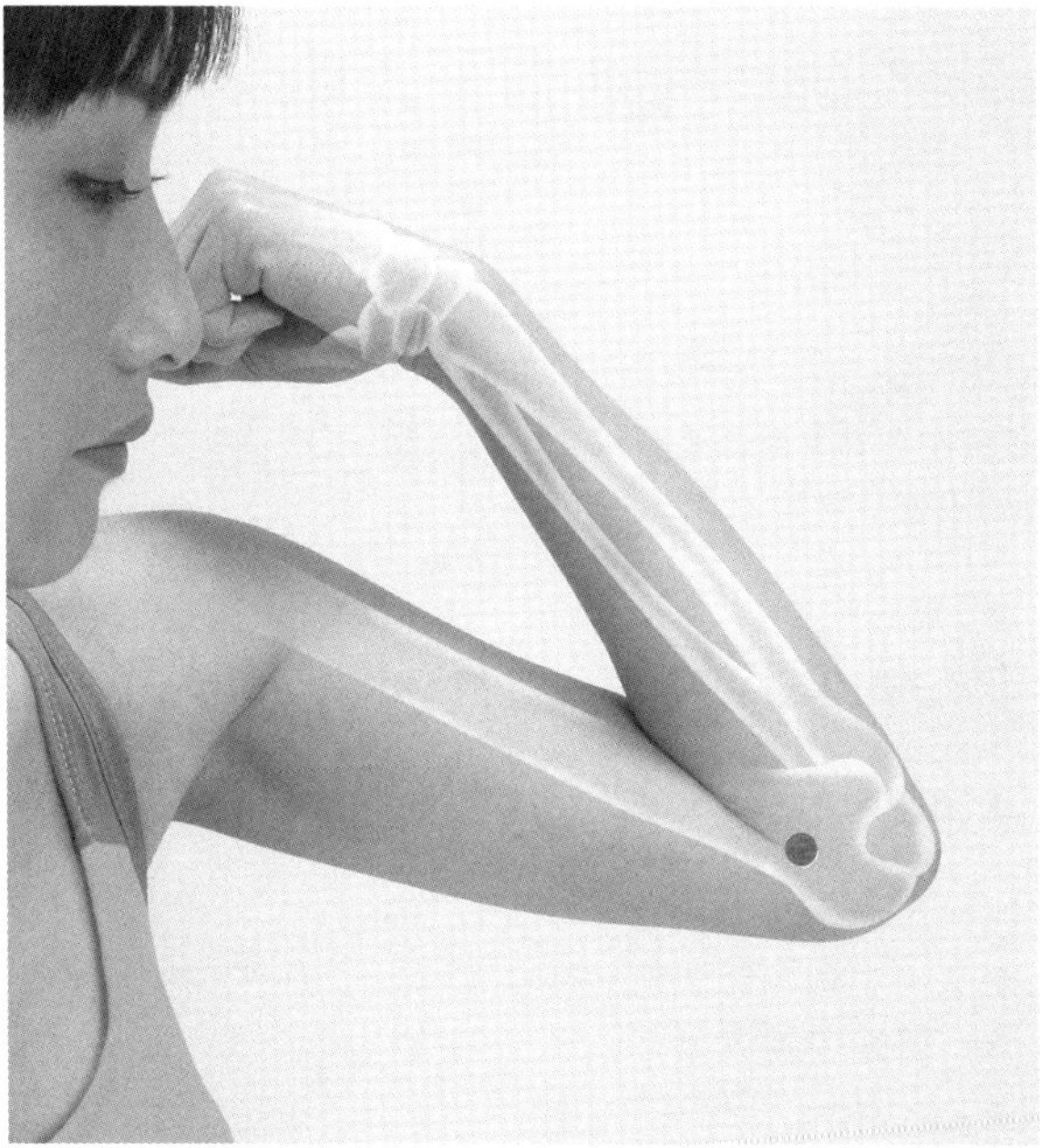

このツボのその他の効用　テニスひじ、ゴルフひじ、腕の不調

この**指**で押す

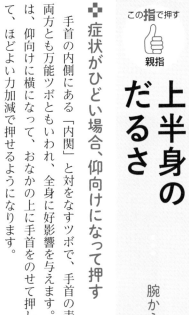

親指

上半身のだるさ

腕から肩や首へ広がる癒やし

症状がひどい場合、仰向けになって押す

手首の内側にある「内関」と対をなすツボで、手首の表裏にそれぞれ位置しています。両方とも万能ツボともいわれ、全身に好影響を与えます。上半身のだるさがひどい場合は、仰向けに横になって、おなかの上に手首をのせて押してみましょう。リラックスして、ほどよい力加減で押せるようになります。

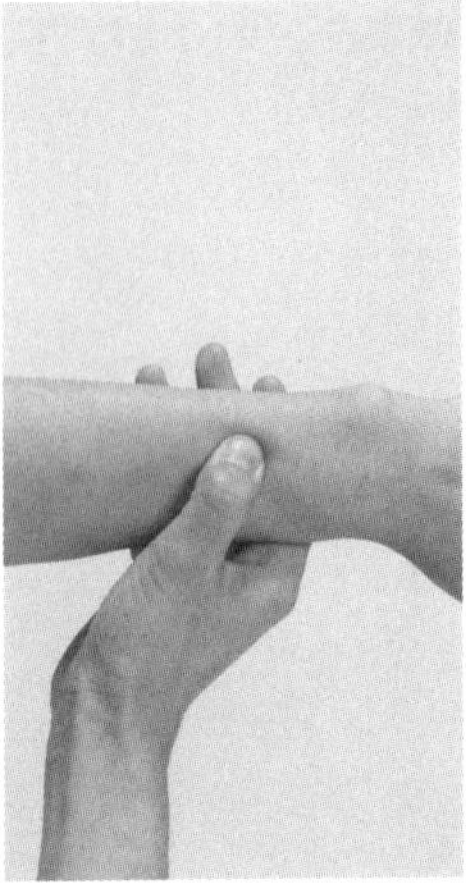

親指を上下左右にすべらせながら押す

プラスα アドバイス　春菊風呂で芯から休養

春菊を水洗いしたあと、陰干しをしてカラカラに。それを木綿の袋に入れて風呂に入れる。男性の場合は二束、女性は少なめ一束が目安。神経の鎮静効果があり、身体が芯から休まる。

外関《がいかん》

内関というツボと対になるツボ。身体の表側（外）にある、生命エネルギーの関所となる要所

ツボの位置 手首の甲側にある。手首を上にそらせるとできるシワの中央部から指3本分、上（ひじ側）にある

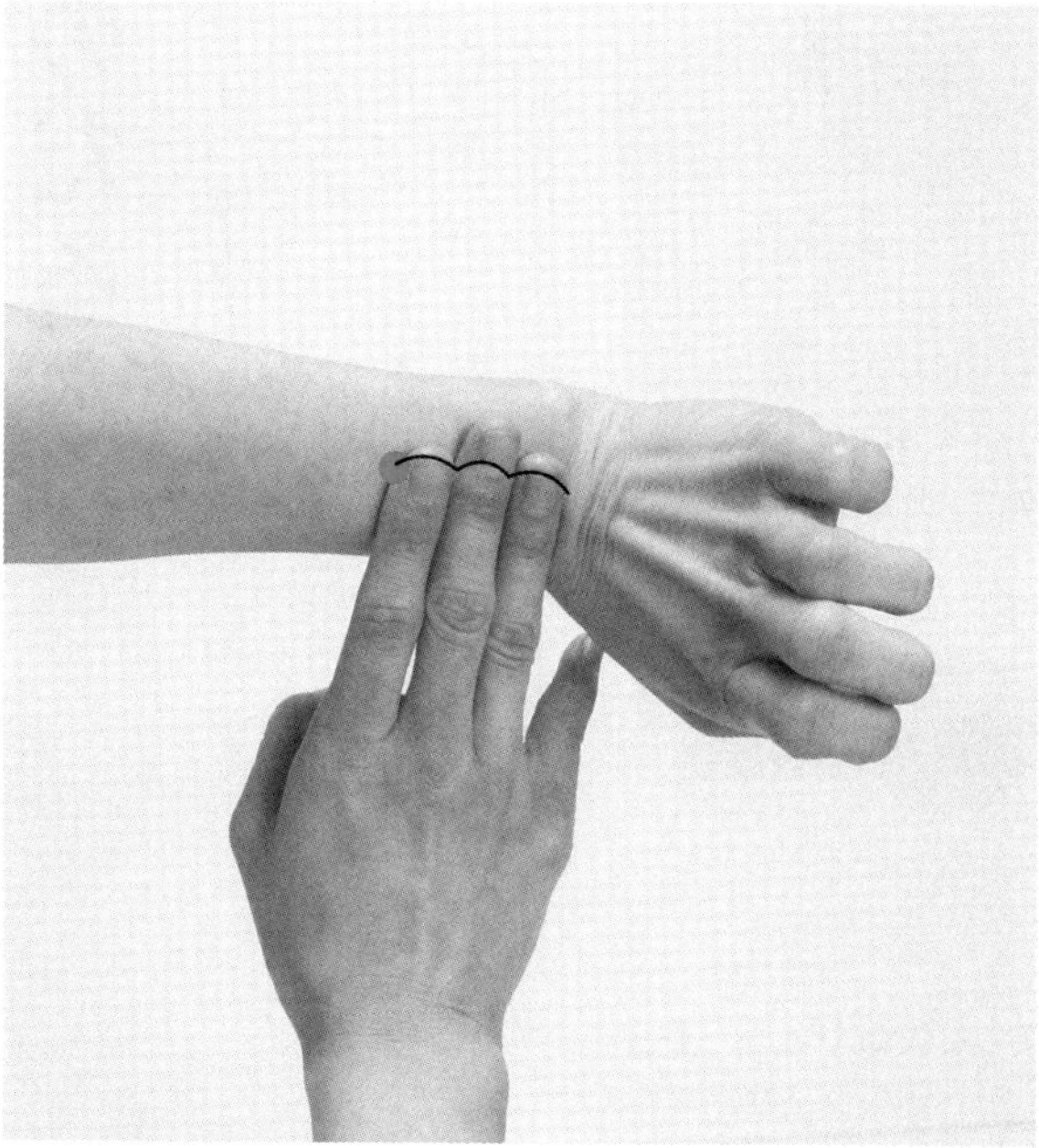

このツボのその他の効用 手や腕の不調、関節障害、手のふるえ

手首、腕のだるさ

キーパンチや作業の疲れに

この指で押す

人差し指

骨のキワをこすりつけるようにしてもむ

古くから用いられていたツボです。小腸の経絡の「原穴」であり、内分泌の働きを促すともいわれます。「原穴」は、これを調整すれば同じ経路の全体のツボを整えるほどのパワーがあります。位置がわかりやすいツボですが、押しにくいところ。人差し指、または中指でピンポイントでこするように押しもみます。

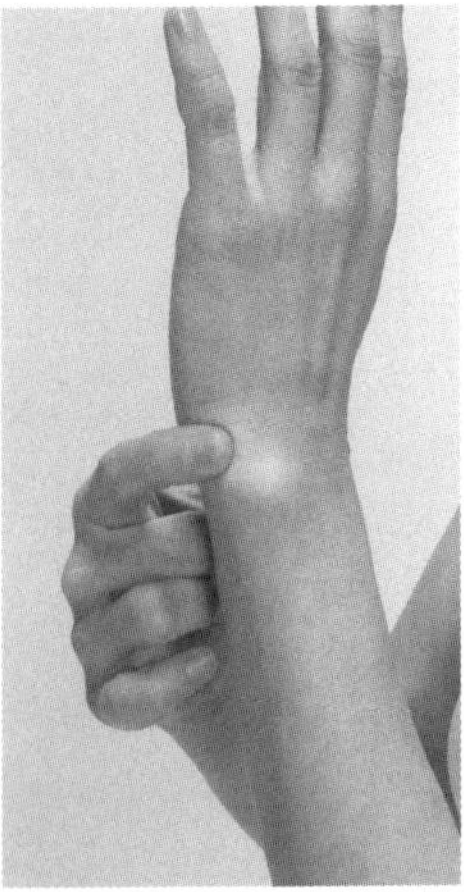

力を入れにくい場所なので、指をこすりつける

プラスαアドバイス 腕立て伏せも効果的

手首のだるさは、腕立て伏せで筋力アップや血流アップを図ることでも改善できる。手首を外側に反らせ、体重の負荷が加わるため、効率よく血行が促進される。

腕骨
《わんこつ》

腕骨という腕の骨に近いところにある重要なツボ。小腸に関係したツボ

ツボの位置

手の側面にある。手首の甲側で、小指側に突き出た骨のすぐ上の横(手の側面、わき)にあるくぼんだ部分

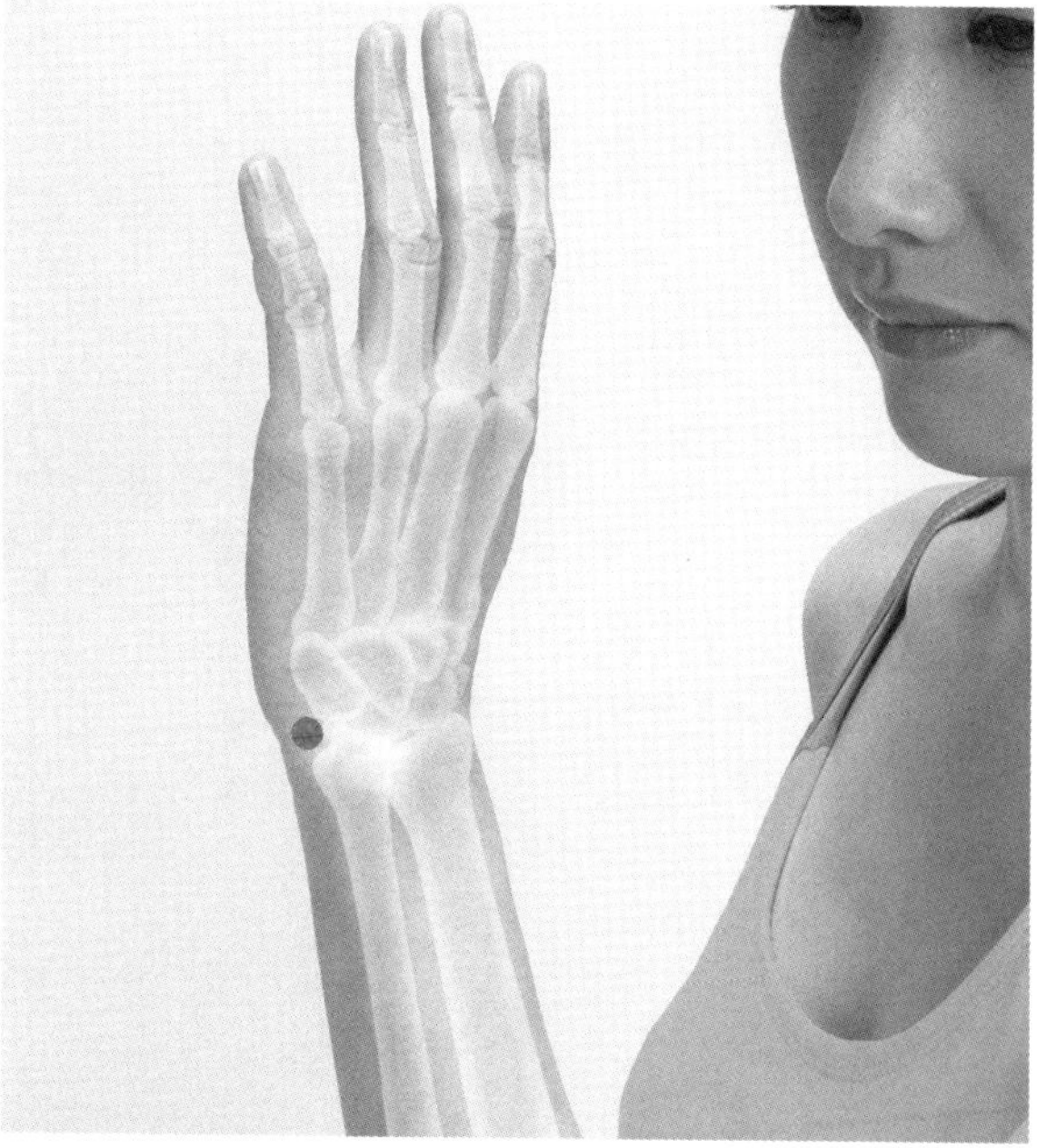

このツボのその他の効用

頭スッキリ、胃腸の不調、肩の痛み

この指で押す
親指

寝汗、汗っかき

自律神経を整えて対処！

骨のキワをグリグリとマッサージする感覚で

汗っかきは、自律神経になんらかのトラブルを抱えてる場合があります。このツボは、水分の排出を調整しますので寝汗や下半身のむくみの解消が期待できます。骨のキワにあるので、指でグリグリと押します。触るとかたい足首部分なので、ツボ押し以外にも入浴がとても効果的です。

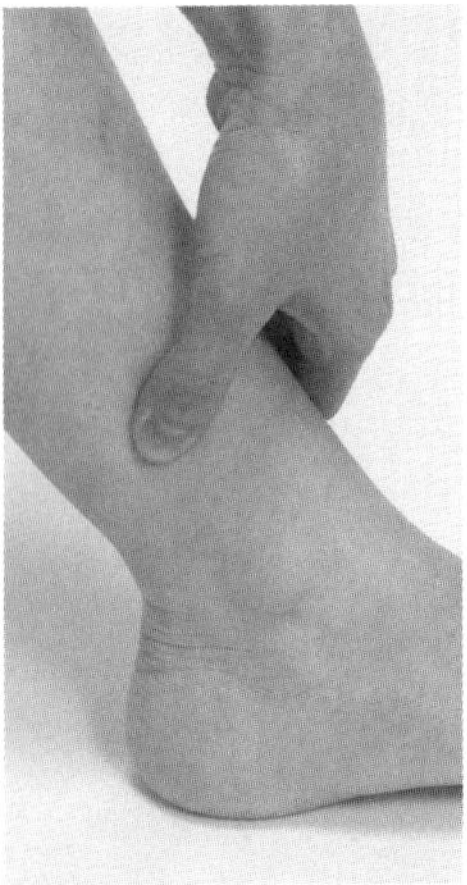

押すとツーンとくる部分を集中的に

プラスα アドバイス
重曹《じゅうそう》風呂で肌もスッキリ

多種多様な用途がある重曹。寝汗、汗っかきの人は重曹入りのお風呂がお勧め。お湯の中に重曹を一握り入れて、よくかき回してから入ろう。肌がスッキリして神経は穏やかになる。

復溜
《ふくりゅう》

身体をめぐる生命エネルギーの復路（復）にある、エネルギーの貯留ポイント（溜）

ツボの位置　足首の内側。くるぶしの一番高い部分から指３本分、上にある

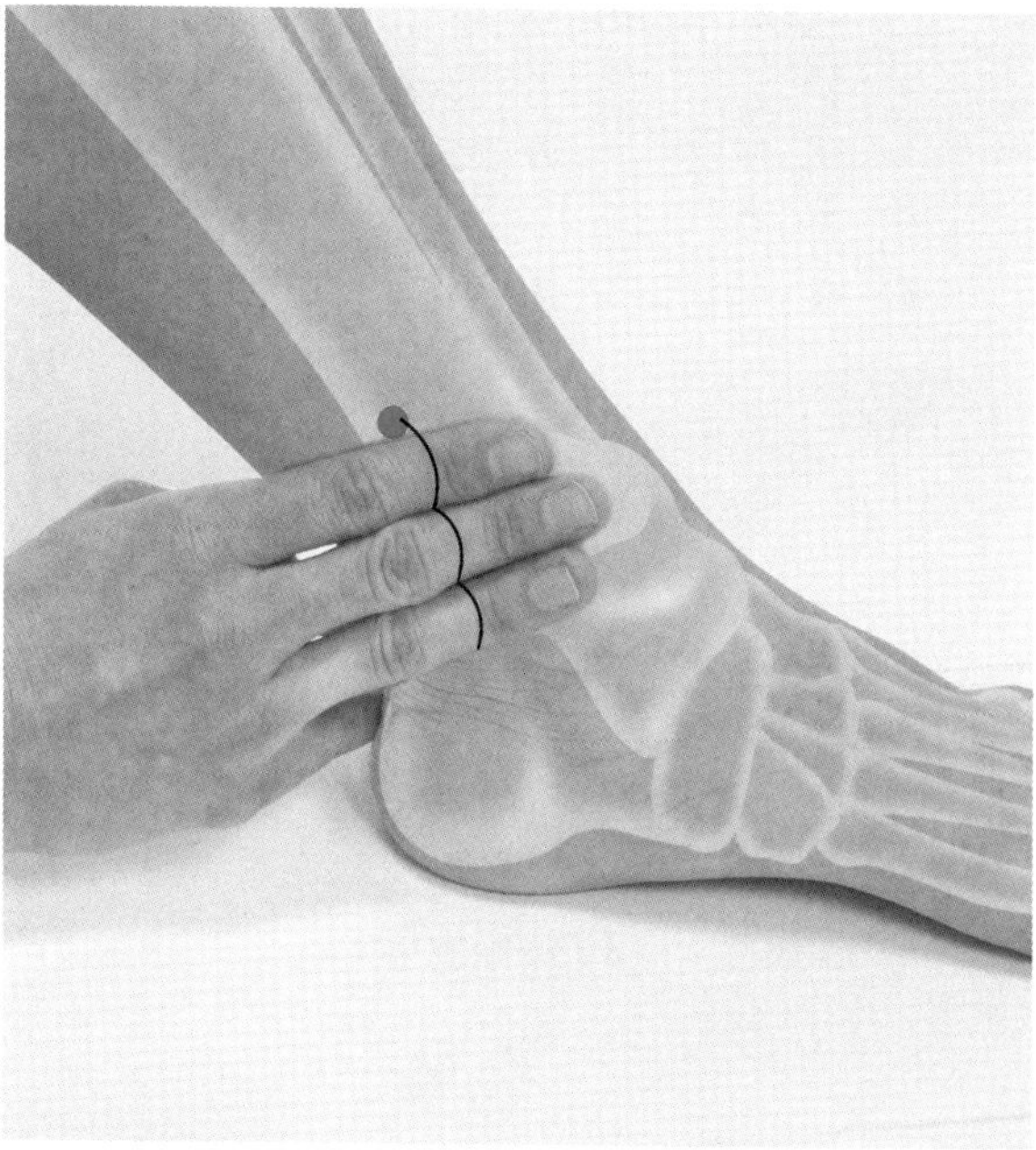

このツボのその他の効用　疲労回復、便秘、出にくい尿、足のむくみ

この指で押す

親指

パソコン疲れ

腕や肩のこりに！

人差し指側の骨のキワを押す

合谷はもっともポピュラーなツボで、全身の血行促進に影響のある万能ツボ。ここでは、今もっとも悩んでいる人が多い「パソコンのキー操作による肩こりなどの疲労」対策としてお勧めします。

人差し指側の骨のキワを押すと、ツーンと神経に走る痛みを感じられるところにあります。ストレスの緩和にも！

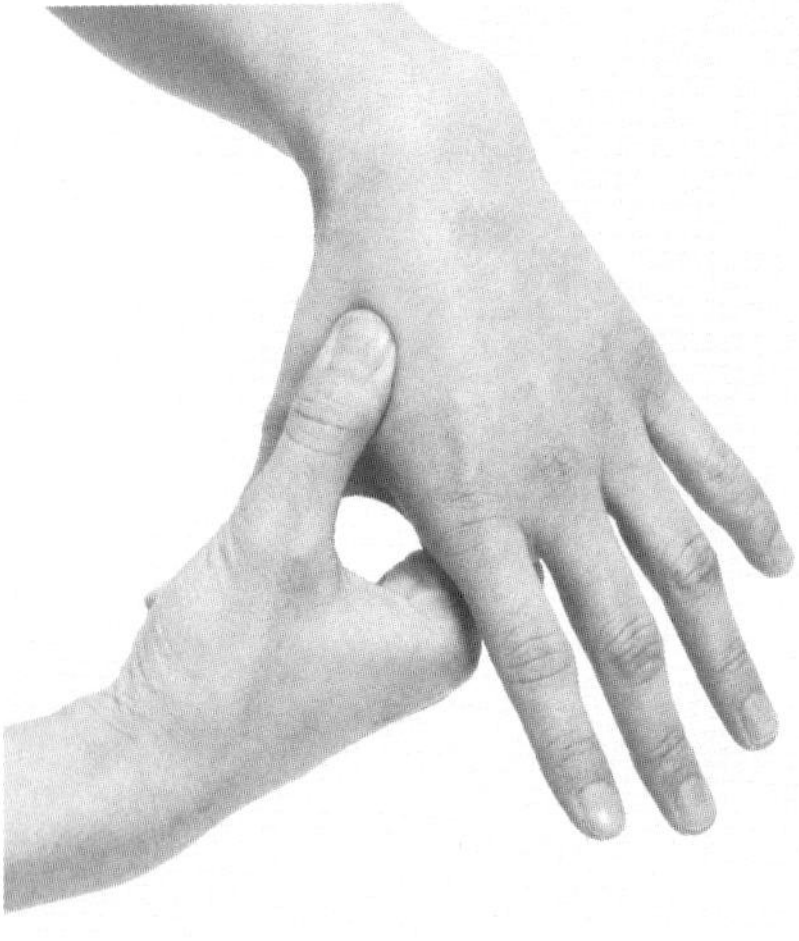

イライラしたときなども、ここを押すと落ち着く傾向がある。疲れがひどいと激痛が走るかも！

合谷《ごうこく》

親指と人差し指が合わさる（合）、関節の真下（谷）にあるツボ

ツボの位置

手の甲側、人差し指と親指の骨の関節部分から少し人差し指の骨側に上がったところ。骨の側面

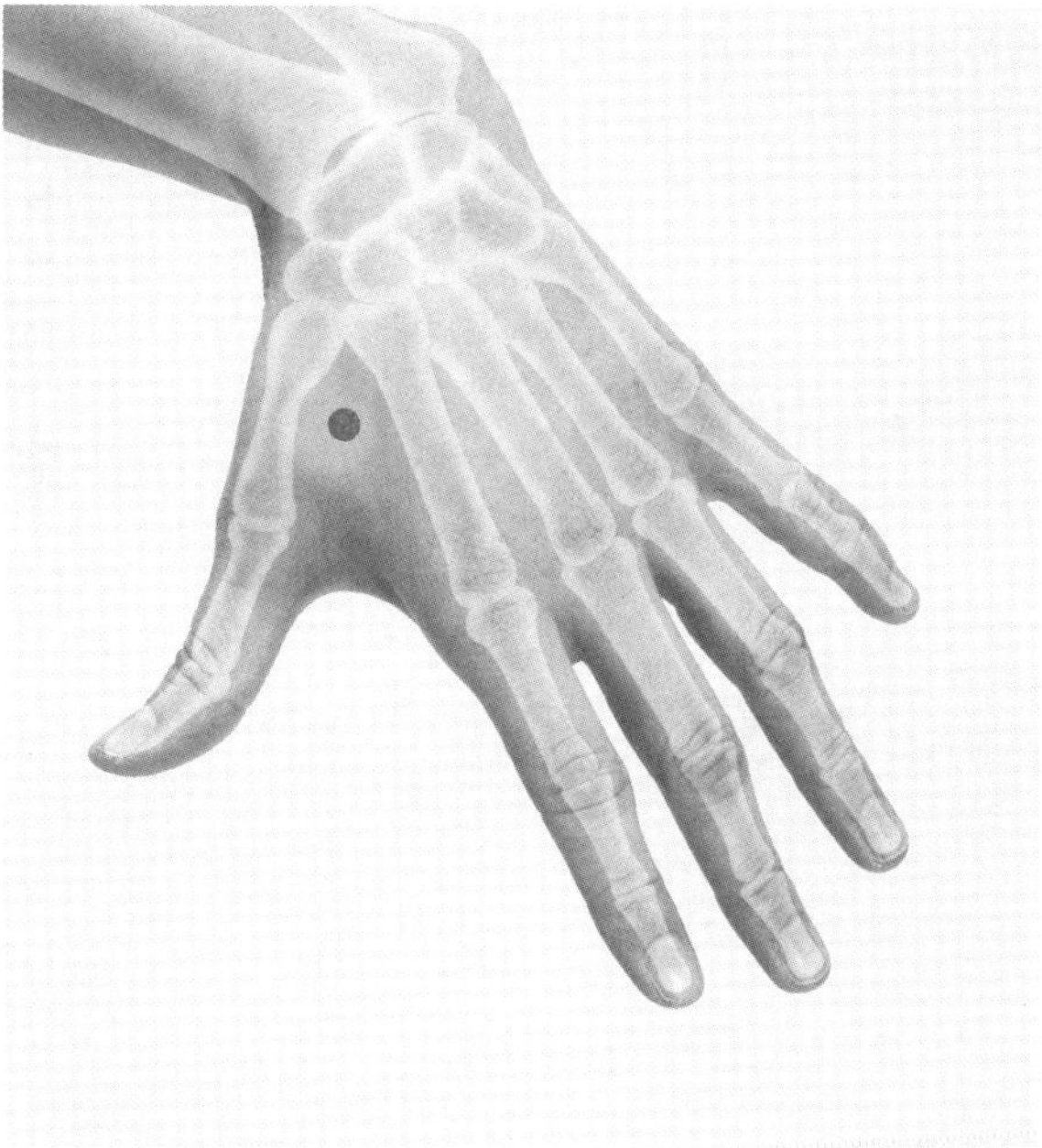

このツボのその他の効用

口内炎、歯の痛み、肩こり、のどの痛み、頭スッキリ、イライラ

この指で押す

親指

パソコン疲れ

腕や肩のこりに!

手↓手首↓ひじ…、こりの連鎖を解消

事務作業などでストレスがたまった状態になると、身体も手↓手首↓ひじ↓肩↓首の順番で血行不良が起こり、こりの範囲が広がります。逆に首↓肩↓ひじ……の順もあります。このツボはそうしたストレスによるこりの連鎖を速やかに解消するツボ。少々、強めに刺激しましょう。

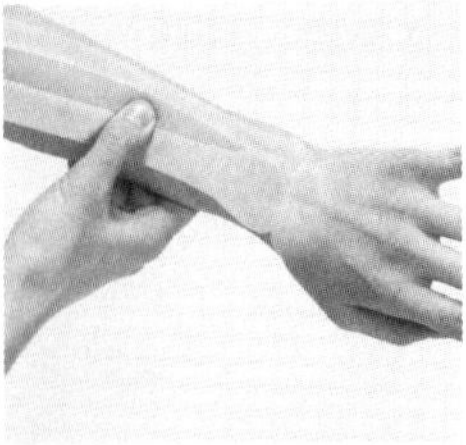

服の上からではだめ。素肌に直接ツボ押し

プラスαアドバイス キーボード操作によるこりを解消

パソコンのキーボードを長時間扱う人は、このツボの周辺がもっともこりやすい。指先を制御する神経の通り道でもあるので、マメにマッサージするといいだろう。

支溝
《しこう》

上半身・上肢（支）にある小さなくぼみ（溝）にあるツボの意

ツボの位置

手首の甲側、手首を上にそらせると手首にできるシワから指４本分、上にある

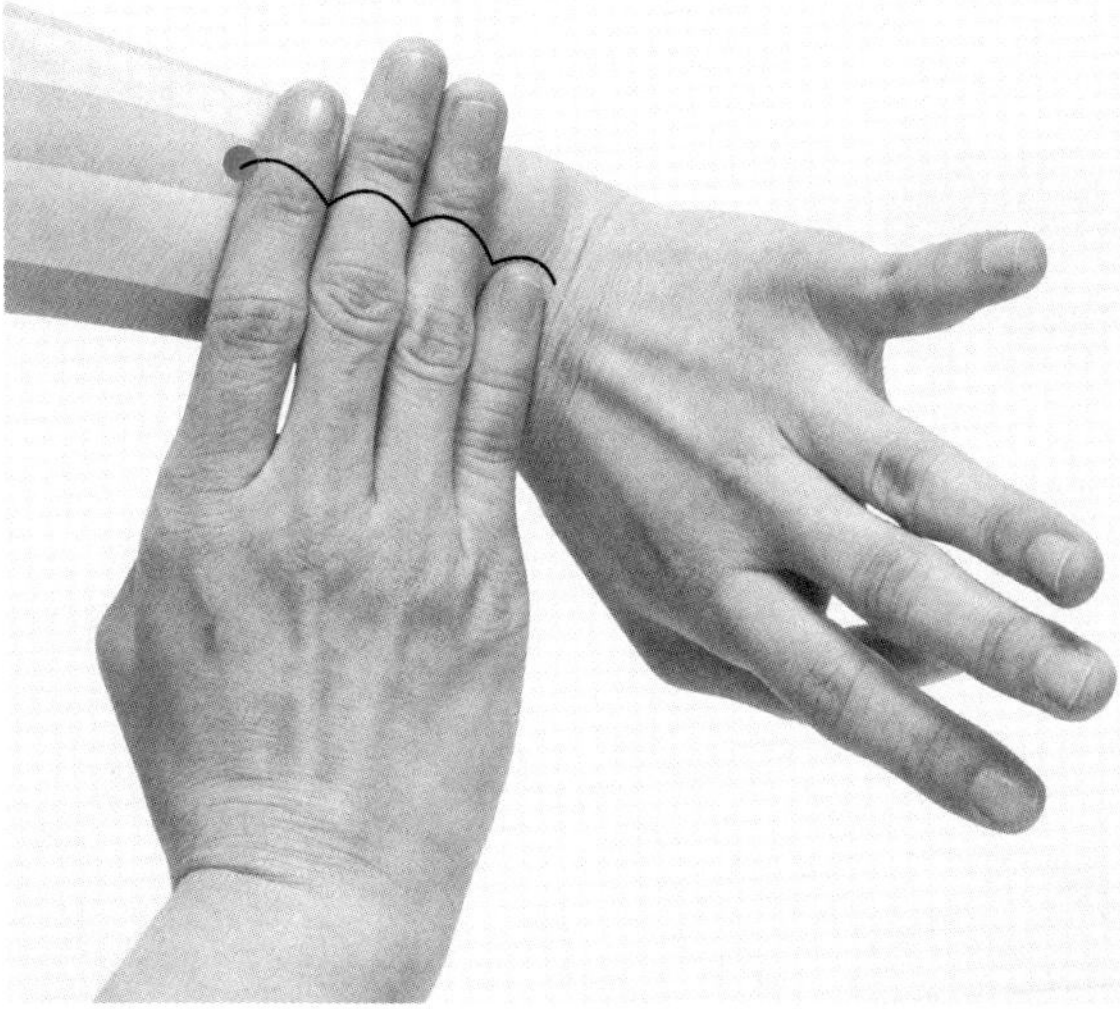

このツボのその他の効用

便秘

この指で押す

親指

ストレス

モヤモヤしてつらい気持ちがクリアに！

無から有を生む、スピリチュアルなツボ

押すと、痛みを感じるツボなので位置はわかりやすいでしょう。手首の小指側にある繊細なツボで、まだ表面化していない症状、内在する疲れやストレスなどの解消にも効用があります。

「霊道」という名の通り、スピリチュアルなツボなので、アイデア勝負の人、クリエイティブな仕事に携わる人には、特にお勧め。

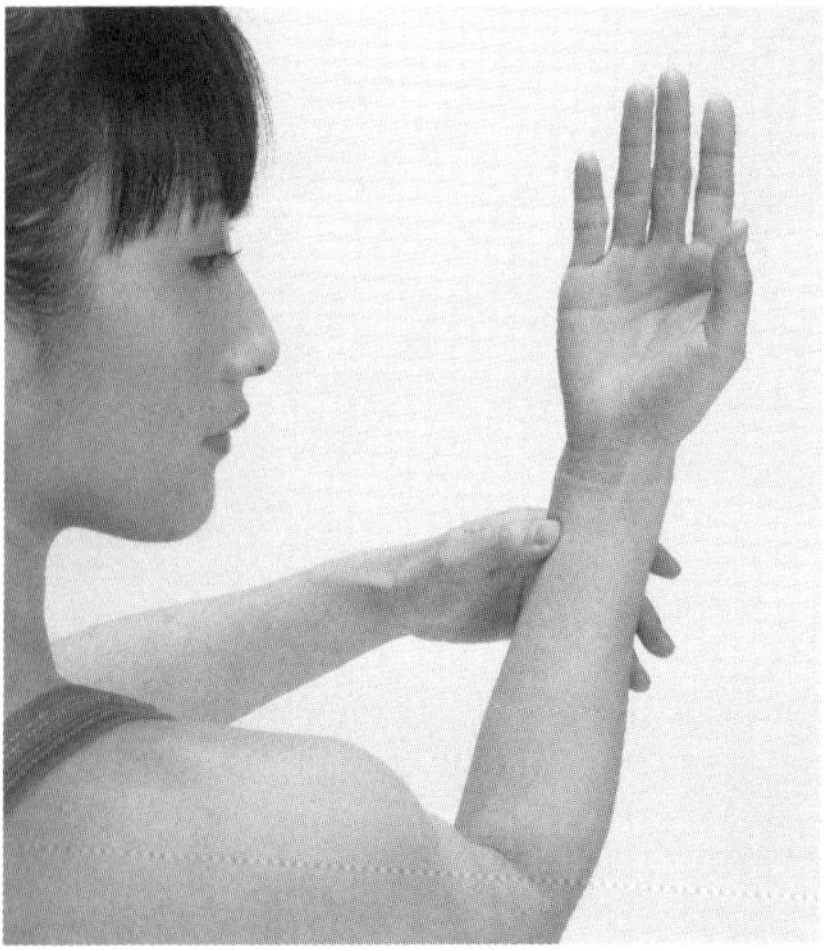

センシティブな部位なので、ソフトにやさしくマッサージ

霊道《れいどう》

霊の通り道、霊（心、気持ち、精神）に影響するツボ

ツボの位置

手首の内側にある。手首を内側に曲げるとできる手首のシワの小指側より、ひじに向かって指２本分上にある

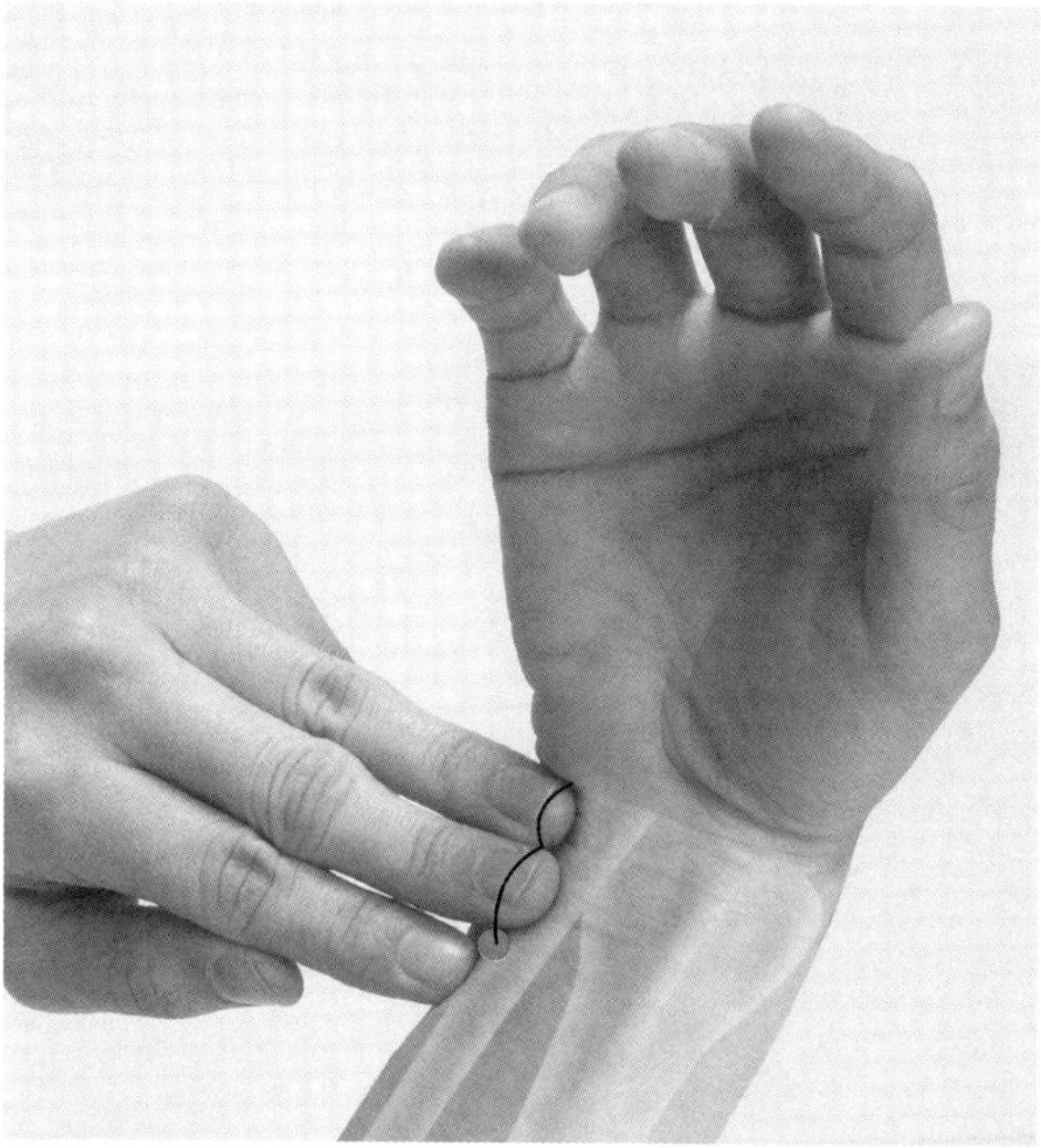

このツボのその他の効用

眠れない、手や腕の不調

この指で押す

親指

不安感

緊張による息苦しさや吐き気に

高血圧にも効き目があるツボ

手太陰肺経という肺の経絡の原穴。不安によって失われた気のエネルギーを補充します。手首にできるシワからツボの位置をさぐるとき、手首に数本シワがあるときは、手のひらに一番近いシワを見ます。

精神を落ちつけ、不安からくる呼吸器症状、吐き気などを鎮める効果が期待できます。四十肩、五十肩にもこのツボは効き目があります。

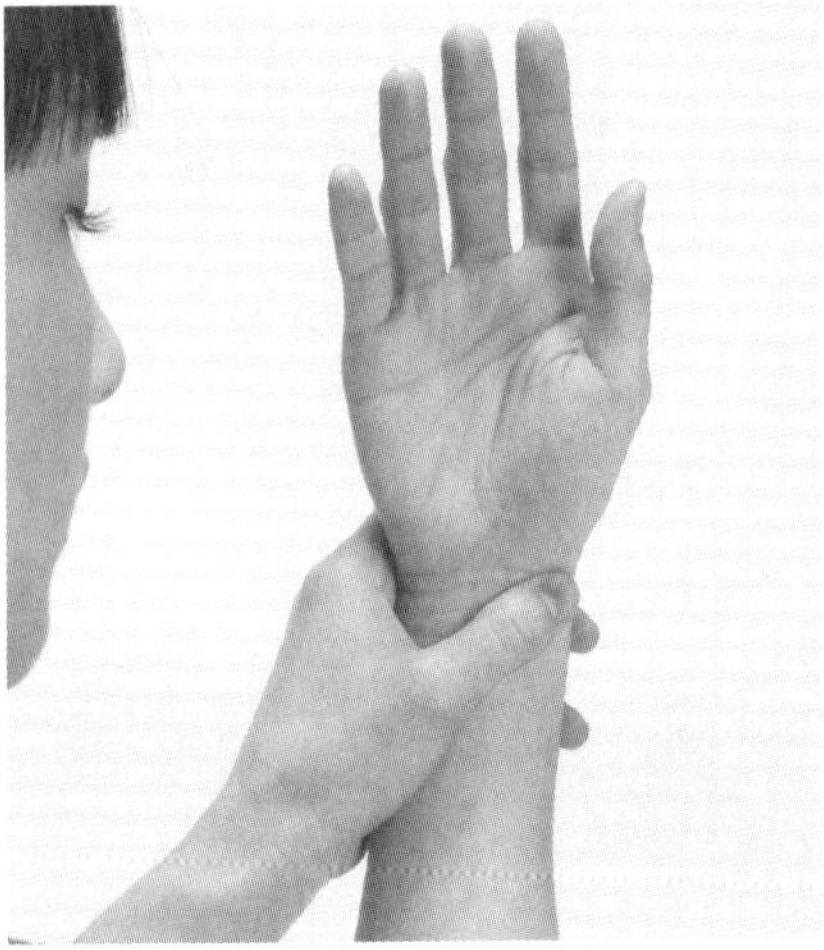

脈をはかるときのように、親指でじんわりと押す

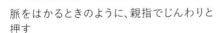

太淵《たいえん》

大きい（太い）気血の注がれる場所（淵）。
動脈の拍動部（脈拍）にあるツボの意

ツボの位置

手首の内側にある。内側に手首を曲げるとできるシワの一番外側（親指側）にある。シワの下のくぼんだ部分

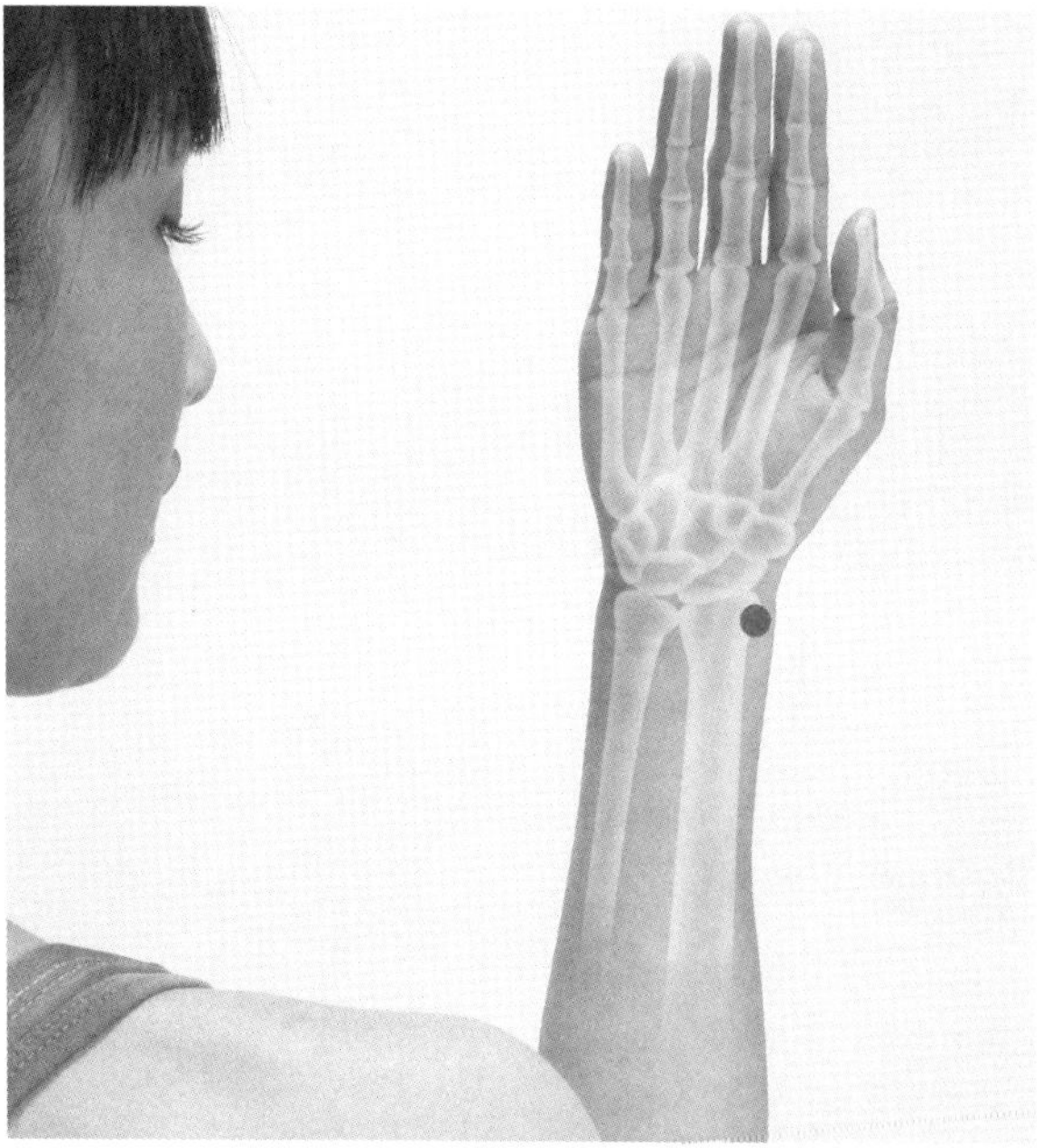

このツボのその他の効用　肩が上がらない、上半身のこわばり

この指で押す

親指と人差し指

イラつき、焦燥感、憂鬱

落ち着きをとり戻せる！

道具を使う場合は注意して慎重に

足指の爪の付け根部分にあるツボで、「井穴」のひとつ。足の親指は脳にも関係した部位なので、「不安」や「イライラ」など、精神面での効用も期待できます。押しにくいので爪楊枝の丸い頭のほうやペンの柄の部分で、軽く刺激してもいいでしょう。道具を使う場合は肌を傷めないよう慎重に。

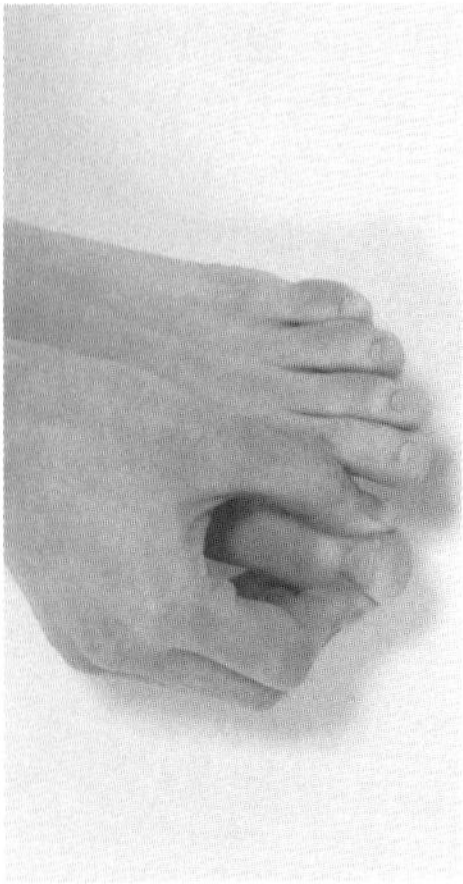

足の指だからといって雑に扱わないこと。ツボ押しは慎重に

プラスαアドバイス　洗いながらツボ押し

バスタイムには、足を洗うときに爪の付け根部分もきれいにするよう心がける。ツボ押しと同じような刺激になる。

隠白
《いんぱく》

白（白肉＝土踏まず）に通じる隠（隠れた、内側）のツボ。脾臓に関係したツボ

ツボの位置

足の甲、親指にある。親指の爪の付け根の内側の角にある

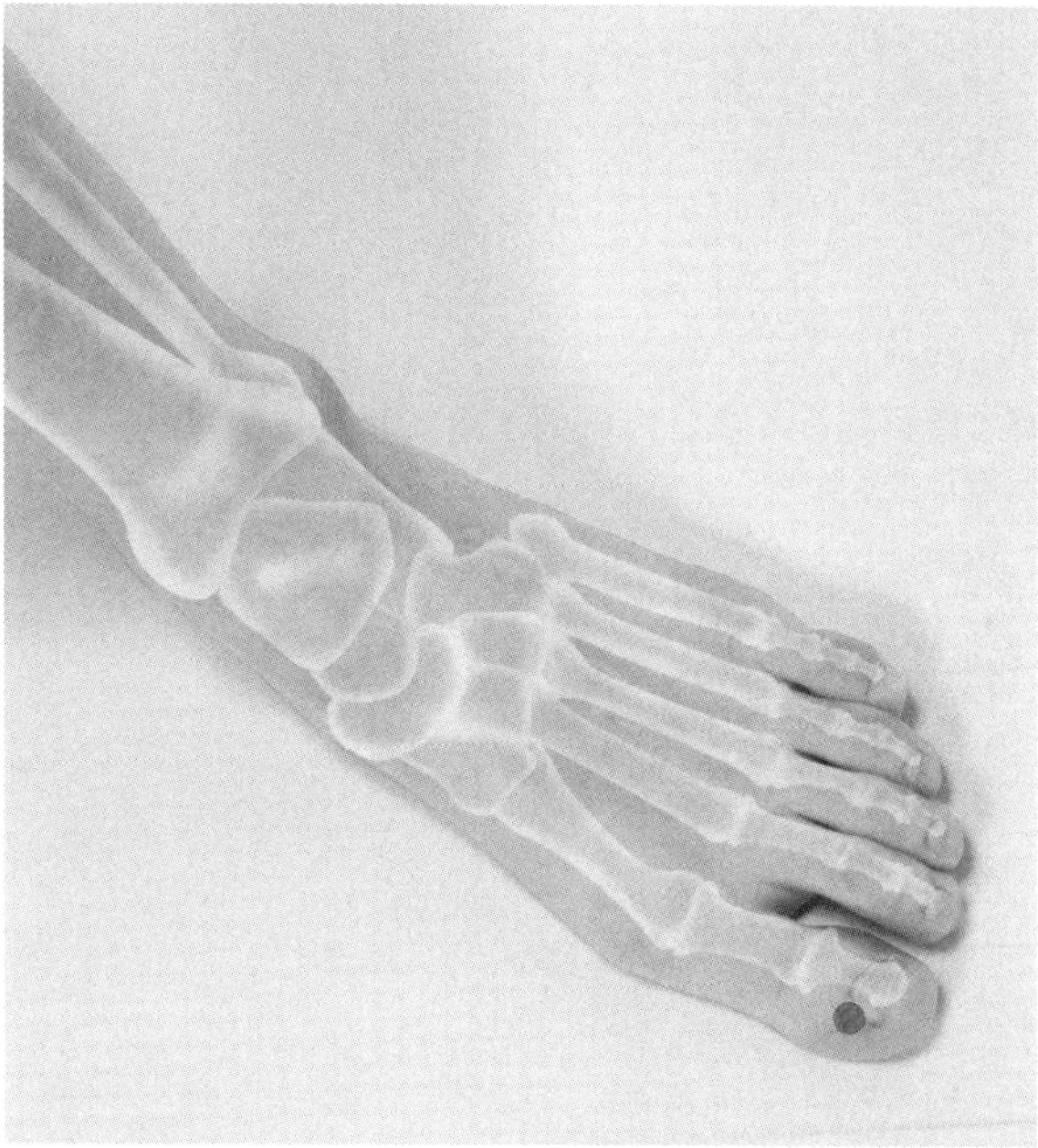

このツボのその他の効用

絶望感、ヒステリー

この指で押す

親指

あがり症、過緊張

プレゼンや試験の前にも！

緊張状態が続くときに沈静化させる

両手首の内側、真ん中にあり、位置がわかりやすく押しやすいツボ。心臓や肺など循環器系全般と関わる不調を整えます。緊張状態が続いて苦しいときは、上半身の筋肉がこわばってかたくなり、呼吸も浅くなっています。肩や首を回して、このツボを押しもんでください。気持ちが沈静化します。深く呼吸しながら押すと、なおよいでしょう。

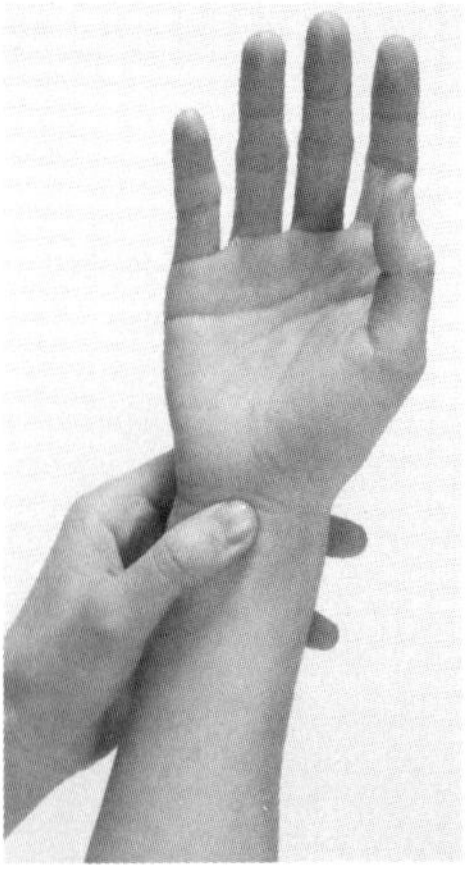

軽く親指をそえて上下左右に押しもむ

プラスαアドバイス **おちょこに1杯でリラックス！**

青じそ酒は緊張緩和に効く。青じそ100グラムを水で洗い、日陰干し。カラカラになったら焼酎（ホワイトリカー）に漬けて1カ月置く。疲れた夜は自宅に常備した青じそ酒で一段落のひとときを。

大陵《だいりょう》

大きな丘(陵)のように、血流、気血の集結したツボの意。脈拍をとる部位でもある

ツボの位置

手首の内側にある。内側に手首を曲げるとできるシワの真ん中部分

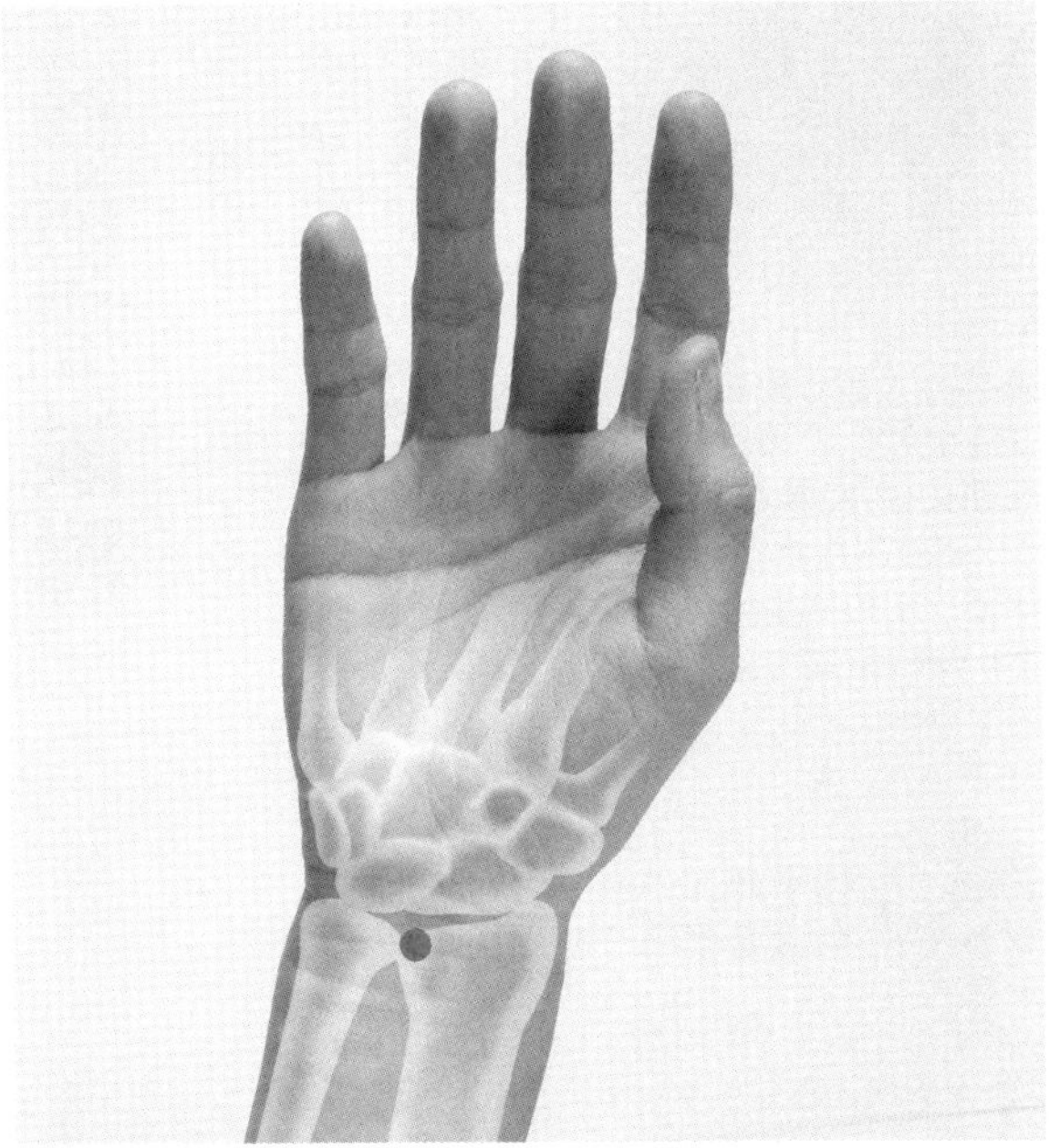

このツボのその他の効用

不安な気持ち、ヒステリー、
腕やひじの不調（しびれなど）

この指で押す
人差し指

PMS（月経前症候群）

ホルモンの荒波に克つ！

ぜひ覚えておきたい必須の万能ツボ

全身に好影響を与える、ぜひ覚えておきたい万能ツボのひとつ。髪のケアをするとき、意識して刺激するといいでしょう。ツボ部分をブラシなどでトントンとやさしく叩けば161ページの「四神聡」のツボも同時に刺激できます。押すと少しやわらかい部分で、自律神経を整え、気持ちをリラックスさせます。

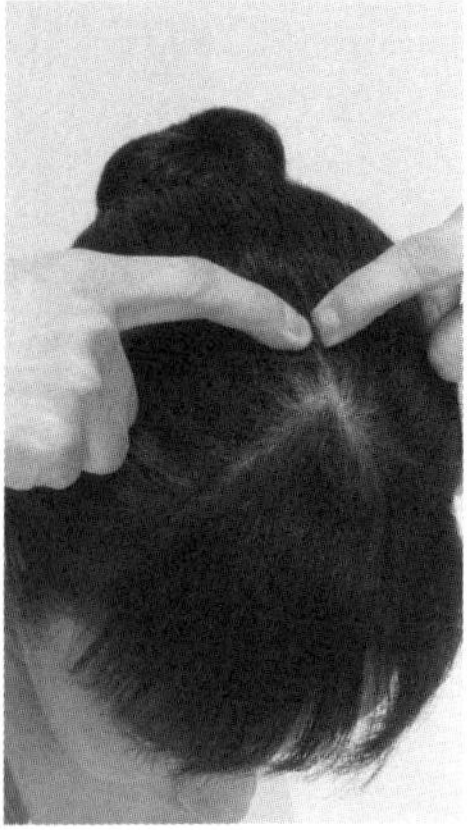

両手の人差し指を並べて押さえる。このツボの周囲には「四神聡」というツボもあるので、指全体でツボの周囲全体をまとめて押してもよい

プラスαアドバイス 帽子が刺激を遮断

帽子をかぶると頭の血流が阻害され、ツボへの刺激が遮断される。刺激したいときは無帽で外出しよう。

百会《ひゃくえ》

たくさん（百）の経絡、ツボが集まった（会）場所の意

ツボの位置　頭頂部、左右の耳をまっすぐに結んだ線上の頂点

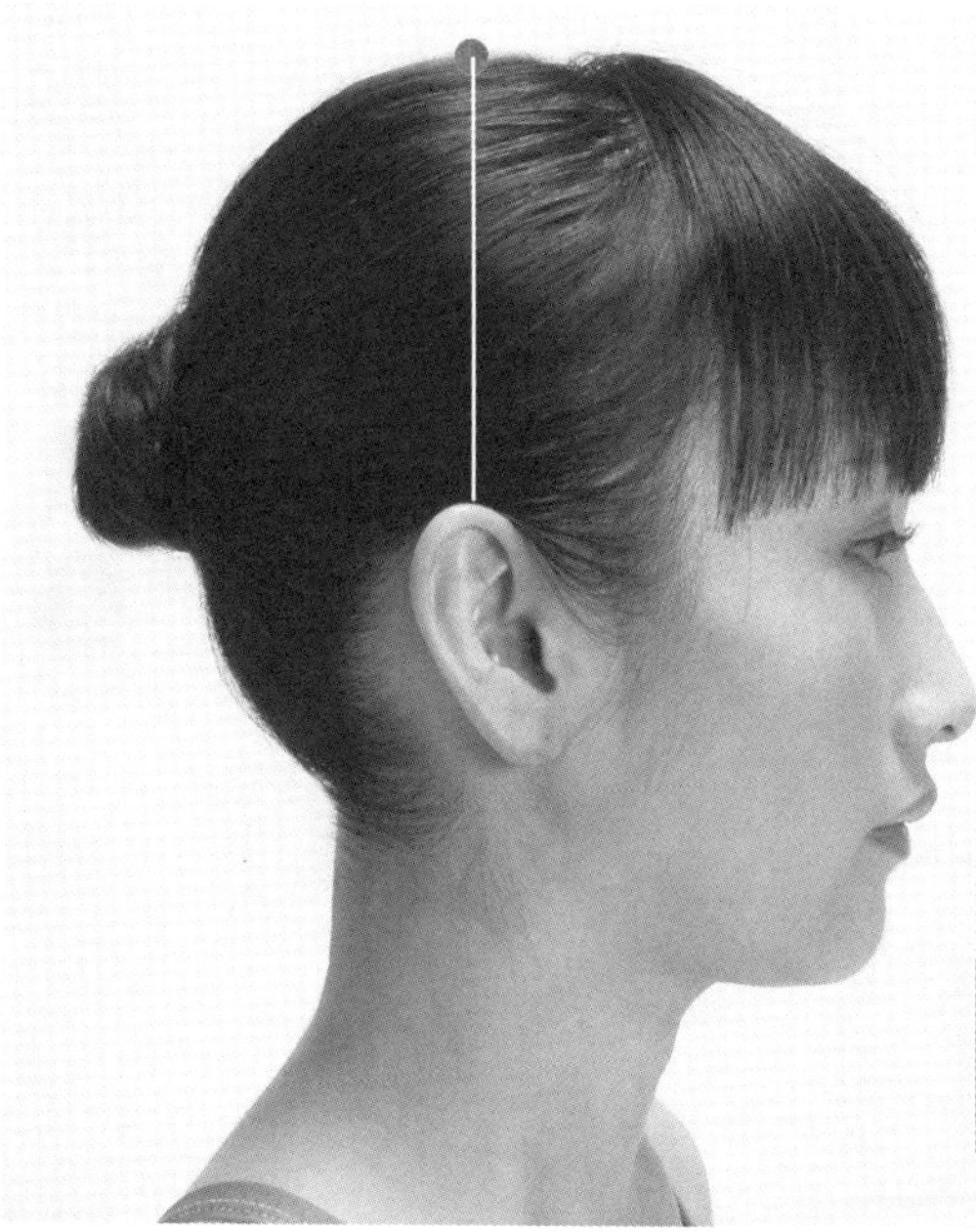

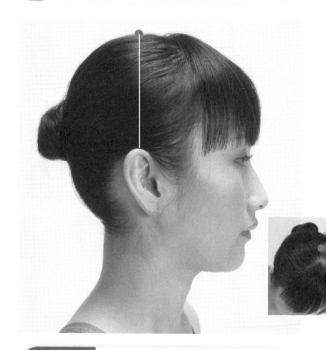

このツボのその他の効用　痔、便秘、陰部や肛門のトラブル、二日酔い

この指で押す

人差し指

PMS（月経前症候群）

ホルモンの荒波に克つ！

ツボ押しよりもマッサージ感覚で刺激するツボ

159ページの「百会」と同様に頭頂部にある大切なツボ。「百会」のツボを囲むようにして、指1本分はなれた上下左右にあります。

両手の人差し指、中指、薬指でツボ押しというよりはマッサージ感覚で刺激します。ストレス全般に効果が期待できるので、不眠対策にも。

ときにはヘッドスパなどを受けて自分を甘やかしましょう！

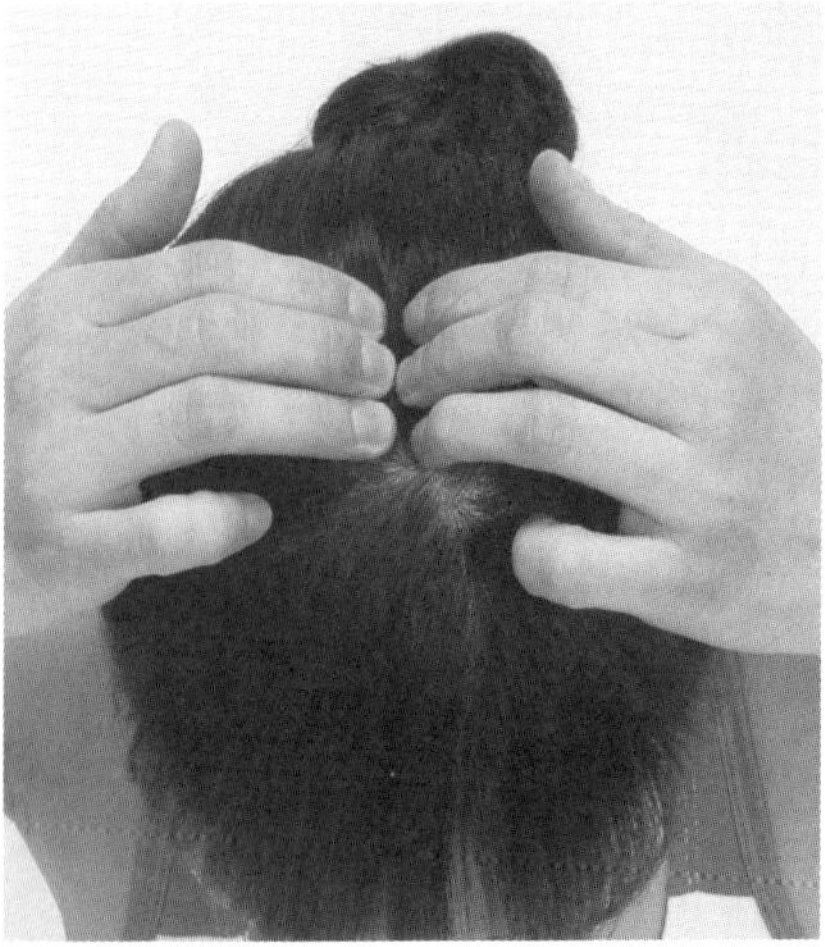

このツボの真ん中には「百会」というツボもあるので、一緒に周囲全体を指でもみほぐしてもいい

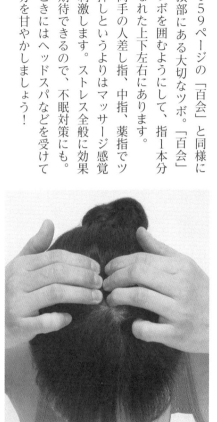

四神聡《ししんそう》

4つある「神のように聡明になれる」ツボの意。つまり頭がスッキリするツボ

ツボの位置 「百会」のツボの前後左右に指1本分はなれた頭頂部にある

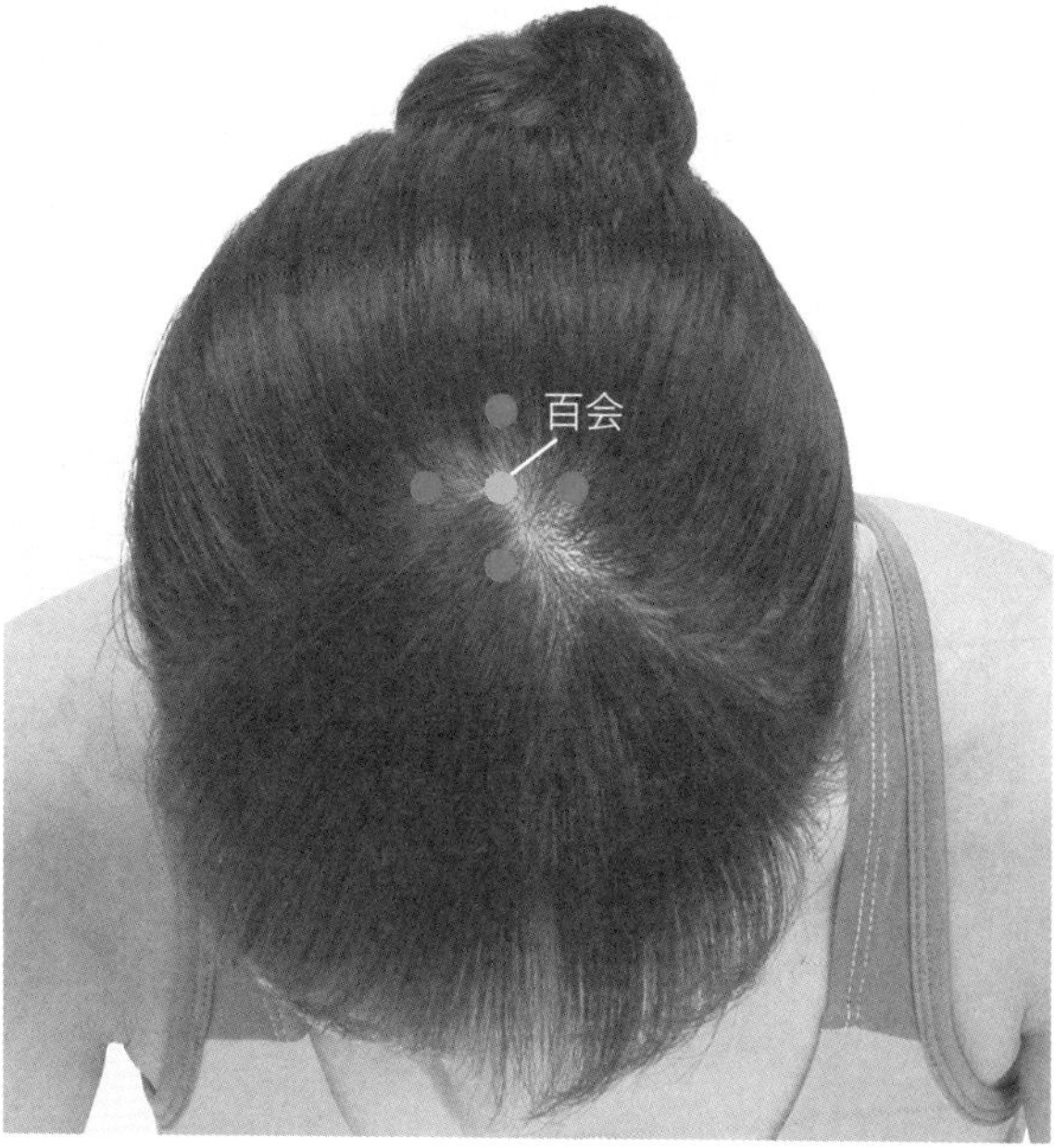

このツボのその他の効用

頭のモヤモヤ、イライラ
頭痛、めまい、不眠、もの忘れ

この指で押す

親指

不眠

なぜかこの部分がかたくなっている

風呂上がりに押しやすいかかとのツボ

かかとにあるツボなので、起きている間は押しにくいデメリットがあります。また皮膚が厚いため、押しても痛みや反応が得られにくいかもしれません。ペンの柄の部分などかたいものを押し当てて、グイグイと20回ほど押しながらもみほぐすといいでしょう。お風呂上がりだと皮膚もやわらかく押しやすい。足湯でかかと全体を温めてもOKです。

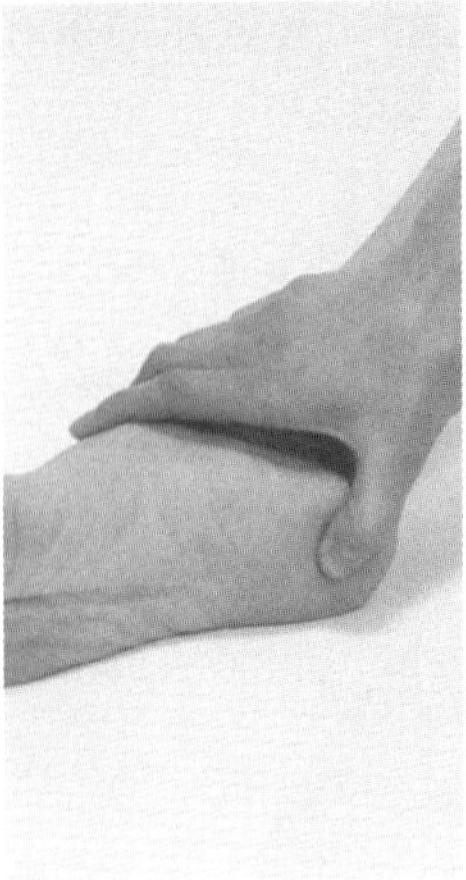

指で押してもいいが道具を使ったほうが刺激は届く

プラスαアドバイス 玉ねぎのみじん切りで安眠!?

民間療法では「みじん切りにした玉ねぎを枕元におくと眠りやすい」という。量は8分の1個程度。

硫化アリルという成分がイライラを鎮め、疲労をとり除いてくれる。

失眠《しつみん》

「眠りを失う」症状に効くツボ

ツボの位置　足の裏のかかとの中央部にある

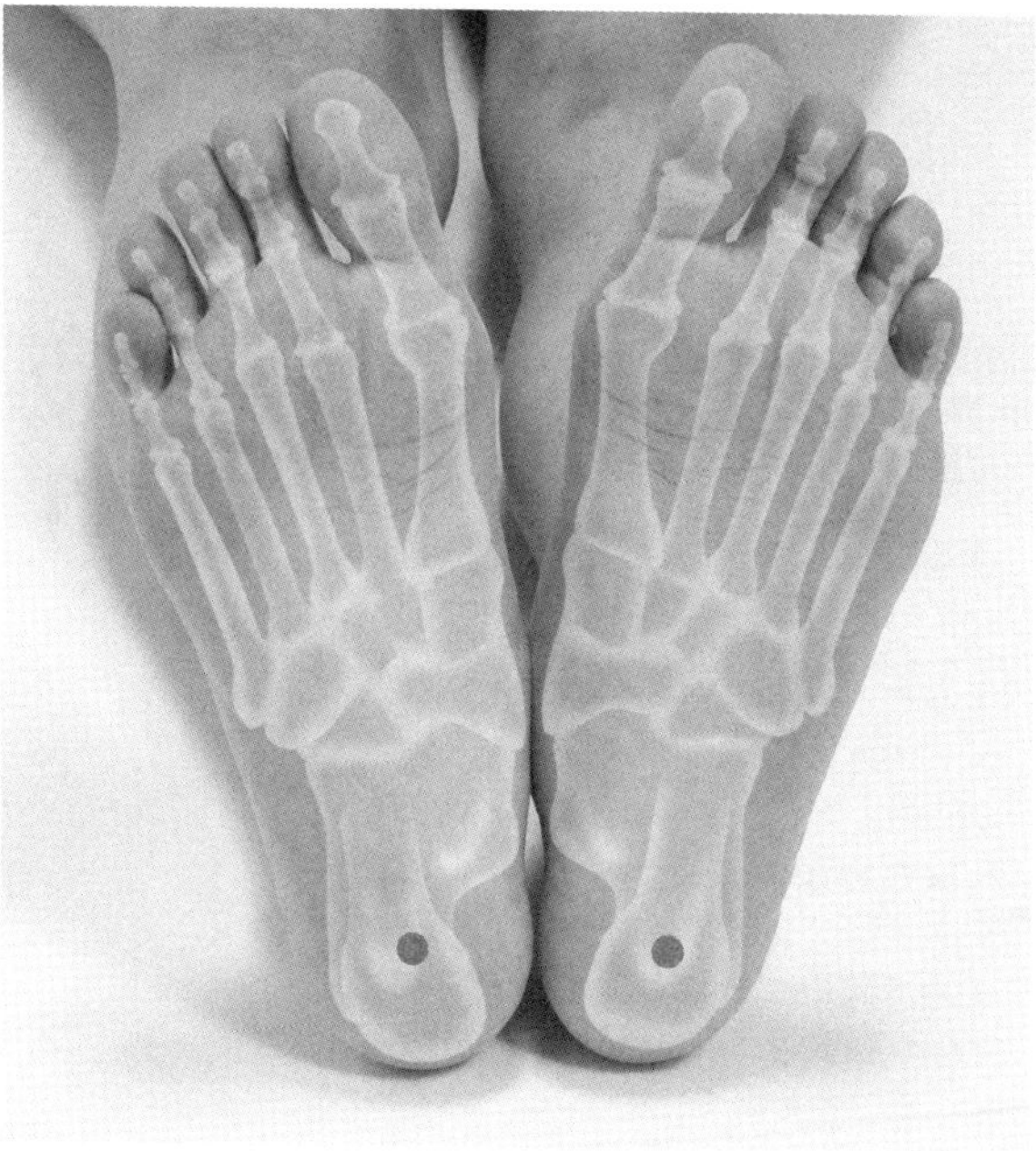

このツボのその他の効用　足のだるさ、平衡感覚の不調

この**指**で押す

人差し指

耳鳴り、難聴、イヤホン疲れ

耳にも休息は必要

顔の血行促進にもつながるツボ

ヘッドホン、イヤホンを常に使っている状態は、耳にかなりの負荷を与えます。耳周辺のツボをこまめにマッサージしておきましょう。顔の血行促進にもつながるので、美容面にも効果が期待できます。人差し指、または中指でピンポイントマッサージします。

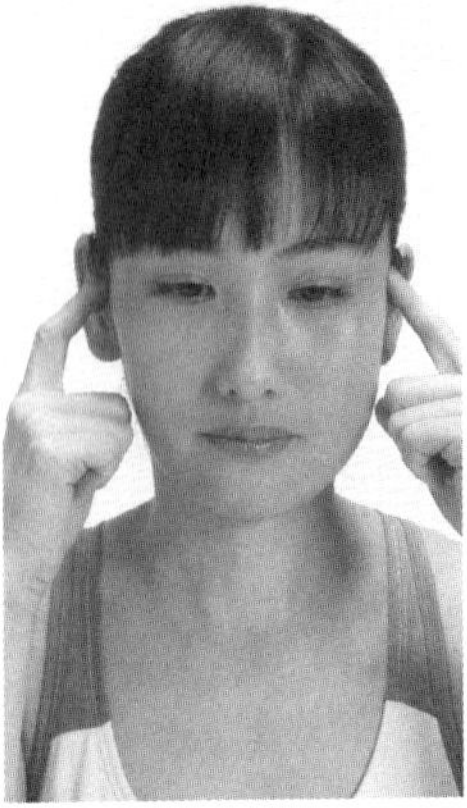

爪で耳を傷つけないように指のはらで押す

プラスα アドバイス 音量に注意しマメに消毒

ヘッドホン、イヤホンの使用で気をつけなければならないのは音量。必要以上に大きな音量で聞いていると、神経や脳に影響し難聴になることもある。また機器の耳に当たる部分は、雑菌が入らないようい清潔にしよう。

耳門《じもん》

耳の穴の入口(門)のツボ。イヤホンによる疲れ、耳周辺の違和感、集中力の欠如、顔面の血行促進、歯の痛みにも効くツボ

ツボの位置　耳の出っ張っている軟骨の斜め上にあるくぼみ、押さえるとジーンとする場所にある

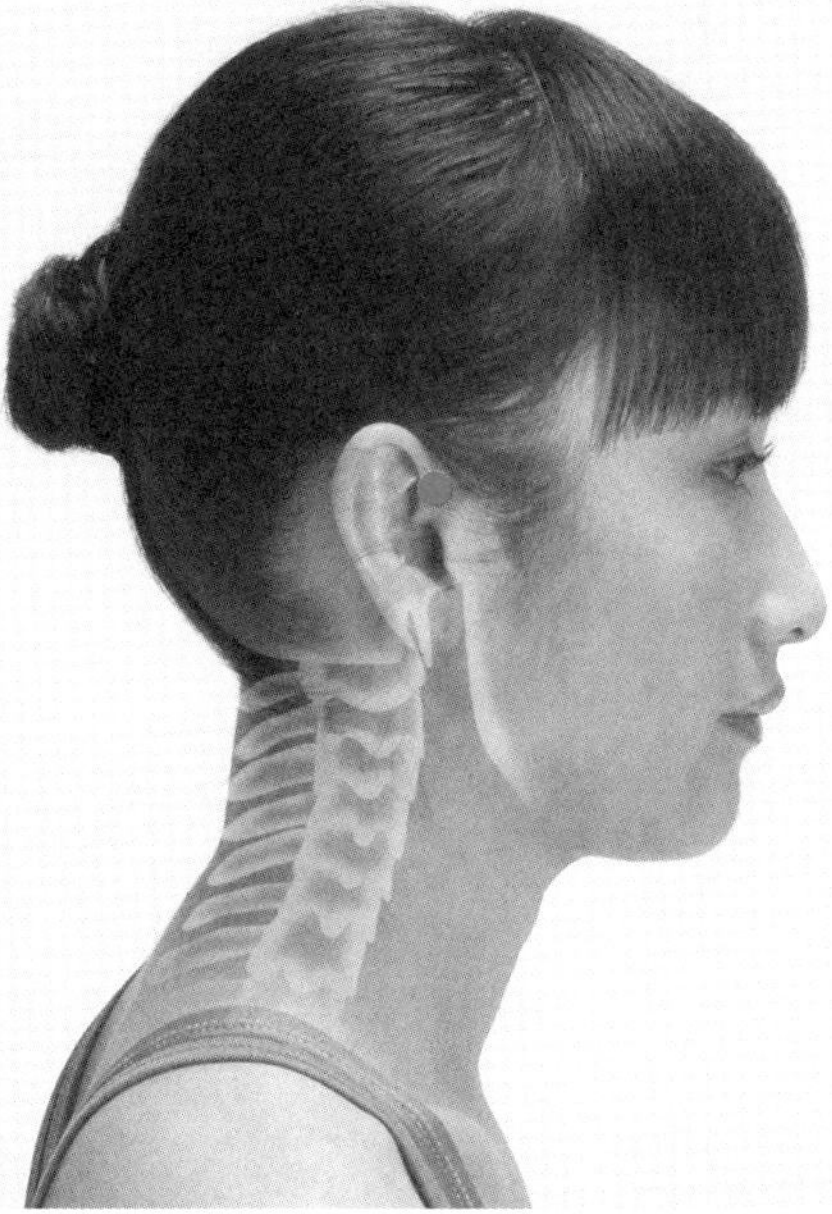

このツボのその他の効用　耳周辺の違和感、顔面のこり、歯の痛み

4章

「免疫力、自然治癒力」をアップする特効ツボ

低体温、アレルギーなど、
誰もが抱えるお悩み対策

この**指**で押す

親指

低体温

足元から体を温めて元気に！

仕事中、靴下の上からでも押せるツボ

盛り上がった内くるぶしとアキレス腱の間にあるツボで、足の少陰腎経という経絡の原穴です。ズバリ腎臓を元気にします。押しもんだり、指でつまむようにしてもみほぐすと下半身の血流がぐんぐんよくなります。下半身のむくみの解消にもお勧めのツボ。

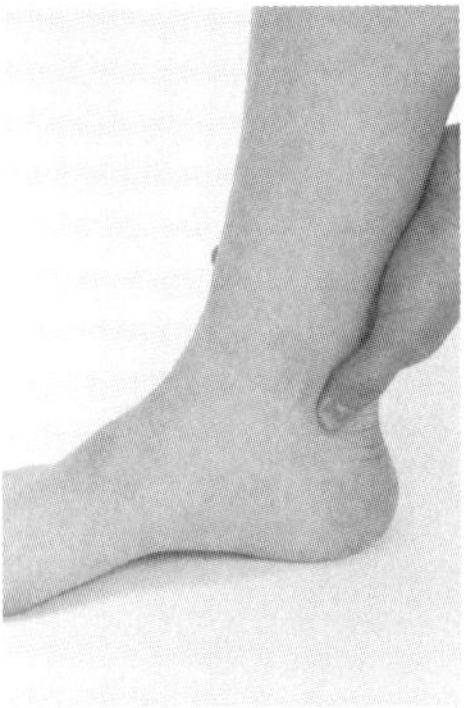

お風呂上がりだと、皮膚も温まって押しやすい

プラスαアドバイス 低体温にはしょうが紅茶

紅茶にしょうがを少量入れて飲む。すりおろすのが面倒な人はスライスを入れるだけでもOK。ジンゲロールやショウガオールという生姜の成分と紅茶のテアフラビンがダブルで血のめぐりをよくするので身体がみるみるポカポカと温まる！

太谿
《たいけい》

大きな(太)水流が流れる小川(谿)のような場所にあるツボの意

ツボの位置

足首の内側にある。くるぶし(こぶのもっとも高い部分)とアキレス腱の間の、くぼんだ部分

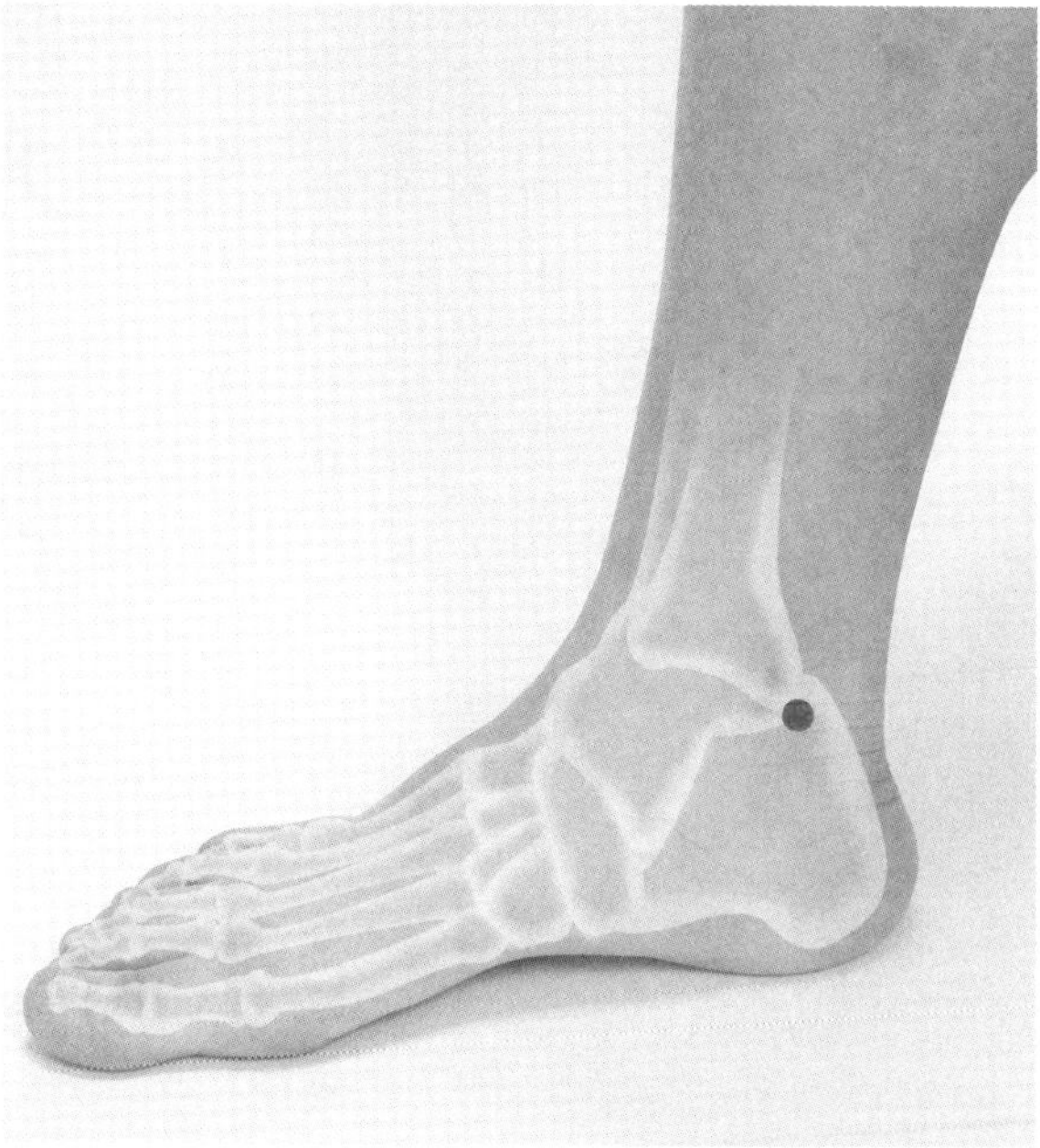

このツボのその他の効用

耳鳴り、生理痛、下半身の冷え
こむら返りの予防

この指で押す

人差し指

免疫力アップ

花粉やウイルスを撃退!

風邪の「予防ツボ」としても利用できる!

小鼻の真横にあるツボで、鼻のいろいろな症状にも効果のあるツボ。大腸などの排泄に関係するツボの一種。花粉やウイルスなどを鼻水で洗い流してくれます。くぼみの部分に指をそえて、静かに押す程度で大丈夫。強く押す必要はありません。鼻づまり、鼻水が出はじめたら風邪の「予防ツボ」として使ってもいいでしょう。

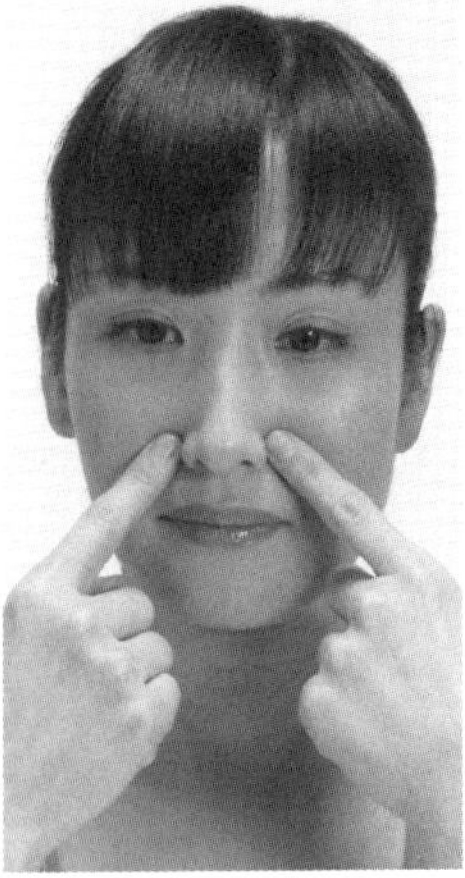

くぼみに指のはらを当てて、ピンポイントで押す

プラスα アドバイス　出すべきものは出す!

鼻水は薬などで抑えずに、しっかり鼻をかもう。
ウイルスや花粉を排出する体の自然な防御反応を邪魔してはいけない。

迎香《げいこう》

香りを迎え入れる鼻の重要なツボの意

ツボの位置　小鼻の真横にあるくぼみ。小鼻の真横の付け根に人差し指を当てると、くぼみ(溝)がわかる

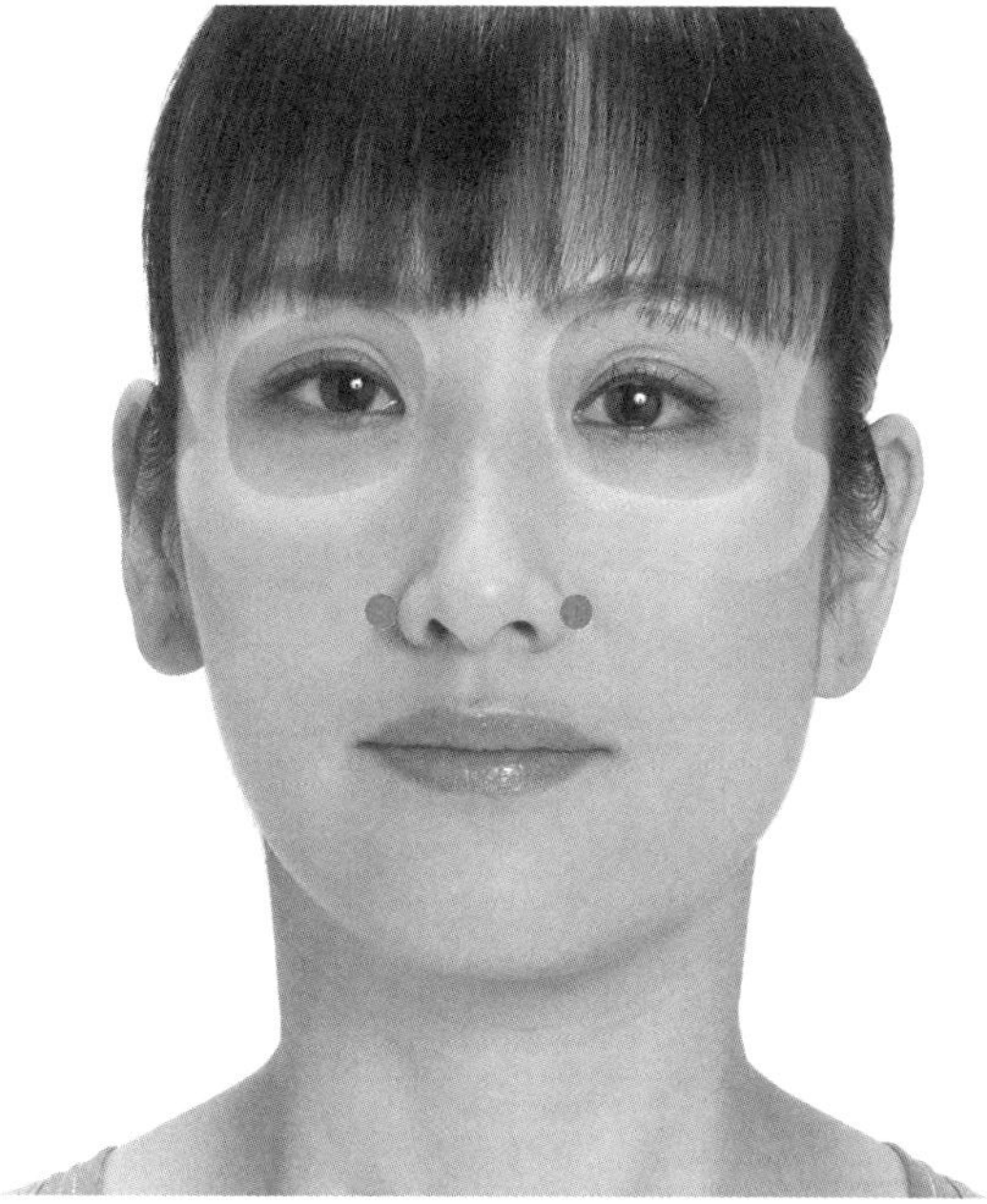

このツボのその他の効用　鼻づまり、花粉症、鼻アレルギー、鼻の不快感で嗅覚が不調のとき、鼻水

アレルギー、花粉症

眉間のシワも薄くなる！

仰向けになると押しやすいアレルギー対応のツボ

眉間の、身体の正中線（中心線）上にあるツボで、とても重要。万能ツボとしても使えますが、眉間という部位のため慎重に、皮膚を傷つけないようやさしくマッサージをします。仰向けに寝た状態で押すと、まるでヘッドスパを受けているような気持ちよさ。リラックス度も高まるのでぜひお試しください。

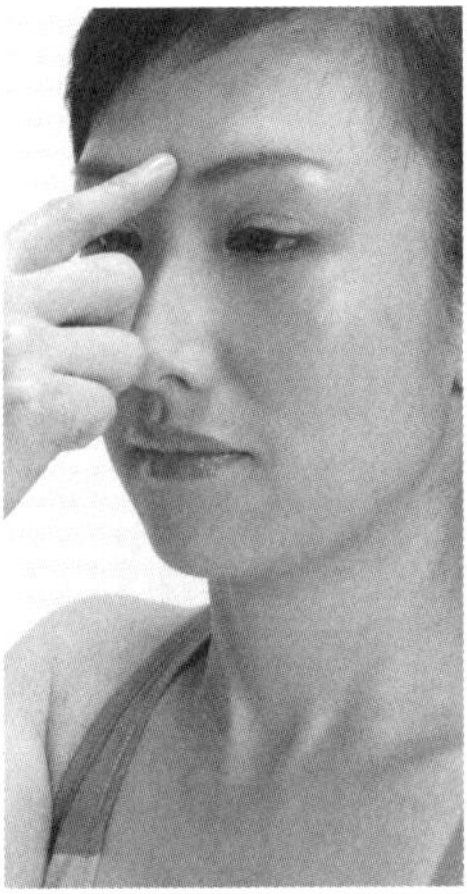

くぼみに指のはらを当てて、ピンポイントで押す

プラスαアドバイス　鼻呼吸でアレルゲンを断つ

アレルギーのときは、口呼吸よりも鼻呼吸を。口よりも鼻腔は、外気からのアレルギー源の侵入を防ぎやすいため。

印堂《いんどう》

眉間は、顔の印象が決定する場所（堂）。
その眉間にあるツボの意

ツボの位置 眉間の真ん中にある。左右のまゆ毛を結んだ直線上の真ん中にある

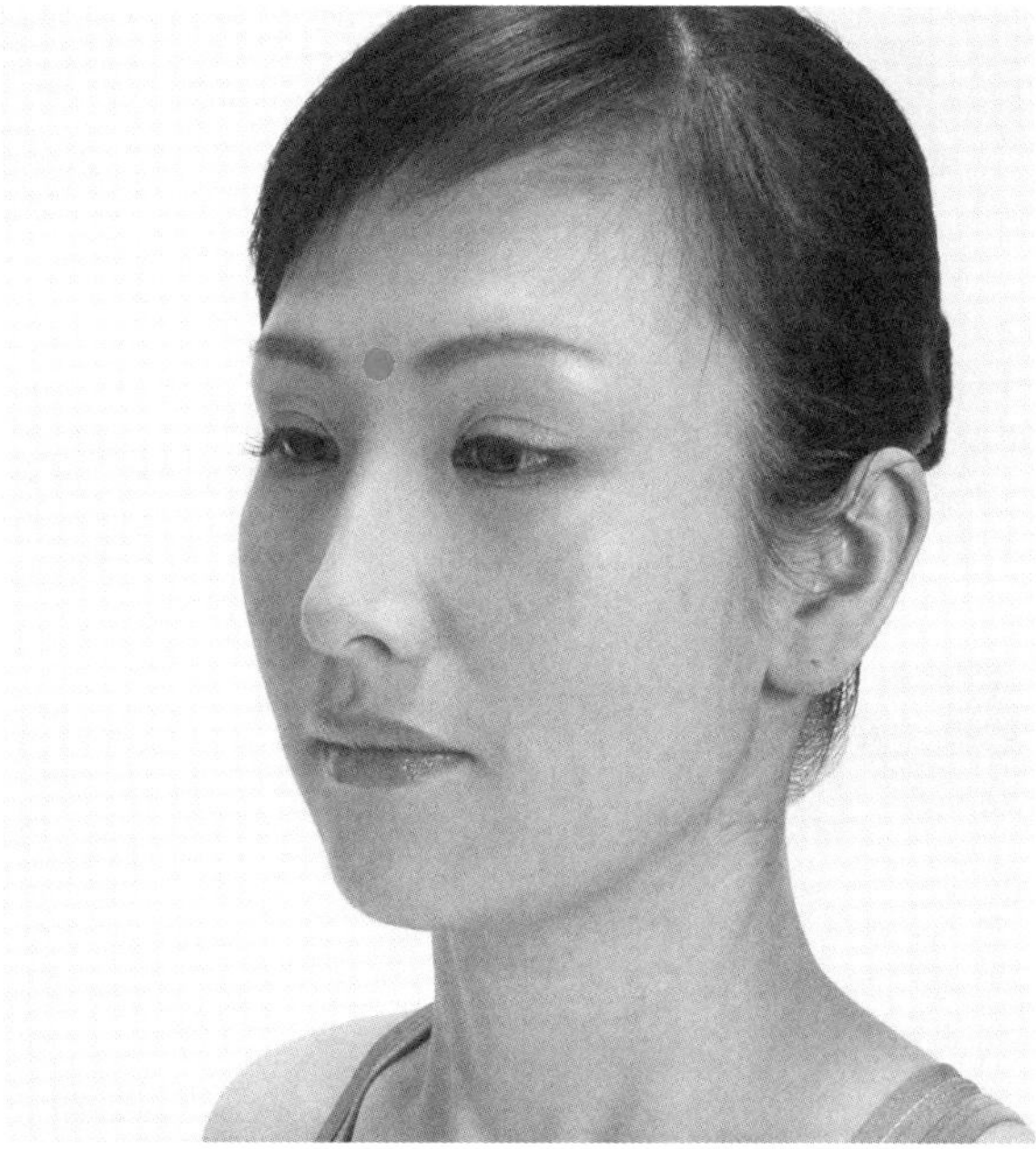

このツボのその他の効用 花粉症、鼻づまり、
眉間にシワ改善、集中力アップ

この指で押す

親指

寝違え

疲れすぎて寝返りを打たないとなる!?

寝違えた部位を血行促進し温めるツボ

寝違えは、本人にとってはとてもつらい症状。ここでは上半身へつながる経絡の末端の、手のツボを紹介します。ツボのくぼみだけでなく、上下（指先側⇅手首側）に指でさすってください。肩や首がリラックスしていれば、寝違えの痛みもやわらぐでしょう。

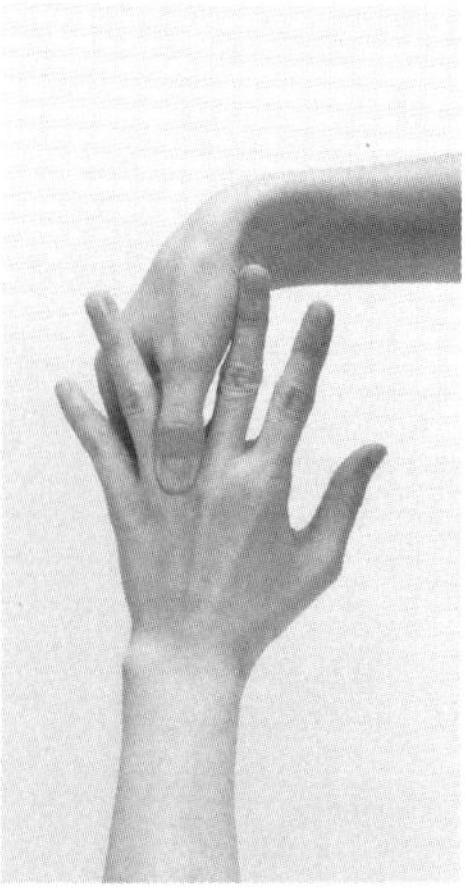

親指でグリグリともみほぐす感じでマッサージ

プラスα アドバイス

寝違えて熱のある部分には塩

バスタイムで、寝違えている部分の周辺に塩をすり込むようにぬってみよう。湯船にはつけないでそのままの状態で5、6分たったら洗い流す。

指間穴《しかんけつ》

指の間（指間）にある穴（ツボ）の意

ツボの位置
人差し指と中指の間、中指と薬指の間、薬指と小指の間にある。関節の骨の手前のくぼみ

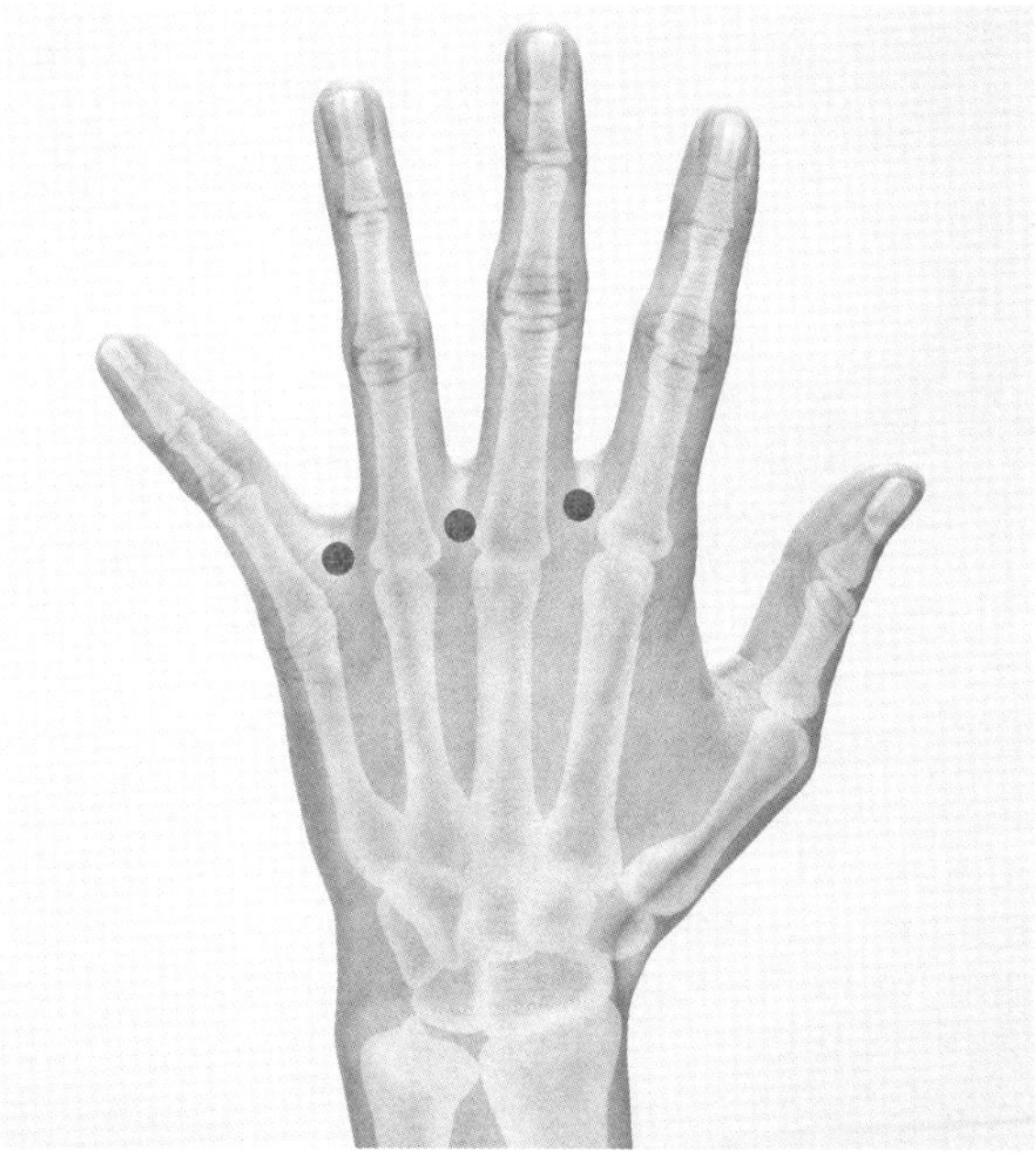

このツボのその他の効用
首のこり

高血圧、低血圧、のぼせ

✤オフィスなどでは、靴下の上からツボを押す

脾臓、胃腸など消化器系に関連するツボ。「脾」は気血を生みだす源泉でもあり、血圧の安定に重要な役割を果たします。オフィスなどでは、イスに座った状態で靴を脱ぎ、靴下の上から押します。血行を促したり整えたりできるために、いろいろな症状に効果が期待できます。

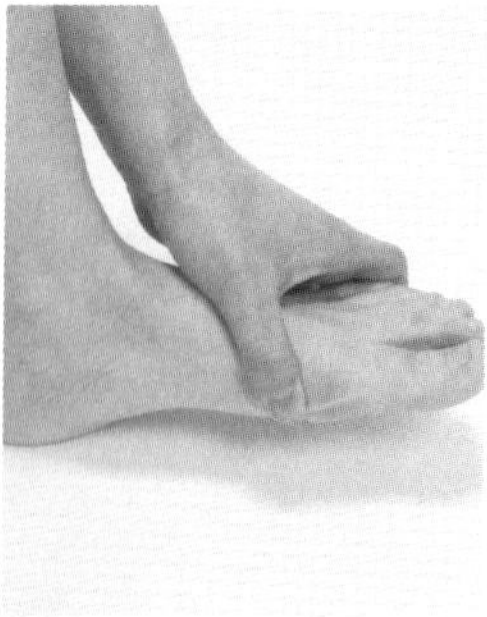

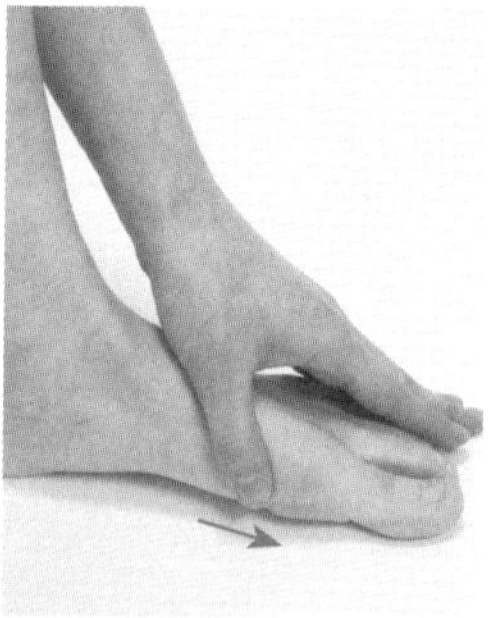

床に座った状態で押すと、押しやすい。
親指で押しながら、指先の出っ張った骨へと親指をすべらせていく

太白《たいはく》

足の土踏まずにあるツボ。土踏まず（白肉）のキワにある重要なツボ

ツボの位置 足の内側、親指の付け根にある大きな出っ張った骨のすぐ横（かかと側）にあるくぼみ

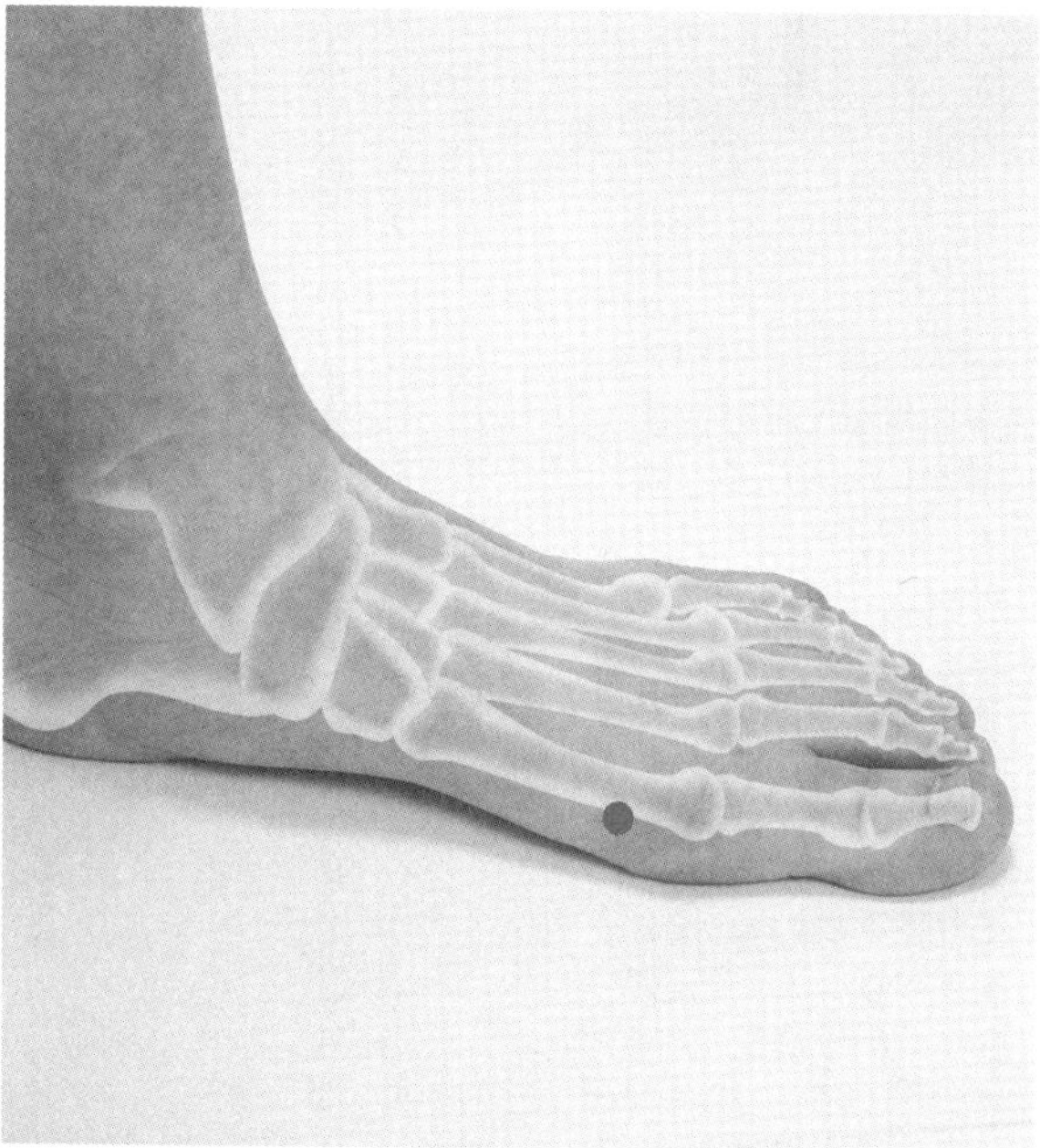

このツボのその他の効用 不眠、身体のだるさ、食欲不振、夏バテ

この指で押す

人差し指

高血圧、低血圧、のぼせ

血管の健康に！

指を当ててほんのわずかな圧を加える程度でOK

のどぼとけから指2本分外側にあります。もっとも繊細で慎重を要する部位なので、ツボ押しは人差し指のはらを軽くツボにそえて、静かに押さえる程度でOK。起床時に血圧を測って高かった日は忘れずに押しましょう。

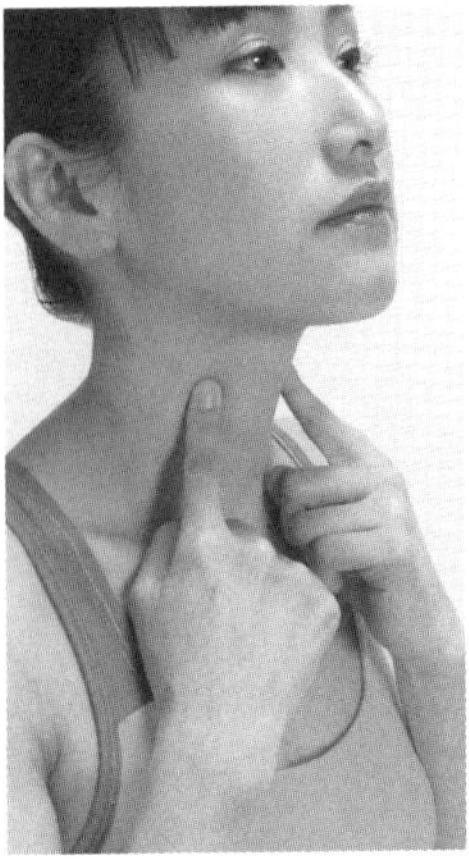

人差し指をツボの位置に静かにそえて、少し動かす

プラスα アドバイス　そば湯に降圧成分あり

高血圧ぎみの場合は、ざるそばを食べる習慣をつけるとよい。そばを食べるなら、そば湯もしっかり飲もう。そば湯には降圧成分が溶け出しているので、飲まないのはもったいない！

人迎（じんげい）

食べ物がのどに入ると、迎えるように（人を迎えるように）動くところのツボ

ツボの位置 のどぼとけの左右、横、脈拍があるところ。やさしく、指の腹でさするように

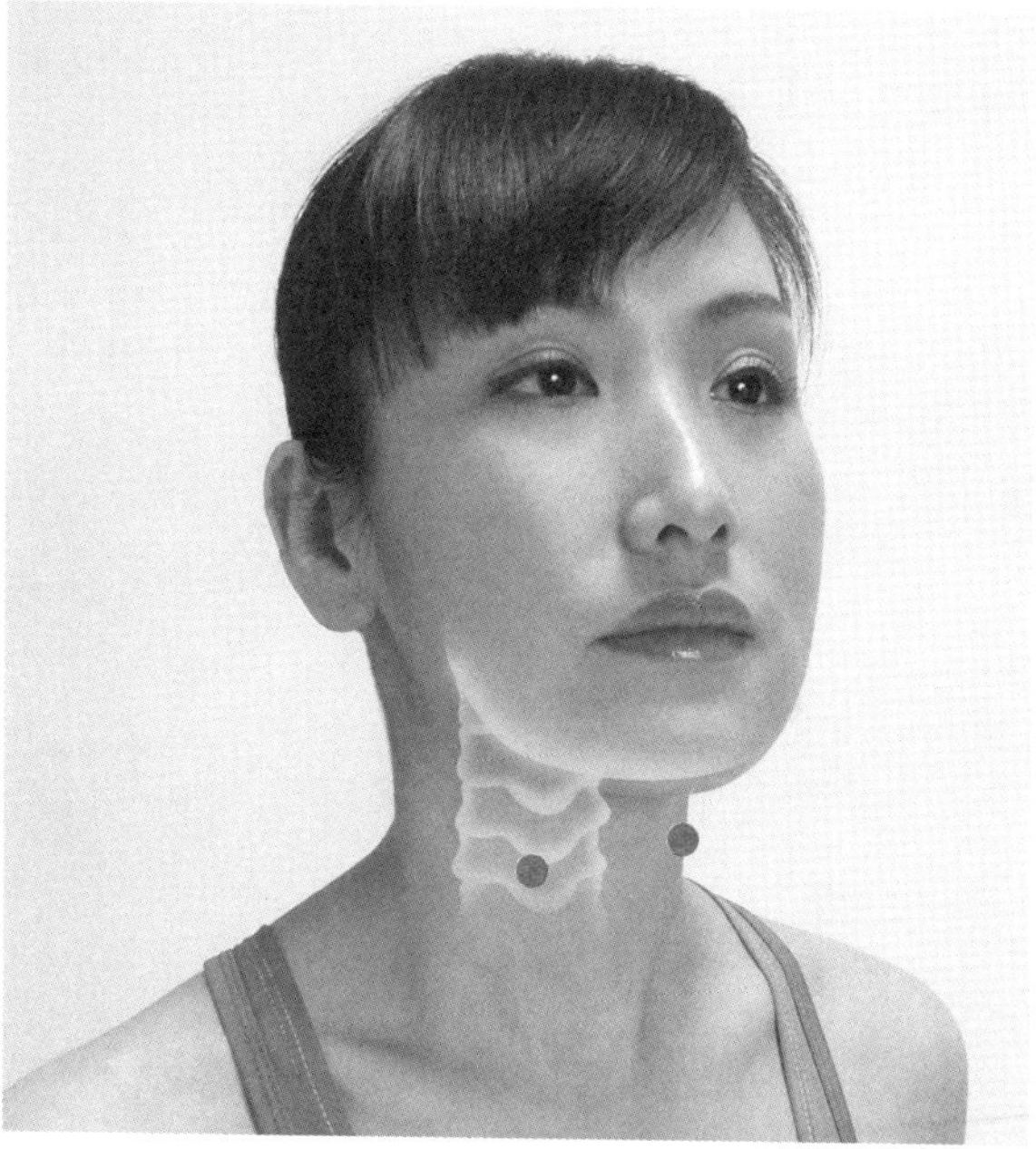

このツボのその他の効用 顔のむくみ

5章

「運動による痛み」にこの特効ツボ

一流アスリートも使っているケア

この指で押す

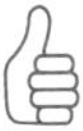

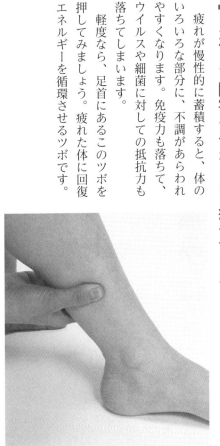

親指

スポーツ障害（シンスプリント症候群）

プロも愛用

スポーツ障害をやわらげ、癒やすツボ

疲れが慢性的に蓄積すると、体のいろいろな部分に、不調があらわれやすくなります。免疫力も落ちて、ウイルスや細菌に対しての抵抗力も落ちてしまいます。

軽度なら、足首にあるこのツボを押してみましょう。疲れた体に回復エネルギーを循環させるツボです。

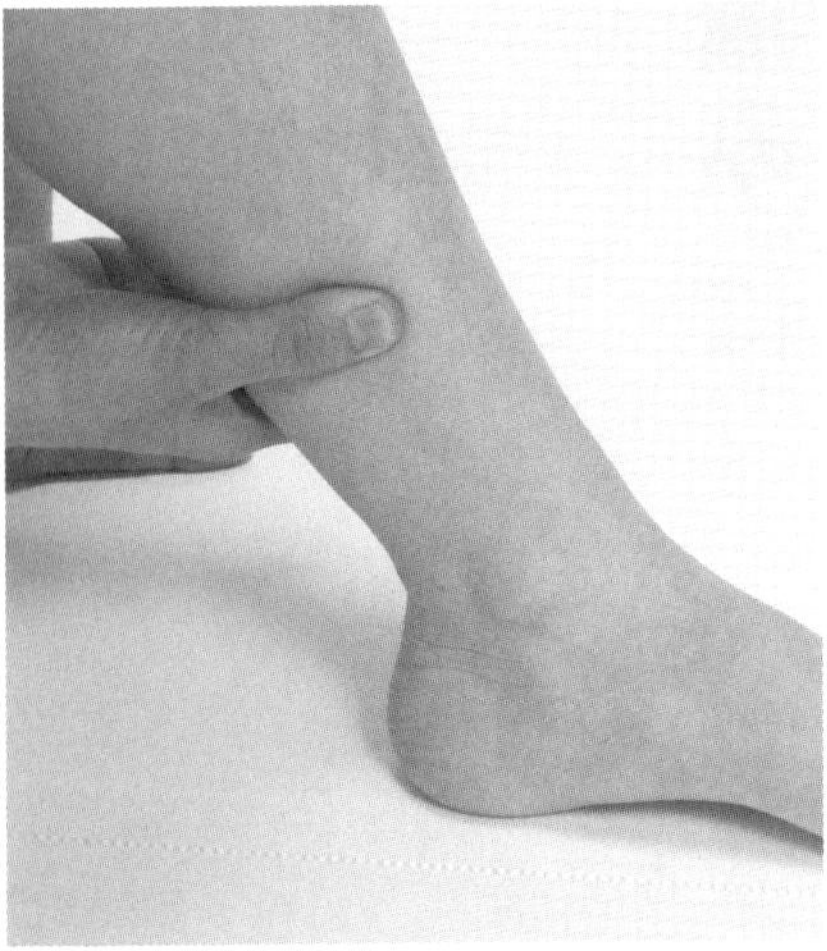

骨のキワにあるのでグリグリともみほぐす

蠡溝《れいこう》

樹木の中に巣食う虫（蠡）のたとえ。
小さなくぼみ（溝）にあるツボ

ツボの位置　足首の内側、くるぶしから指５本分上の骨のキワにある

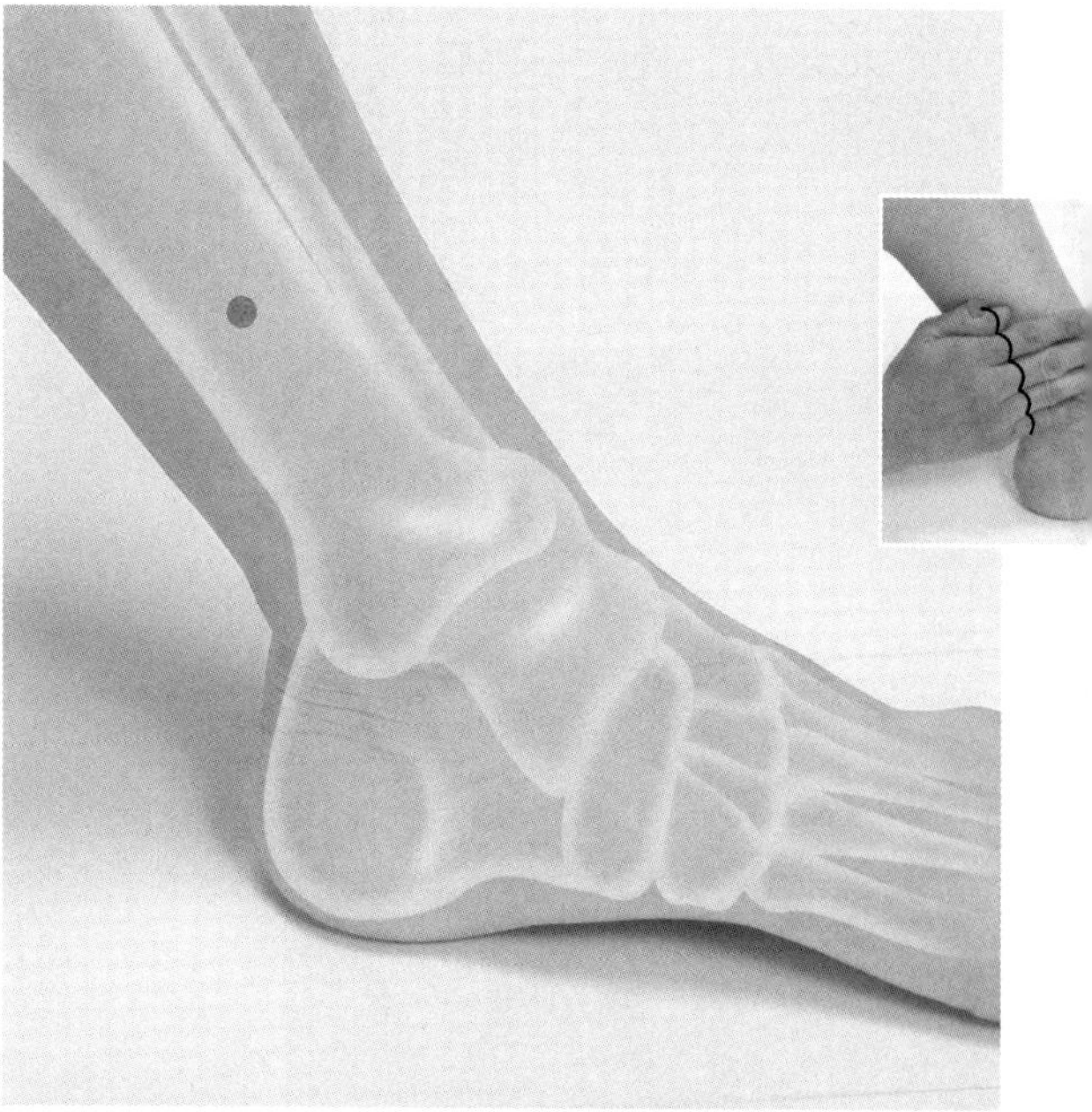

このツボのその他の効用　婦人科系の不調、生理痛、ホルモンの不調、冷え性

この指で押す
親指

テニスひじ、ゴルフひじ

回復スピードアップ！

「イタ気持ちいいツボ」の典型

ひじを曲げたとき、ひじ頭のあたりにできるくぼみにあり、関節に隣接したツボ。手陽明大腸経という経絡上にあり、気血が特に旺盛なツボ。

ひじ頭の真上（肩側）のくぼみを押してもいいでしょう。押すと痛いけれど気持ちはいい「イタ気持ちいいツボ」です。

ひじを酷使するテニスやゴルフなどのスポーツ、長時間のデスクワークのあとにもお勧めです。

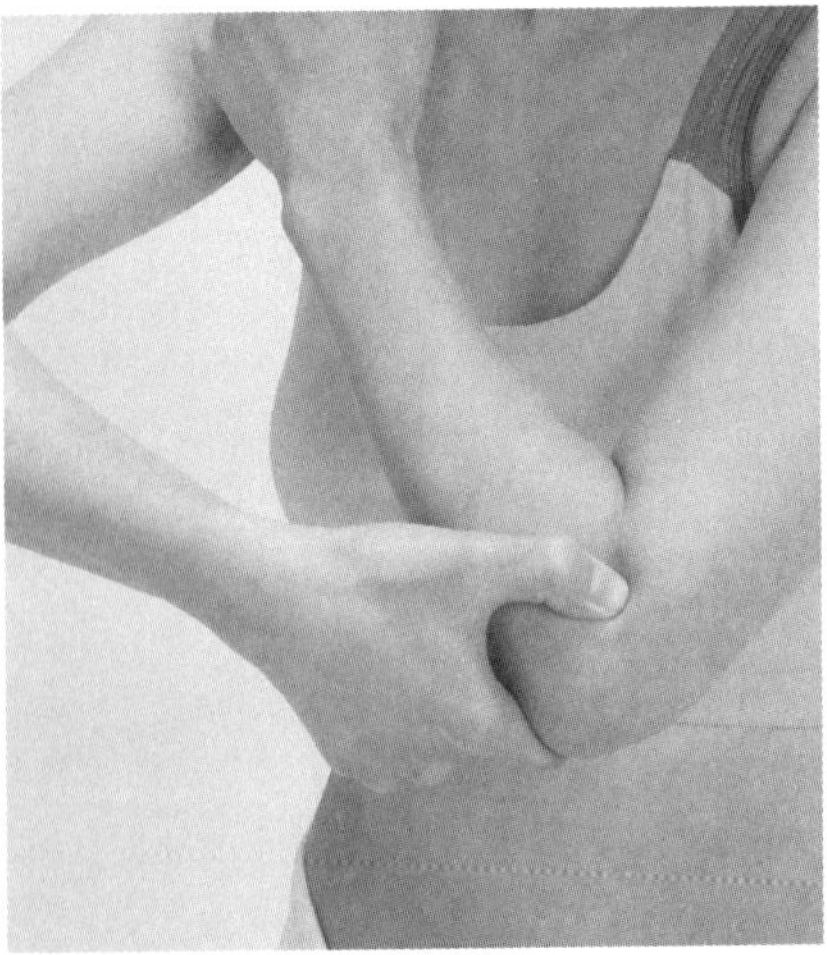

ひじの骨の上なのでグリグリと押しもむ

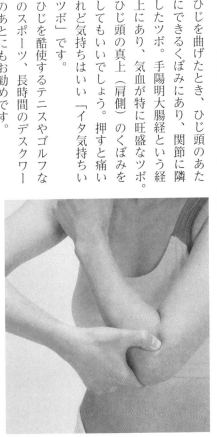

曲池
（きょくち）

「曲がった」ところにある「池」の意。
ひじを曲げた部分にできる（池のように）
くぼんでいる部分にあるツボ

ツボの位置 腕の外側にある。ひじを曲げたとき、関節の上にできるくぼんだ部分にある

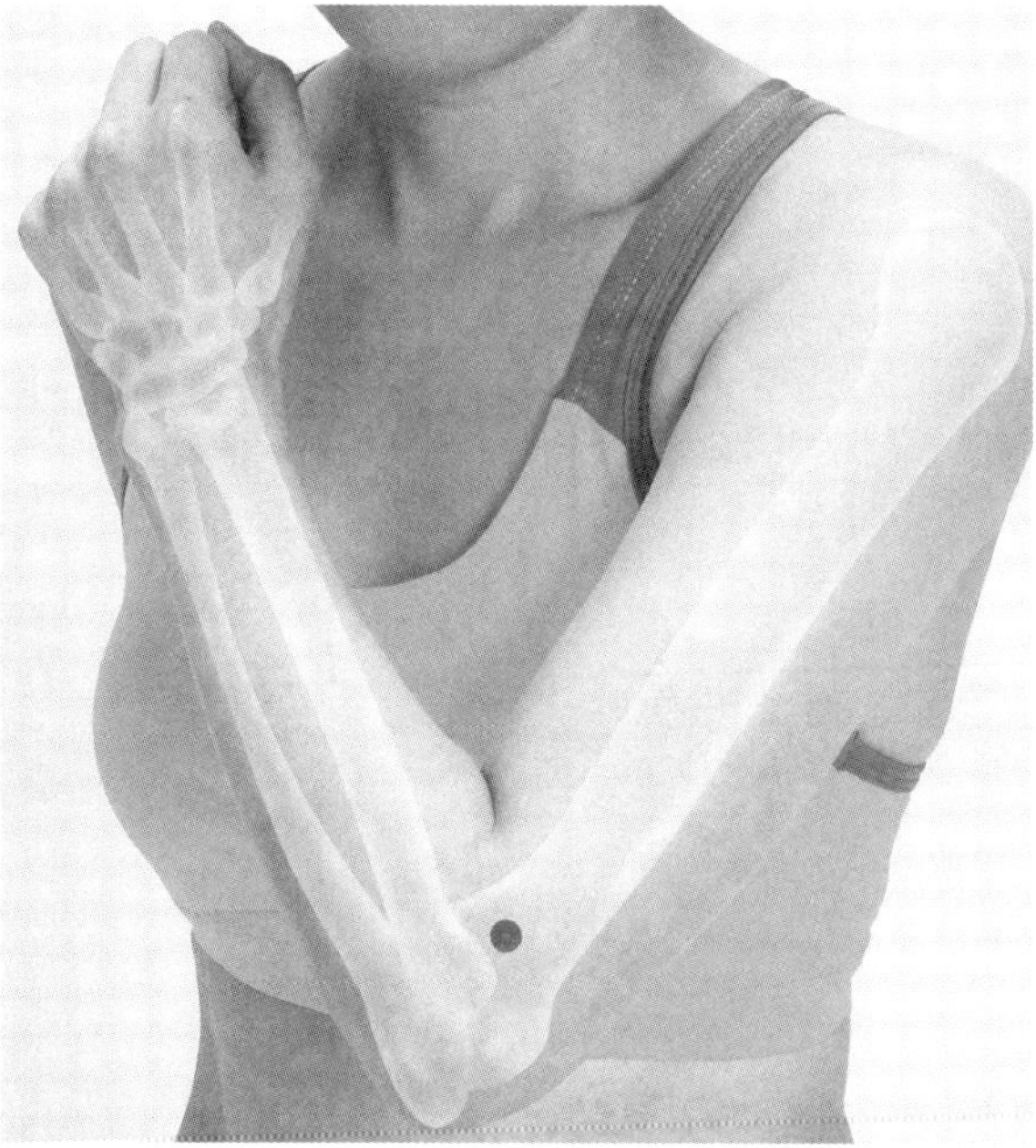

このツボのその他の効用 手腕のこり、ひじの痛み

この指で押す

親指

手首の疲れや痛み

作業のあとに

大量に書きものをしたあとにはこのツボ！

押すと、人差し指の方向がピリッと感じる場合もあります。非常に敏感な部位のツボ。長時間デスクワークをする人、試験勉強や書類づくりなど、書きものをするときについ腕に力が入ってしまう人、筆圧の高い人にはお勧めのツボ。親指で押すか、この部分に手のひら全体をのせて、やさしくもみほぐします。

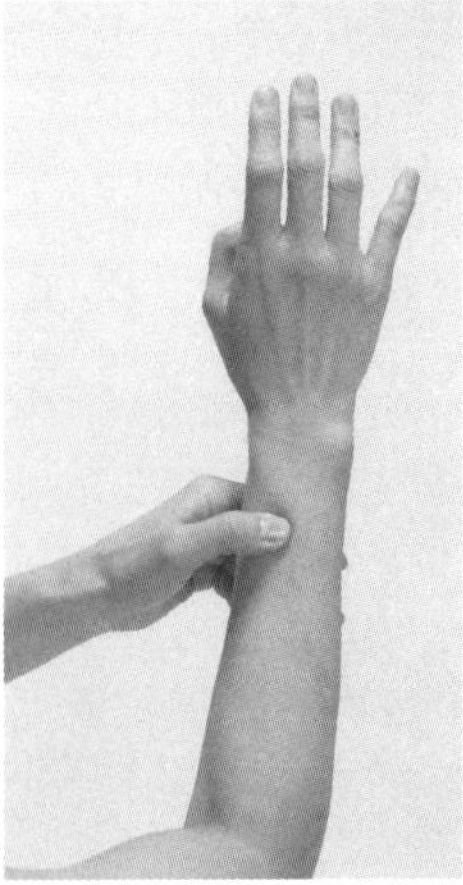

骨のキワあたりをグリグリと押してもむ

プラスαアドバイス

マニキュア、指輪をしない

手首の疲れがなかなかとれないという人は、マニキュア、指輪、ブレスレット、時計などを一度やめてみよう。手首や指を圧迫するものをやめると回復する場合がある。

偏歴
《へんれき》

２本の経絡を連絡する（偏）、要所（歴）となるツボ

ツボの位置

手首の甲側にある。手首を上にそらすとシワができる。そのシワの人差し指の下から指４本分上（ひじ側）にある

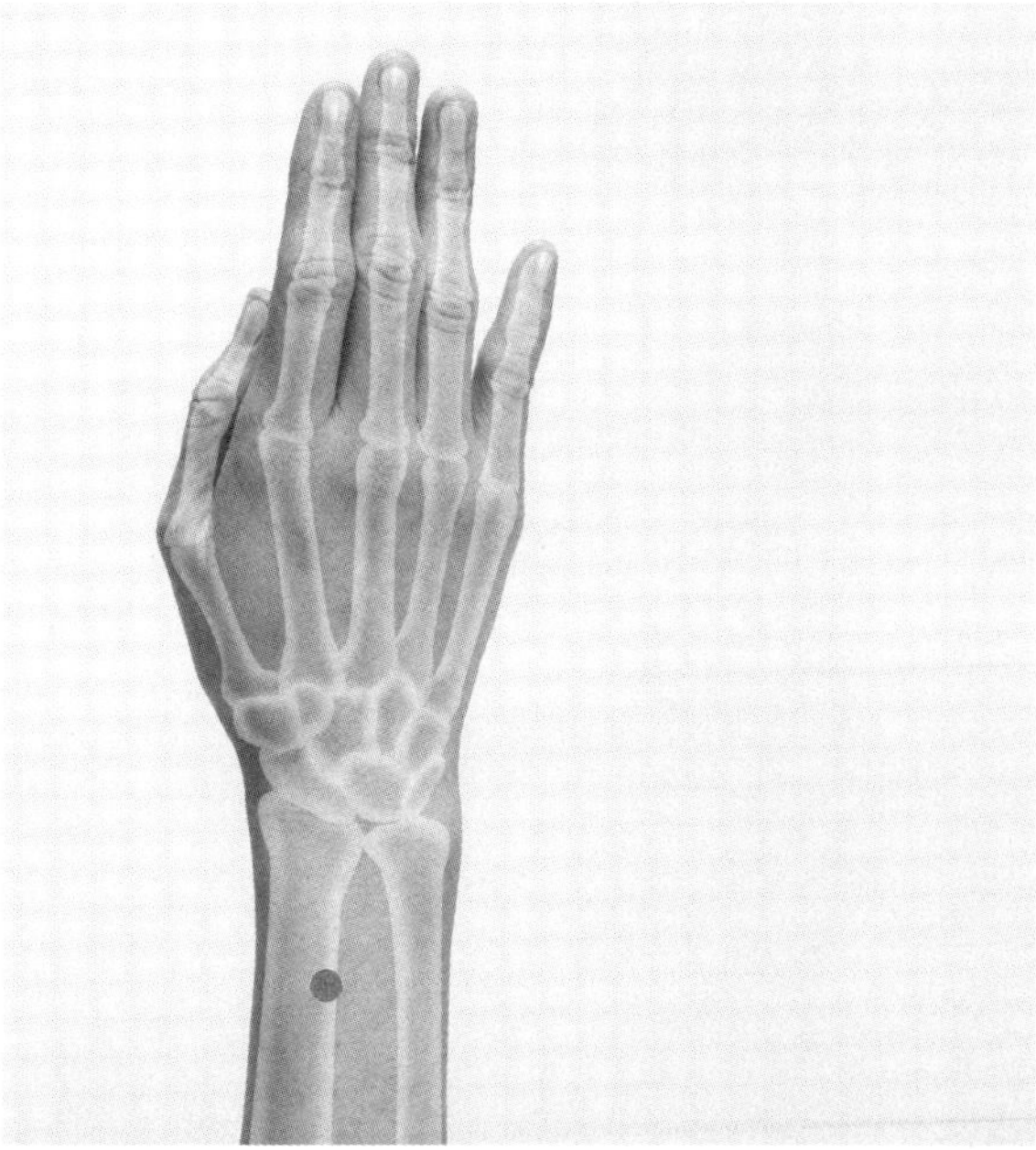

このツボのその他の効用

目の疲れ、腱鞘炎、手首のこり

6章

「美容と若返り」の特効ツボ

ダイエット、肌のトラブル、老け顔など、
年齢のお悩みにも！

この指で押す

親指

美肌

肌トラブルを水分の代謝から整える！

下肢の急所近くにあるツボなのでソフトにマッサージ

足首の内側のくるぶしとアキレス腱の間にあるツボで、足の少陰腎経に属し、水分の代謝に影響します。乾燥肌のほか、むくみ解消にも。「太谿」（１６９ページ）というツボのすぐ下にあるので、一緒にもめば、なおよいでしょう。下肢の急所ともいえるアキレス腱の近くにあるため、ソフトに押してください。

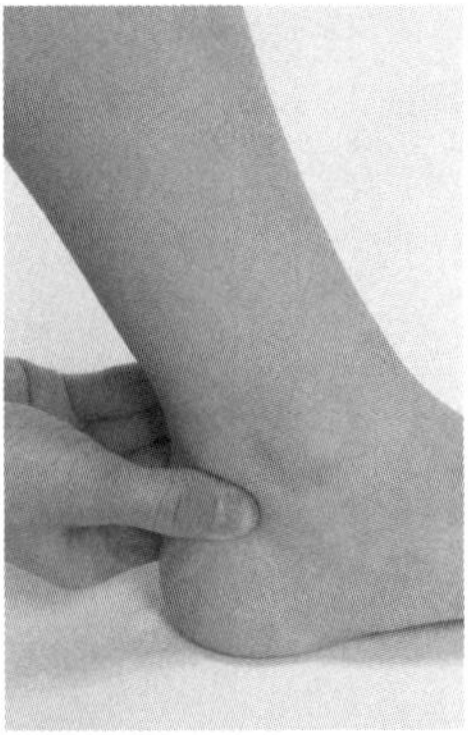

やわらかくもみほぐす感じで押す

プラスαアドバイス **肌荒れに自家製化粧水**

肌荒れには自家製化粧水を。醸造アルコールの入っていない日本酒に無添加の梅干１個を入れて１週間ほど漬ければ、自家製化粧水のできあがり。肌にぬるとツヤツヤに。お風呂上がりにぬめれば特に効き目あり。京都の舞妓さんの直伝とか。

水泉《すいせん》

水の湧き出る泉のように、血流、体液などの源となるような重要なツボの意

ツボの位置 足首の内側のくるぶしとアキレス腱の間にあるくぼんだ部分から指1本分下にある

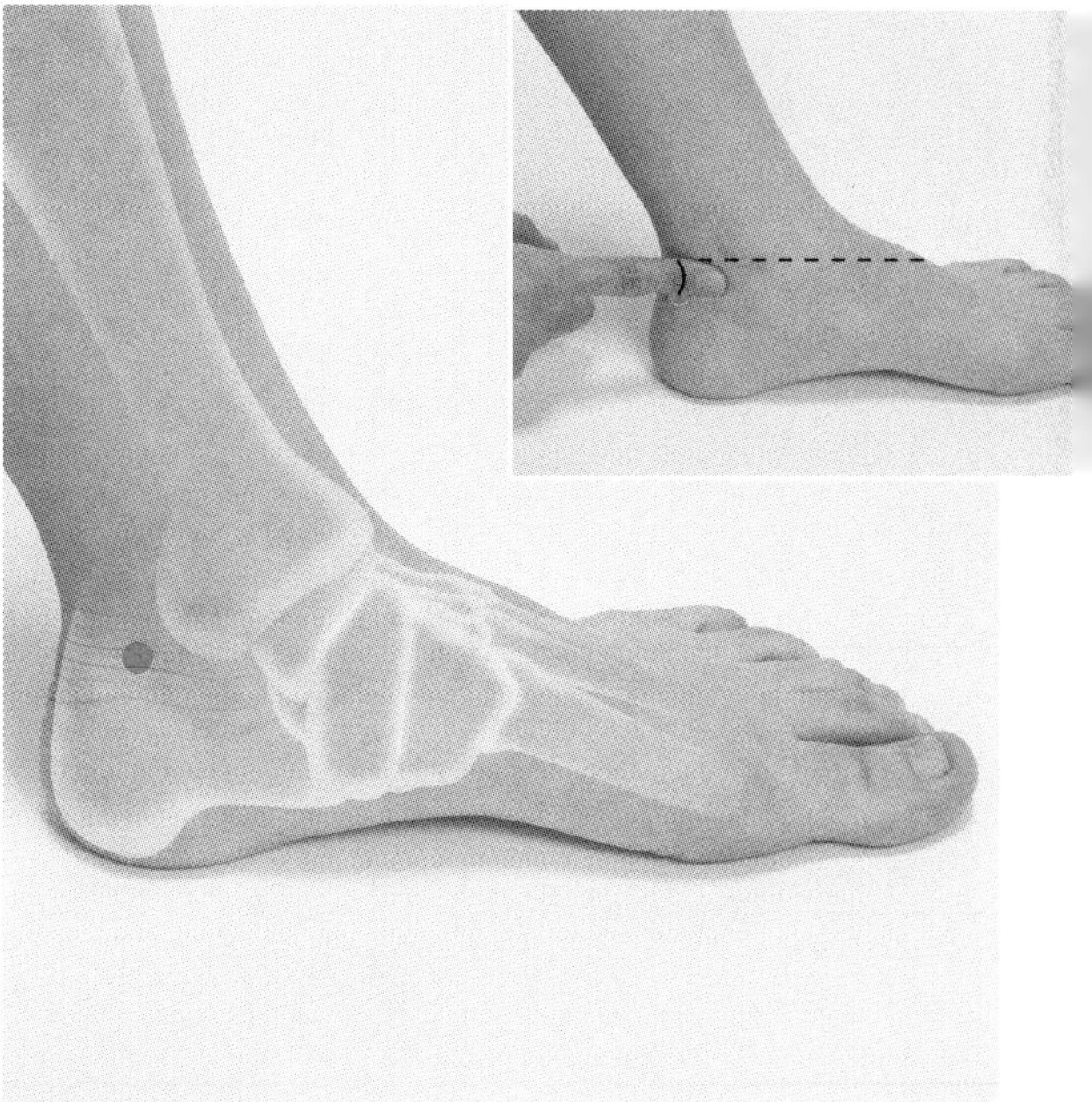

このツボのその他の効用 生理痛、足のむくみ、下半身の冷え、頻尿、目の疲れ、不眠

この**指**で押す

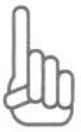

人差し指

肌荒れ、ニキビ

表情も明るくなる！

肌トラブル解消のツボは耳の後ろ

このツボの下にはリンパ腺や神経、血管が密集しているので軽く押すだけでいろいろな症状への効果が期待できます。顔面神経のおおもとがあり、表情筋にも影響します。歯をくいしばるくせのある人にもお勧めのツボです。強く押さないよう注意しましょう。

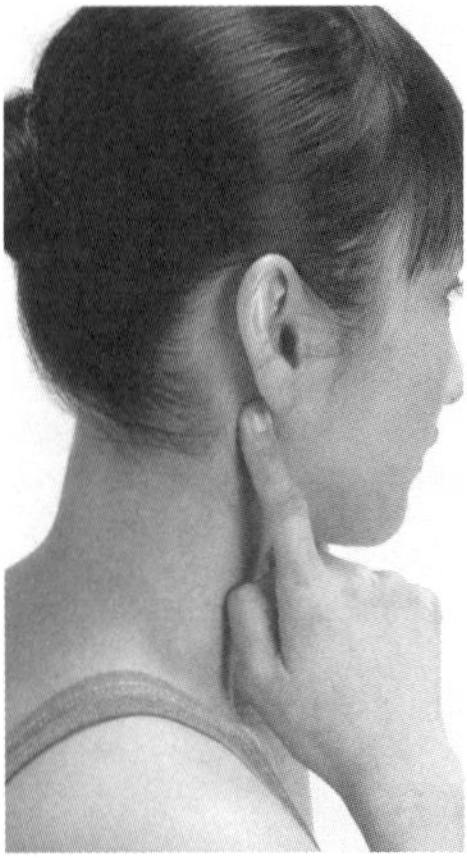

指を当てた状態で口を開けると凹む部分にある

プラスα アドバイス

急なニキビに大根おろし汁

薬を買うほどでもなく、医者に行くほどでもないニキビは、大根おろしの汁をつける。大根おろしをガーゼなどでしぼり、お風呂上がりか洗顔後につけるだけ。おろし汁はすぐに使い切り、残ったら廃棄を。

翳風
《えいふう》

「翳《えい》」とは隠れた、さえぎられた場所。そこに吹く「風」(気の通り道)であるツボの意

ツボの位置
口を開けるとくぼむ部分。
耳たぶの裏側のくぼんだ部分

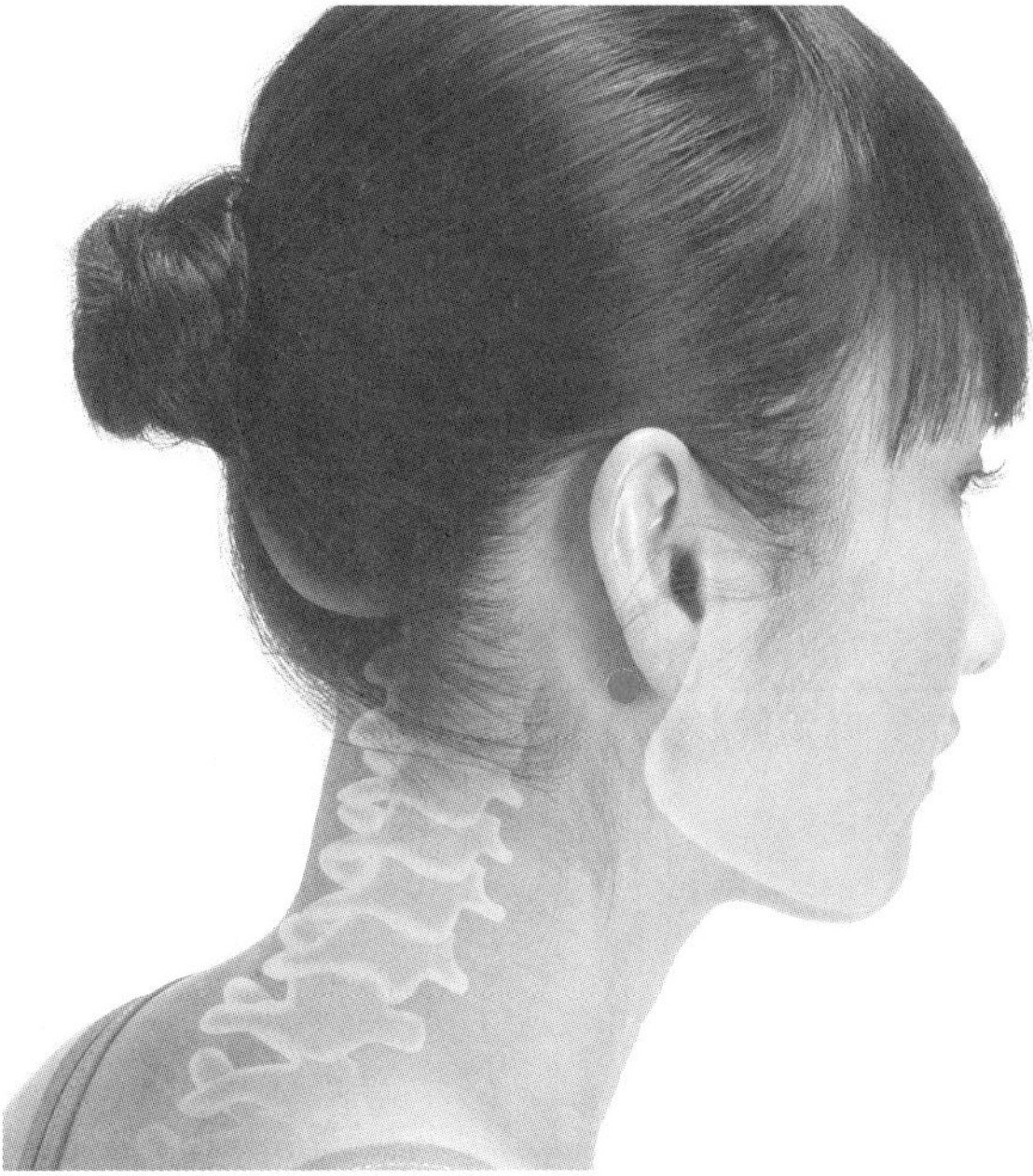

このツボのその他の効用
免疫力低下、吹き出物、落ち込み、胃腸の不調、乗り物酔い、耳鳴り

この指で押す

人差し指

額のシワ

縦ジワにも、横ジワにも！

老けた印象をとる額のツボ

額の正中線（体の中心線）上にあるため、非常に重要視されるツボのひとつ。目の悪い人の多くは目をカッと見開くくせがあり、そのせいで、おでこに深いシワが刻まれてしまう傾向があります。近眼や老眼の人は、目をよくするツボも併せて押すといいでしょう。

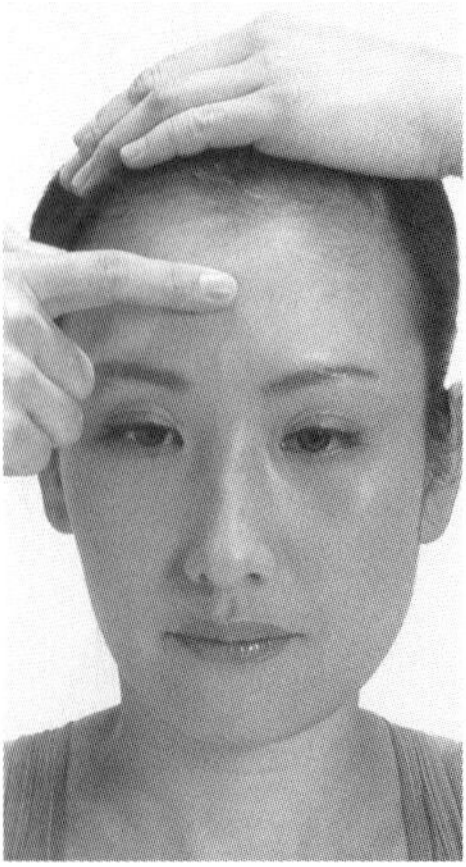

両方の人差し指を当てて、回転するようにもんでもいい

プラスαアドバイス

シワ対策にお米のとぎ汁

洗面器にお米のとぎ汁を入れ、倍のお湯をたしてかき回す。洗顔の後にこれで顔をすすぐだけでしっとり美肌に。とぎ汁には、ビタミンCやビタミンEのほかセラミド、油分が含まれています。

額中《がくちゅう》

額の中心部(額中)にあるツボの意

ツボの位置　眉毛と毛髪の生え際の真ん中

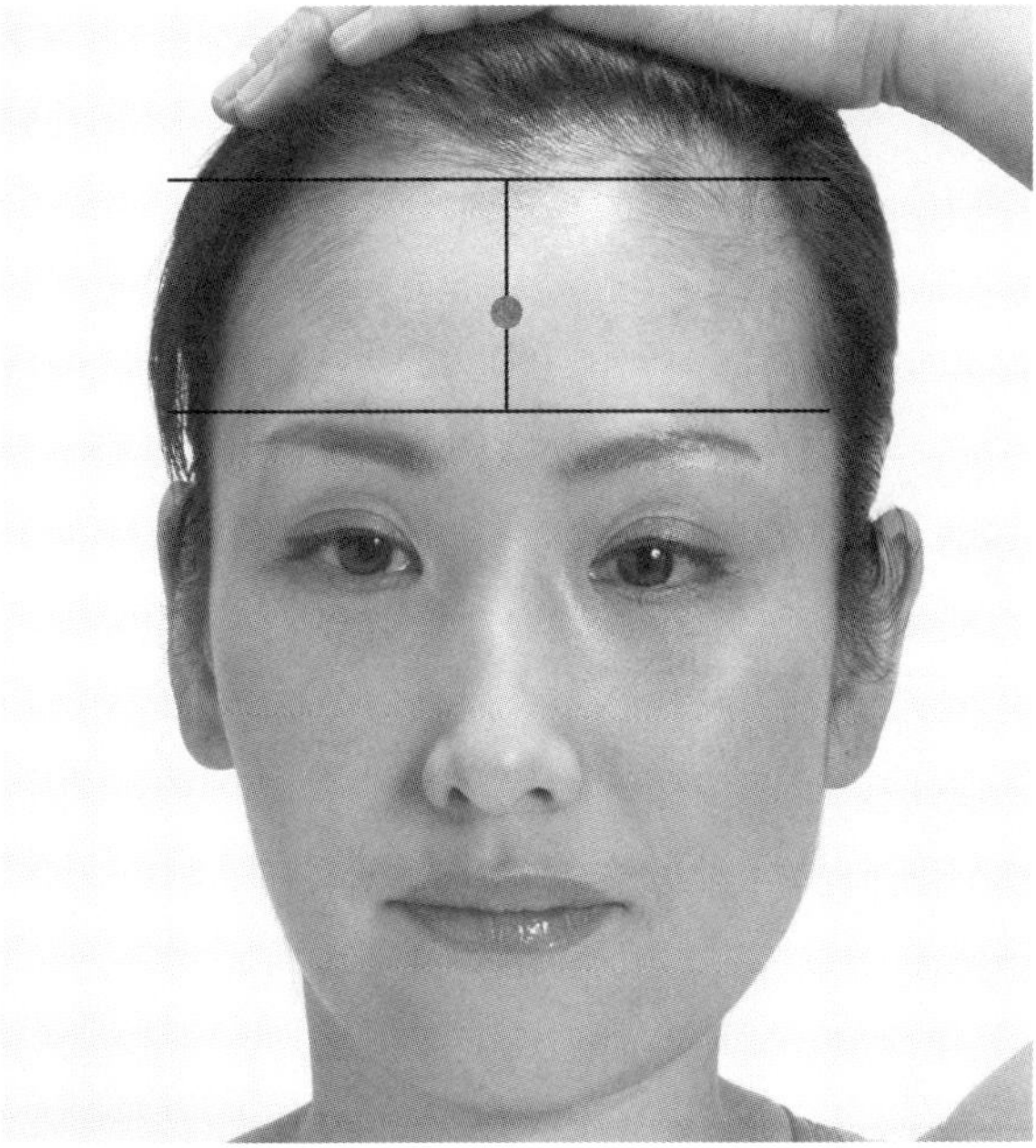

このツボのその他の効用　縦ジワ、横ジワ、老けた顔の印象

この**指**で押す
人差し指

額のシワ

縦ジワにも、横ジワにも！

髪の生え際中央にある万能ツボ

顔の正中線上にあるツボのため、とても重要なツボ。顔のシワ以外にも、オールラウンドな効果があるので、若返りのツボとも呼ばれます。じんわりゆっくり押しながら深呼吸すれば、イライラや不安がスーッと抜けていきます。洗髪のたびに押したいツボ。

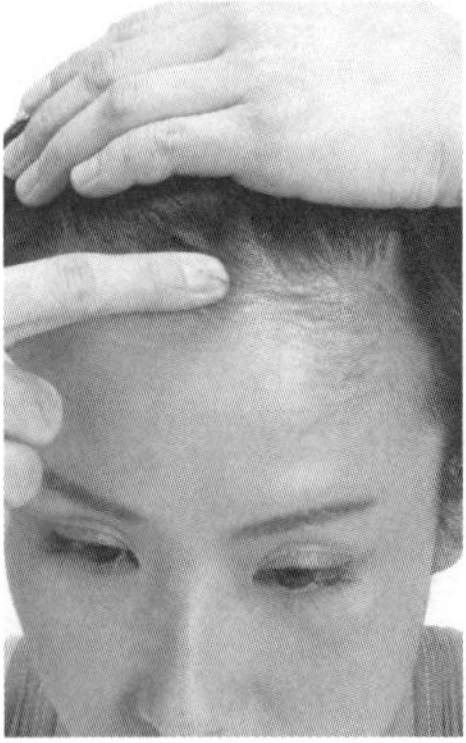

片手で前髪を押さえると、生え際の位置がはっきりとわかる

プラスα アドバイス **水で洗顔しシワ予防**

真冬など、顔を洗うときにお湯を使う習慣のある人は、注意。水の冷たい刺激は、顔面の肌を強くする。お湯で肌を「過保護」にしていると、毛穴が開き、油分がとられすぎるためにシワができやすいと唱える専門家もいる。

神庭
《しんてい》

神（脳の全体）のいる門庭（庭先）のような部位の意。重要なツボ

ツボの位置　髪の生え際のラインの中央にある

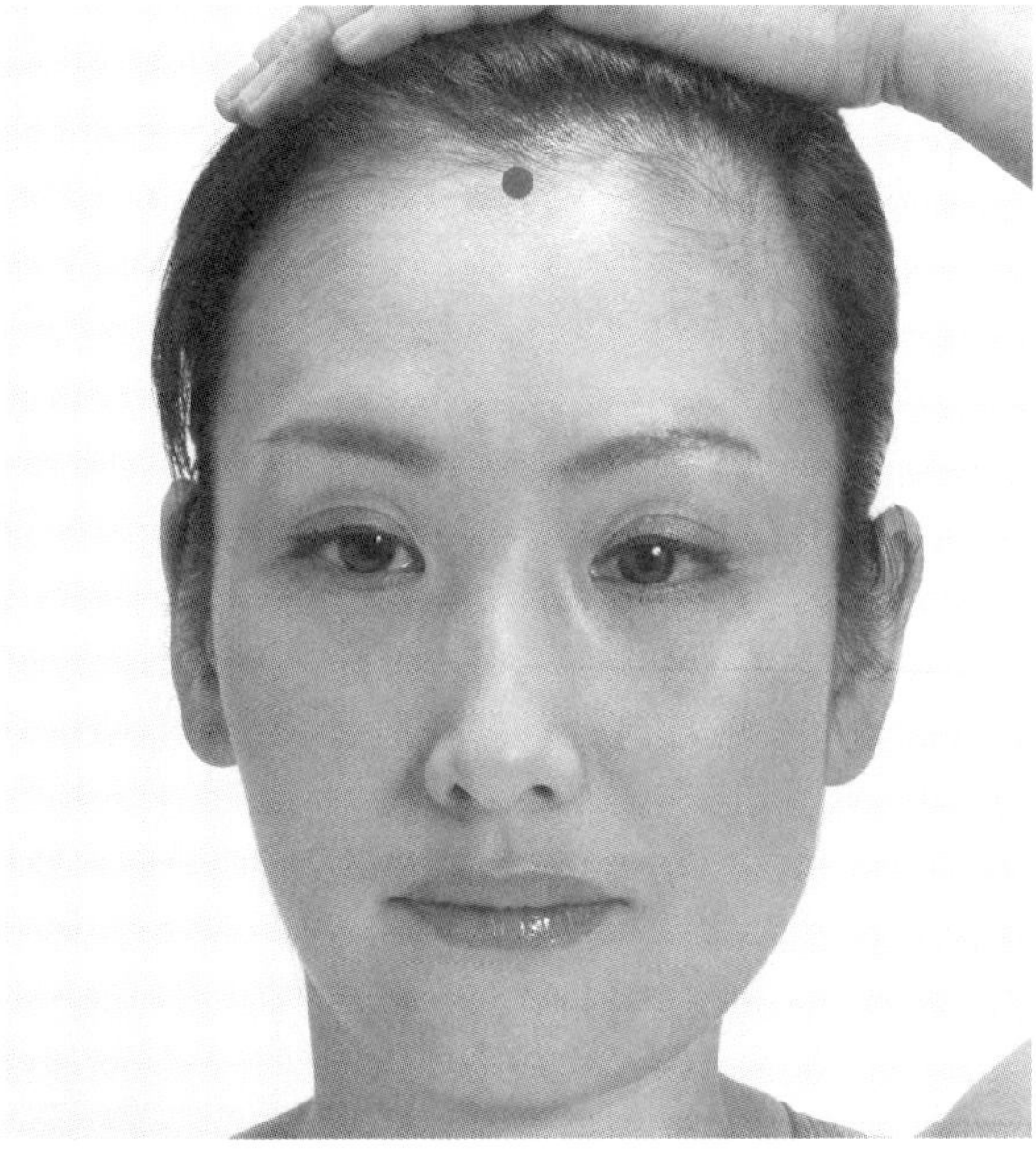

このツボのその他の効用　老け顔、抜け毛、汗っかき、不眠、鼻づまり、婦人科系の不調

この指で押す

親指

シミ、ソバカス

肌の生まれ変わるサイクルを整える

かたい部分なので浴槽の中で押すと効果的

ツボ陽池は自律神経を整えて上半身の血行をよくするので、肌のターンオーバー（代謝、細胞の生まれ変わり）を促します。肌荒れや肩こりに改善効果が期待できます。

シミはストレスによってもできるので、イライラすることから離れましょう。バスタイムに浴槽の中で押すとリラックスでき、効果もさらに増すことが期待できます。

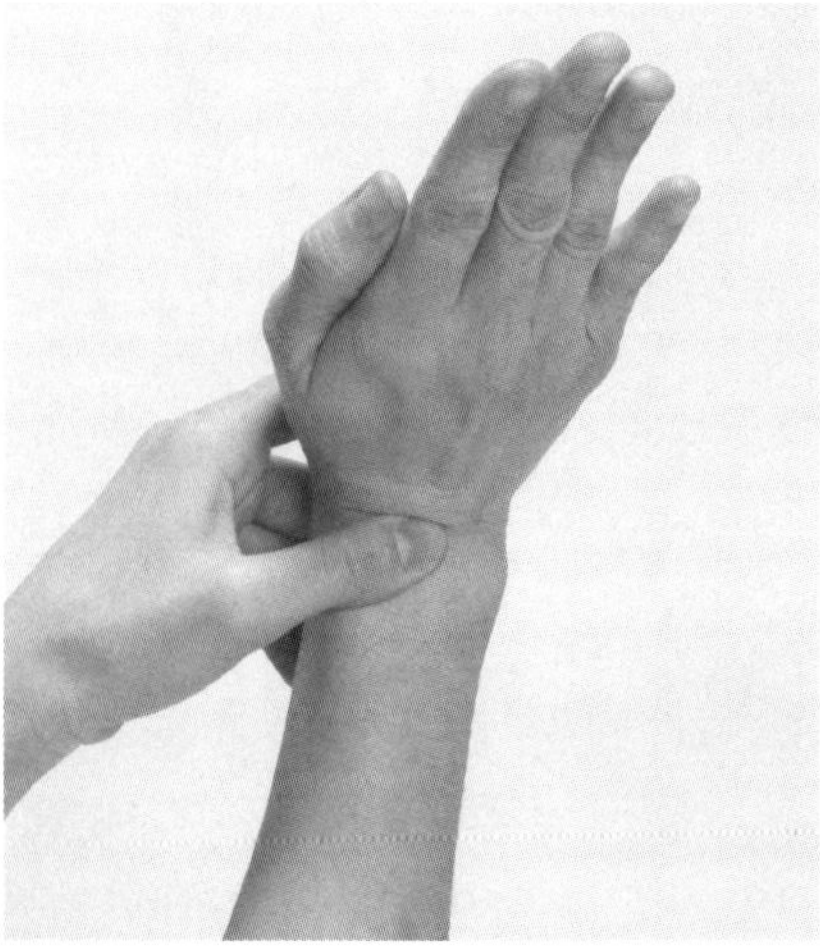

押しもむ感じでマッサージ

陽池
（ようち）

身体の表側（手の甲側＝陽）にあり、明るいエネルギー（陽）の貯留（池）するツボ

ツボの位置

手首の甲側にあり、手首を上にそらすと、シワができる。シワのほぼ真ん中を触ると、くぼんだ部分がわかる。そこがツボ

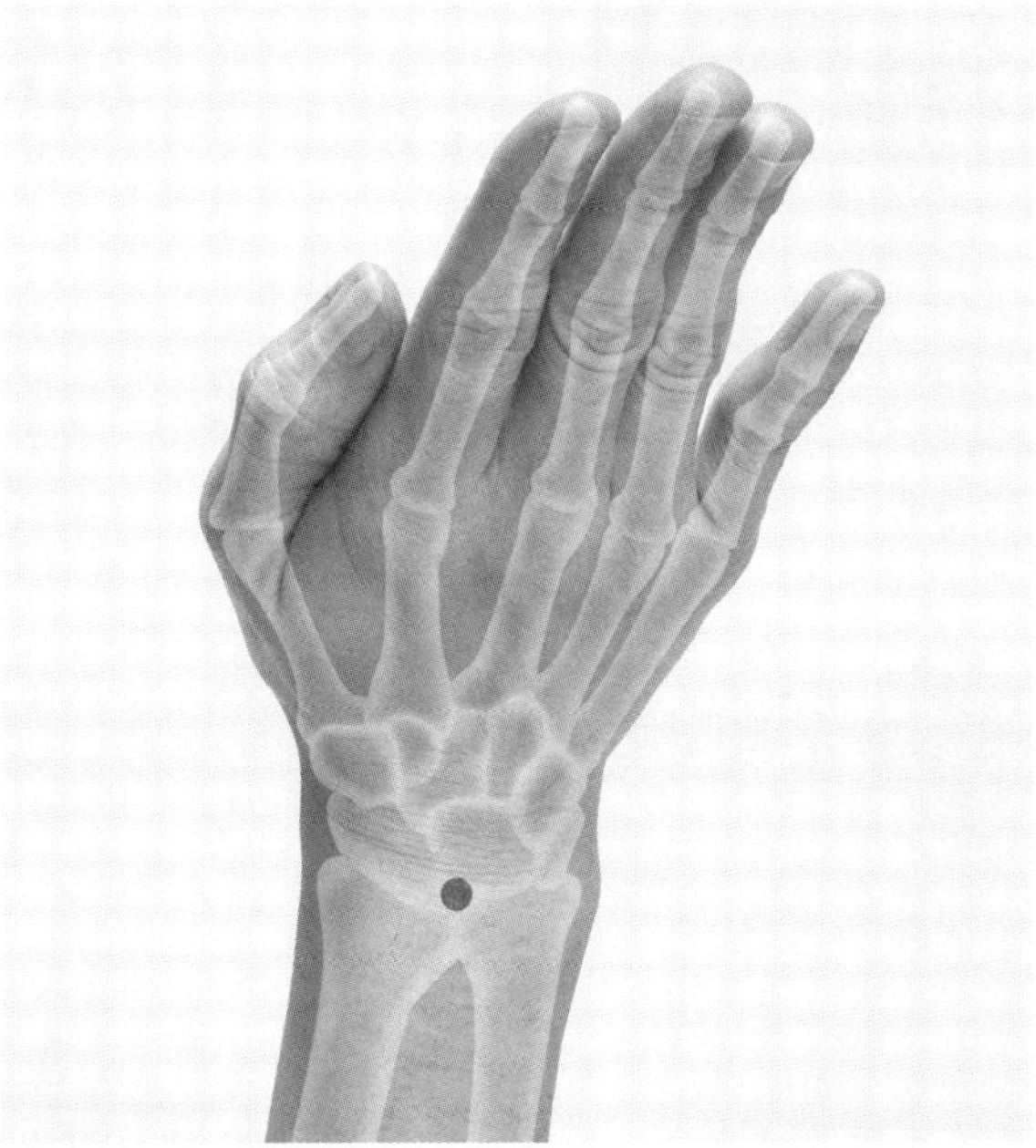

このツボのその他の効用

湿疹、冷え性、消化器系の不調

この**指**で押す

中指

目をパッチリさせる

メイクの前にひと押し！

眠そうな目を一発でキラキラさせ、魅力的に変えるツボ

黒目の真下の骨のキワにあるツボ。足陽明胃経という経絡上にある。パソコンやスマホを見すぎて疲れた目を癒やすツボ。血行がよくなるので目の周辺の痙攣にもいい。きちんと爪を切って、骨のキワを感じる程度に、指のはらでそっと押します。

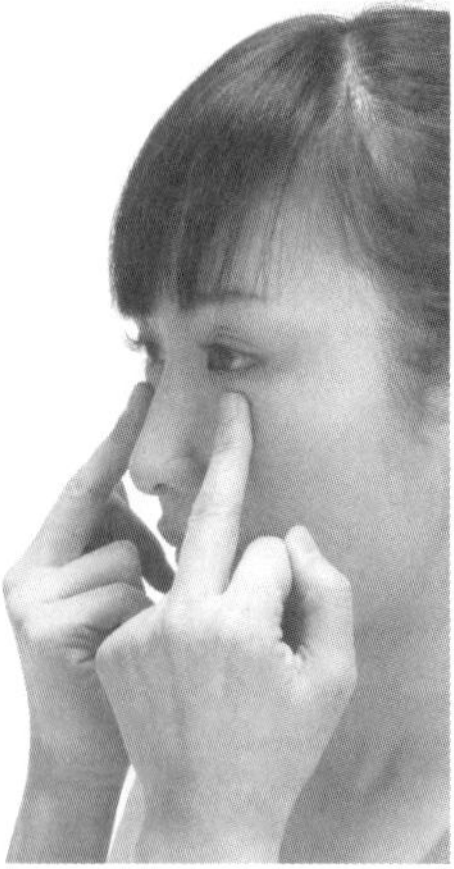

中指のはらでそっと押す程度でよい

プラスα アドバイス　ドライヤーは目に当てない

ドライヤーを毎日使っていると、髪の毛だけでなく肌もかさついてくる。前髪を乾かすときには、目に当たらないように注意しよう。目にもドライヤーの熱風はよくない。

承泣
《しょうきゅう》

「泣く（涙）」を受けとめる場所（承）にある
ツボの意

ツボの位置　目の真下にある骨の出っ張り部分

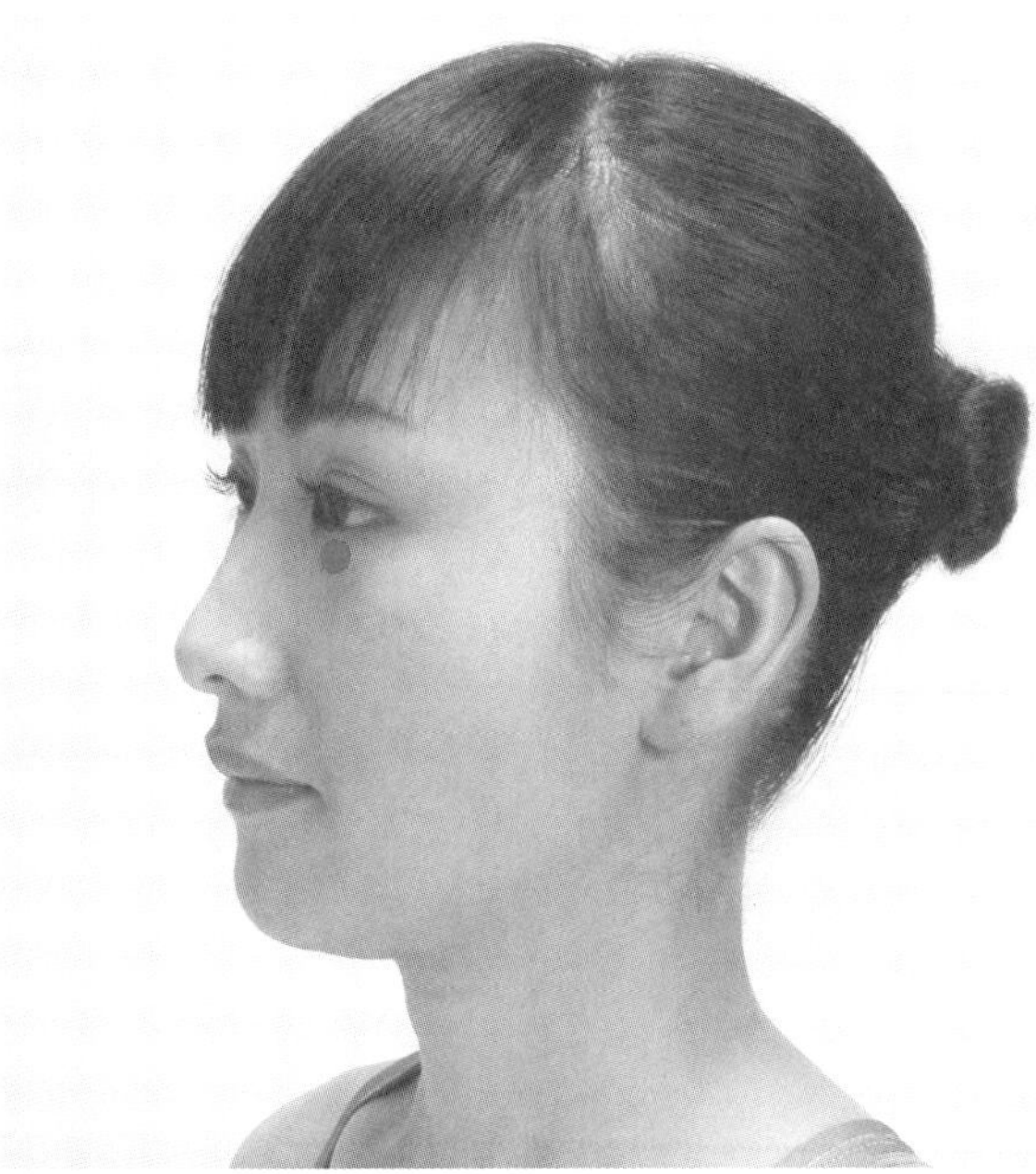

このツボのその他の効用　肌荒れ、目の疲れ、ドライアイ、目のかすれ、涙目

この指で押す

人差し指

脱け毛、白髪

自律神経を整えるツボで対処！

洗髪のとき意識して洗うと身体全体に好影響

さまざまな経絡が交わる部分にあり、全身の気が集まっているため、幅広い効能を得られる名穴（優れたツボ）。自律神経のバランスを整えるとも考えられています。両耳を結んだ線と正中線（体の中心線）が交わる交点にあります。洗髪の際は、このツボを意識して洗うと全身によい効果が期待できます。清潔に保つことを心がけたいツボ。

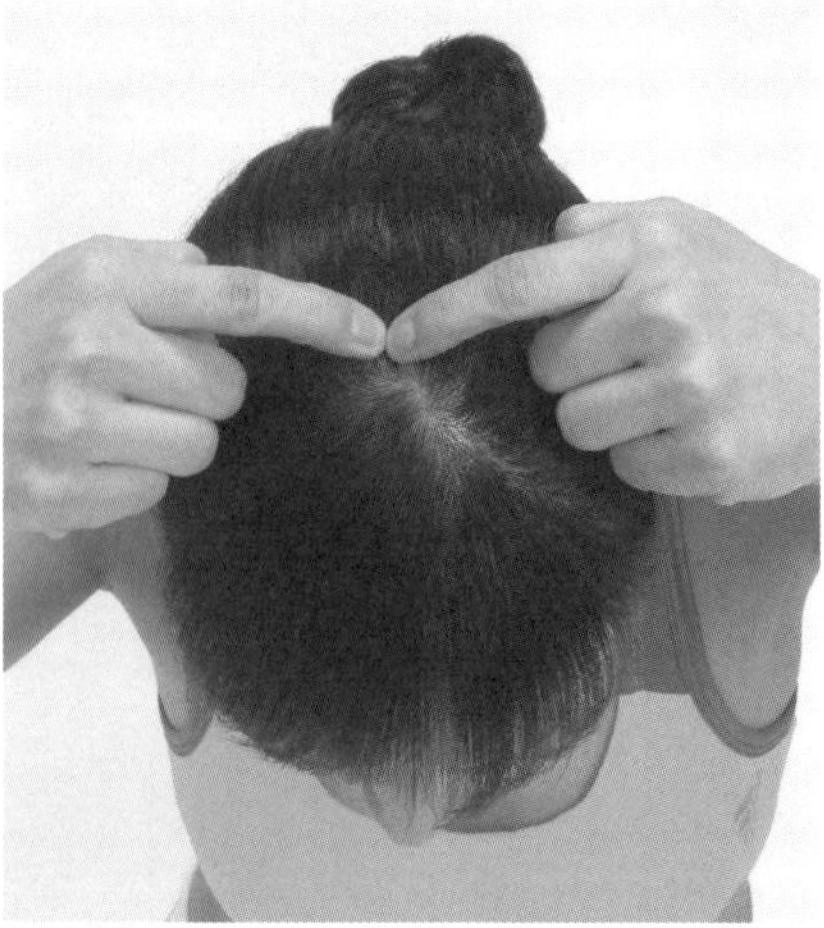

両手の人差し指を並べて押さえる。このツボの周囲には別に「四神聡」というツボ（161ページ参照）もあるので、ツボの周囲全体を2、3本の指でまとめて押してもよい

百会《ひゃくえ》

たくさん（百）の経路、ツボが集まった（会）場所の意

ツボの位置 頭頂部にある。左右の耳の一番上をまっすぐに結んだ線上の頂点

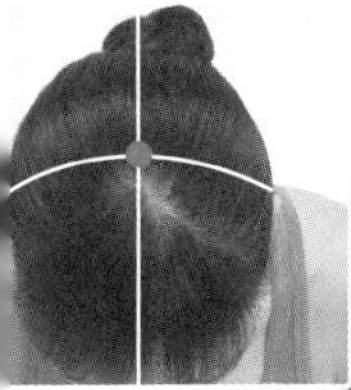

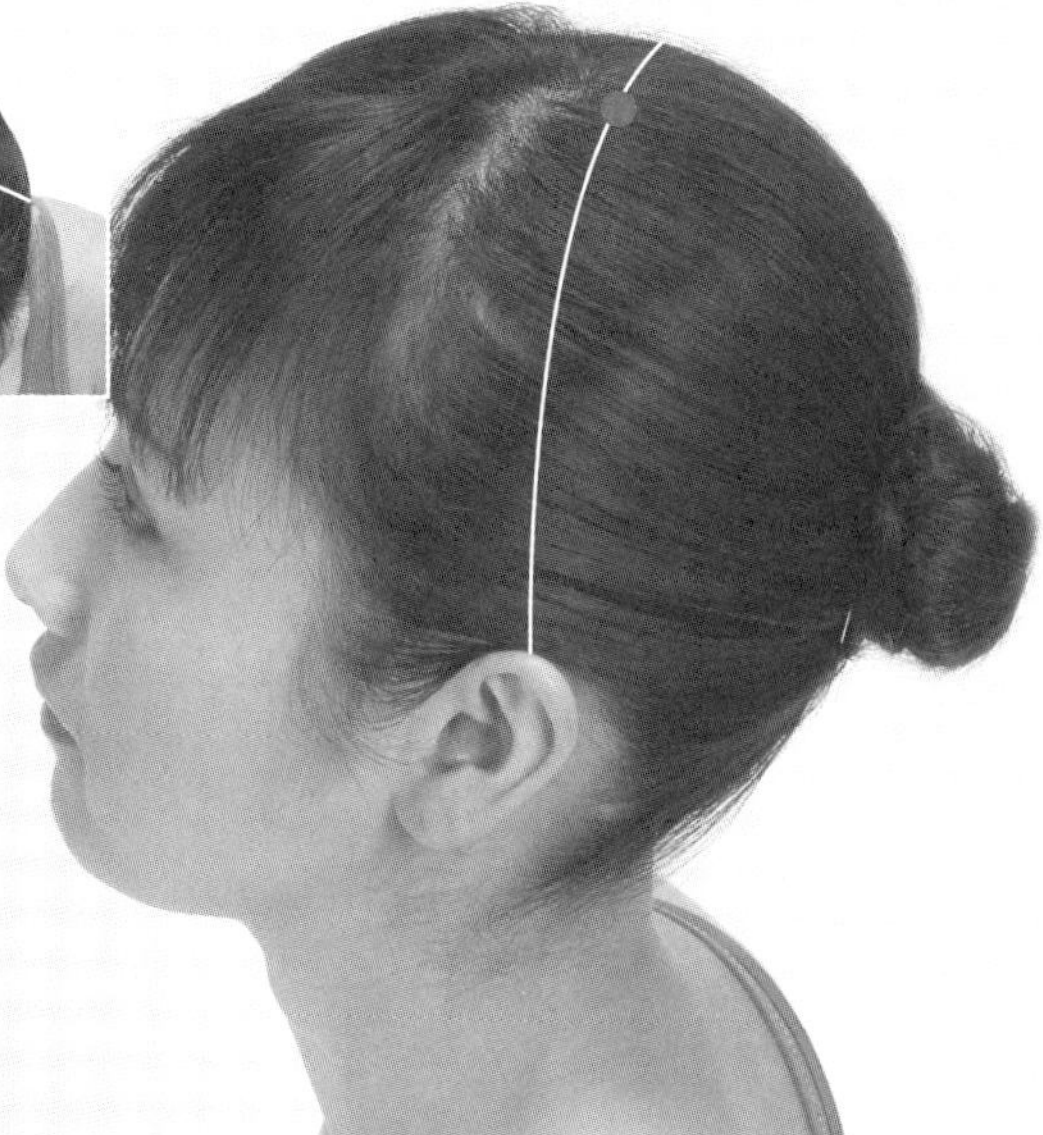

このツボのその他の効用 便秘、肛門のトラブル、陰部や肛門の不調、二日酔い

この指で押す

人差し指

白髪

ブラッシングによる刺激もGOOD！

✤トラブルに強い味方のツボ

髪の毛のトラブル全般に強いツボの代表格。ツボの位置は、まず203ページのツボ「百会」をさがします。このツボの斜め前、左右2カ所にあるのが「通天」。「百会」のツボから、指2本分前方にあります。洗髪のたびに全体的に指で押したり、もんだりして刺激しましょう。

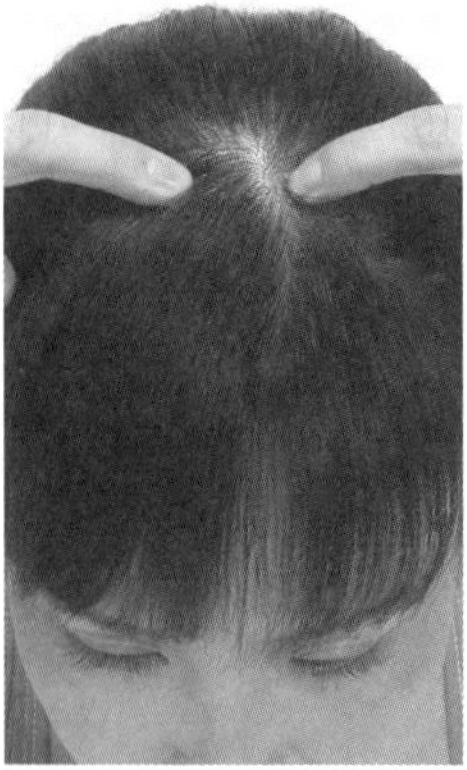

人差し指か中指で皮膚を刺激する

プラスαアドバイス

頭皮の血行促進にプラス！

クマザサのエキスが配合されたシャンプーは、育毛の効果を体験した人が多い。クマザサは、どんな環境でも生育する生命力があるため、育毛にも効果があるのかもしれない。

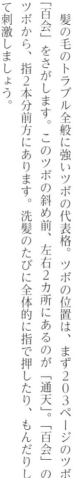

通天《つうてん》

「天」に通じる（気のめぐり、血のめぐりがよくなる）ツボ

ツボの位置　頭頂部にあるツボ「百会」顔面側へ斜め前へ指２本分のところにある

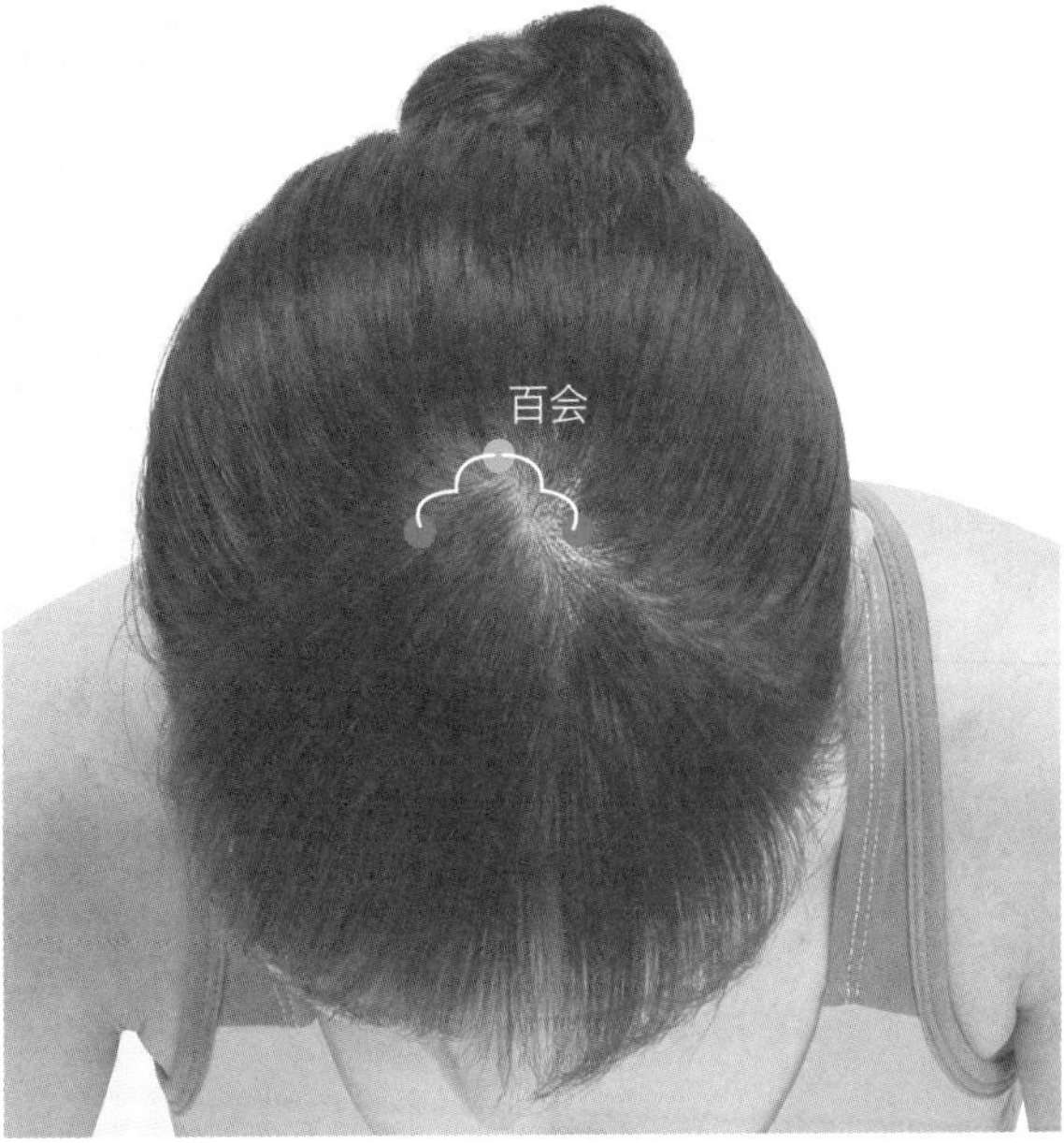

このツボのその他の効用　育毛、抜け毛、頭皮のトラブル

この指で押す

中指

老眼

顔の血行をよくするところから！

目の機能を活性化させるツボ

201ページのツボ「承泣」のすぐ下にあるツボ。一日中、表情筋を動かさずにいると、顔の気血のめぐりも滞り、重く感じられてきます。ほほの血流をよくして顔も目も若返らせましょう。爪を立てないよう十分に気をつけて、指のはらで押します。

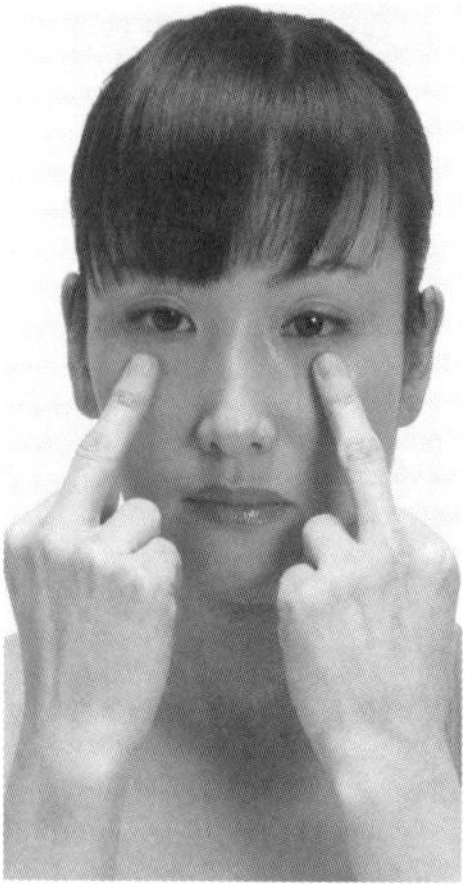

爪を立てないよう十分に気をつけて、指のはらで押す

プラスαアドバイス

青野菜で目に栄養を！

ほうれん草、小松菜は、ルテインなど目にいい栄養が豊富に含まれている。
ミキサーでジュースにして飲むと消化吸収されやすい。

四白《しはく》

天地左右の四方(四)によく気血が行き渡り
明るく(白)見えるようになるツボ

ツボの位置 目の中央部分の下に指をおくと、骨の端に触れる。その骨の端から1センチほど下のくぼんだ部分

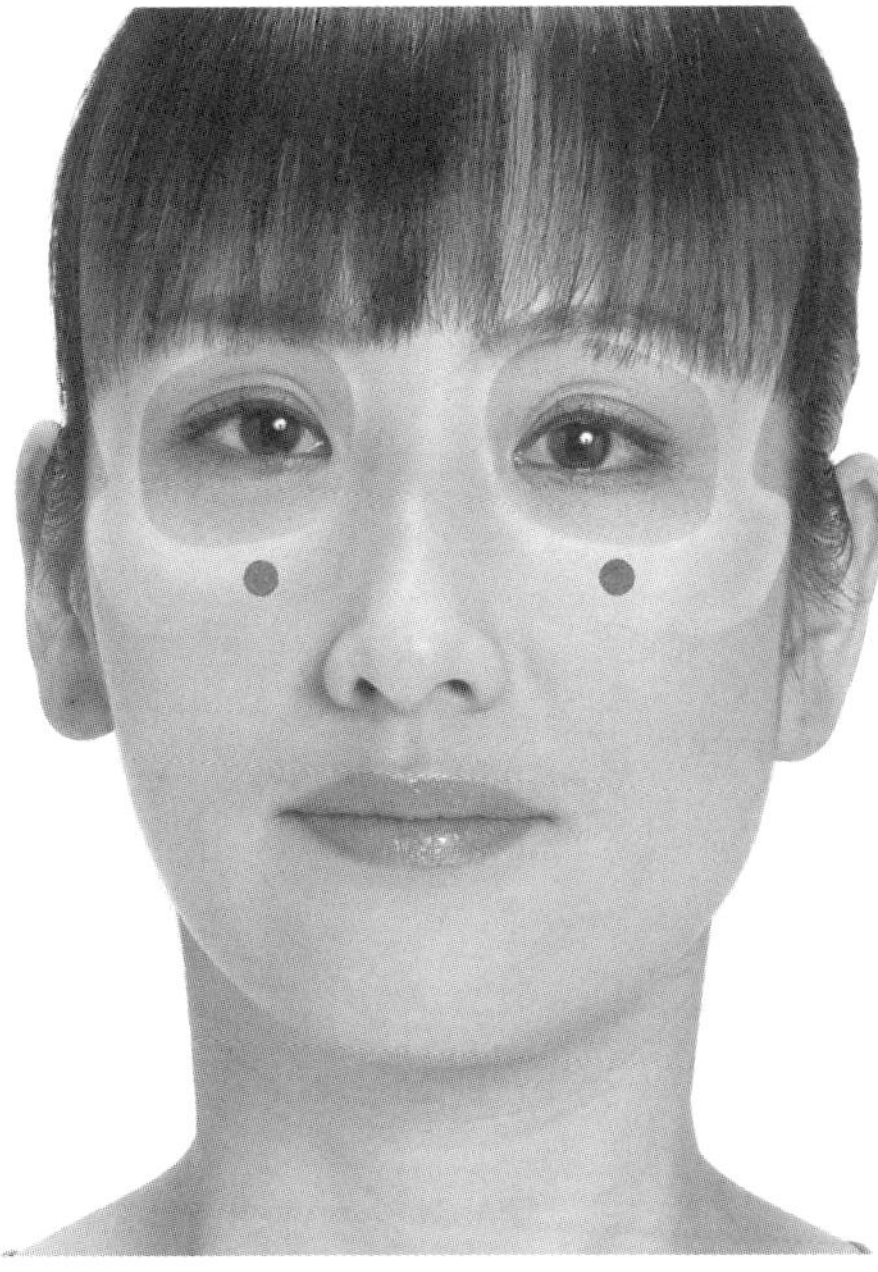

このツボのその他の効用 視力回復、かすれ目、疲れ目など目にまつわる疾患

この指で押す
人差し指

老眼

顔の血行をよくするところから！

まぶたの下の痙攣にも効果的なツボ

「あれ？ ピントが合わない」と思ったらこのツボ！ 14の経絡上にはない「奇穴」のひとつです。

こめかみに指を置き、目尻の斜め下方向に、少し動かすと見つかります。指で軽くグリグリとくぼみを押してマッサージ。目を閉じて押すと、ツボの名の由来の通り、視界がスッキリ明るくなる様がよくわかります。顔が強張っているときや、まぶたや目の下が痙攣するときにも。

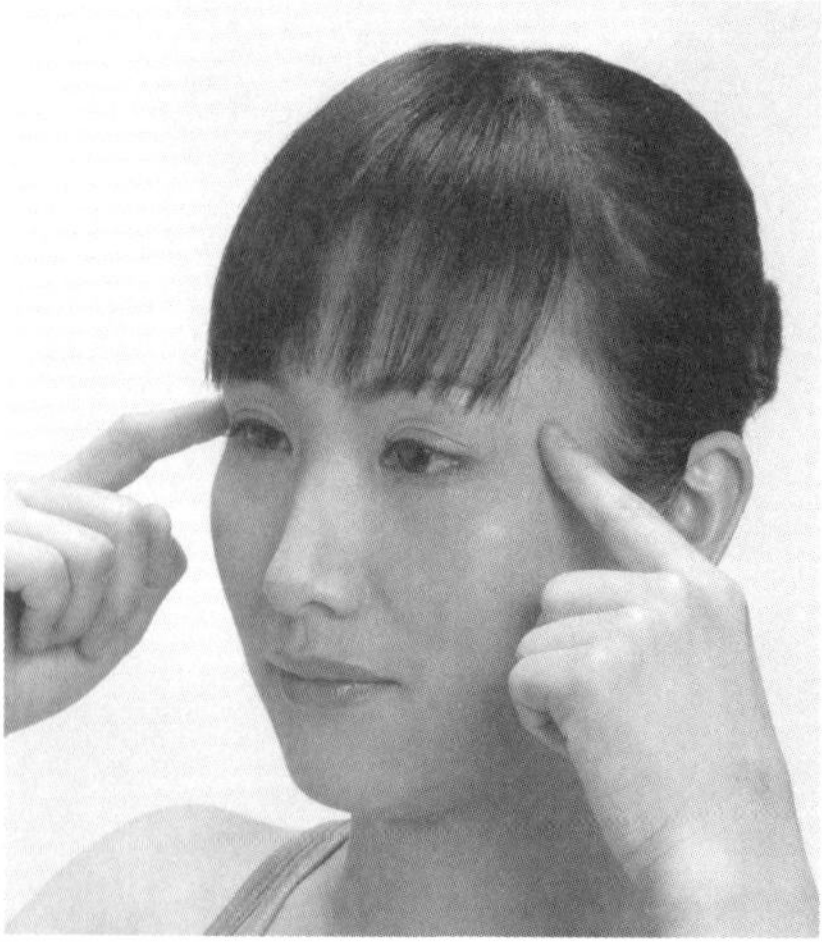

目の周囲の血行をよくする感覚でマッサージしよう

太陽《たいよう》

太陽のごとく視界を明るくするツボ。
明るく(視覚的)、温かく(神経)する顔面の最重要のツボ

ツボの位置

こめかみよりも、やや目尻よりの下方のくぼんだ部分にある

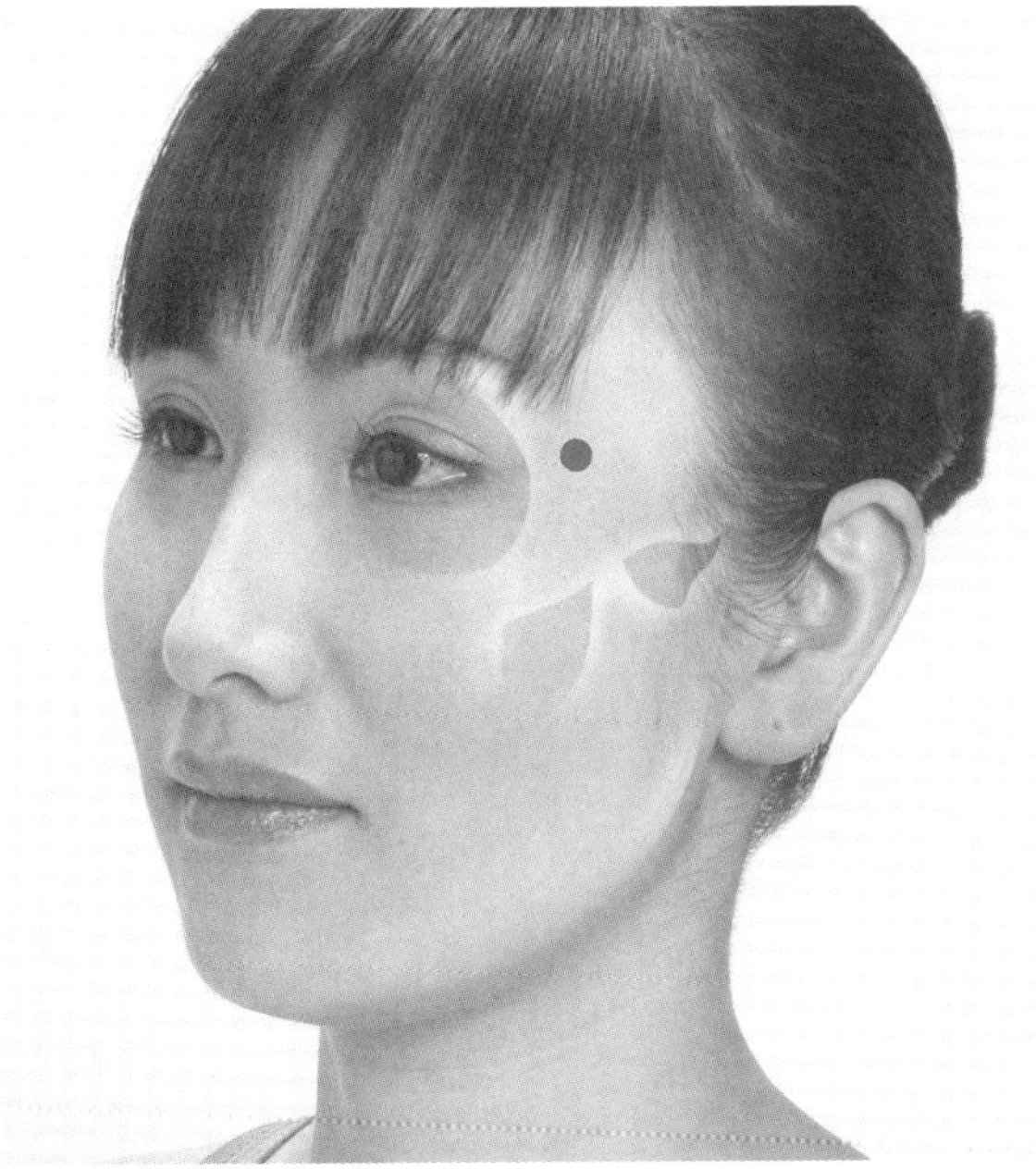

このツボのその他の効用

頭痛、顔面神経痛、眼精疲労

顔のむくみ、たるみ

7つの穴がスッキリ!

首筋にある「むくみとり」のツボ

手の太陽小腸経上にあるツボ。天（頭）にある7つの窓（穴）でもある目、耳、鼻、口への気の通りを整えます。毎日軽く押せば目鼻立ちがクッキリしてくるでしょう。

顔や頭の血行を促し、スッキリさせます。指のはらを軽く押しつけ、気持ちいいと感じる程度に押します。

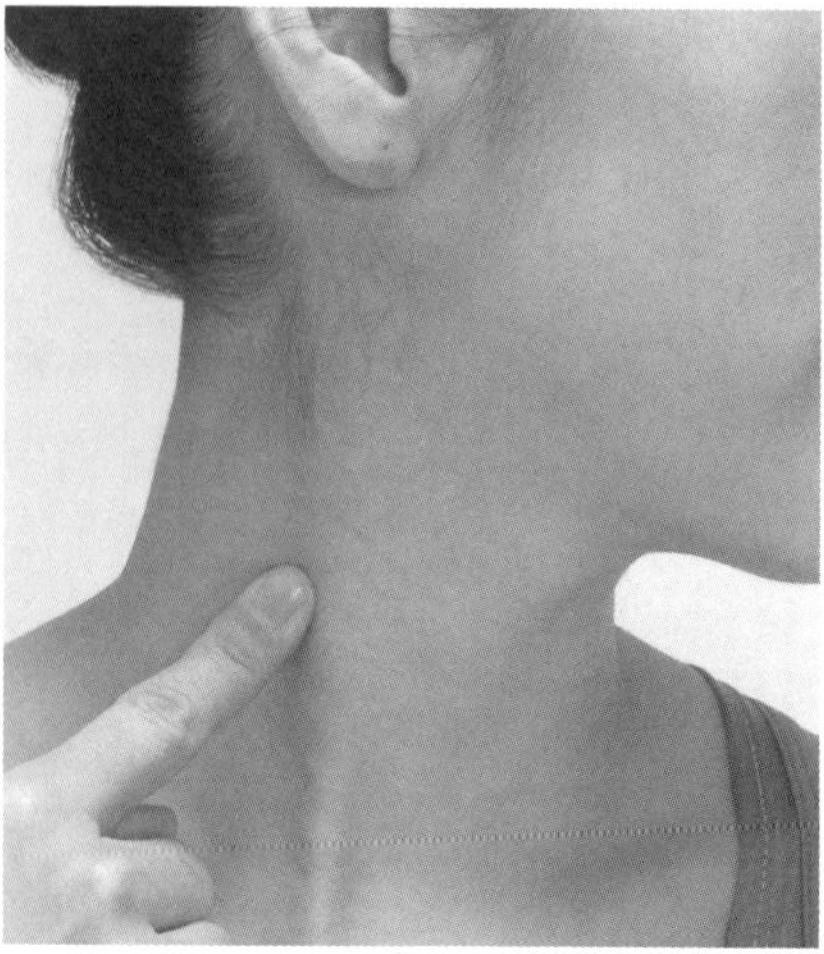

押すと違和感などの反応が比較的はっきりと出るツボ

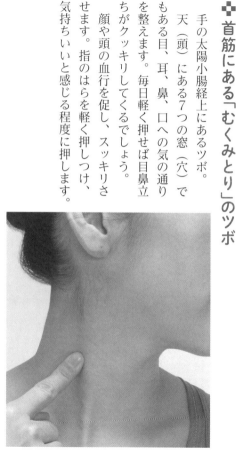

天窓《てんそう》

「天（身体の上部、頭、顔）」にある「窓（気のめぐりの出入り口）」のツボ

ツボの位置　首を真横に向けると、盛り上がる胸鎖乳突筋の外側（後頭部側）にある。のどぼとけから真横に（水平に）のばした線上

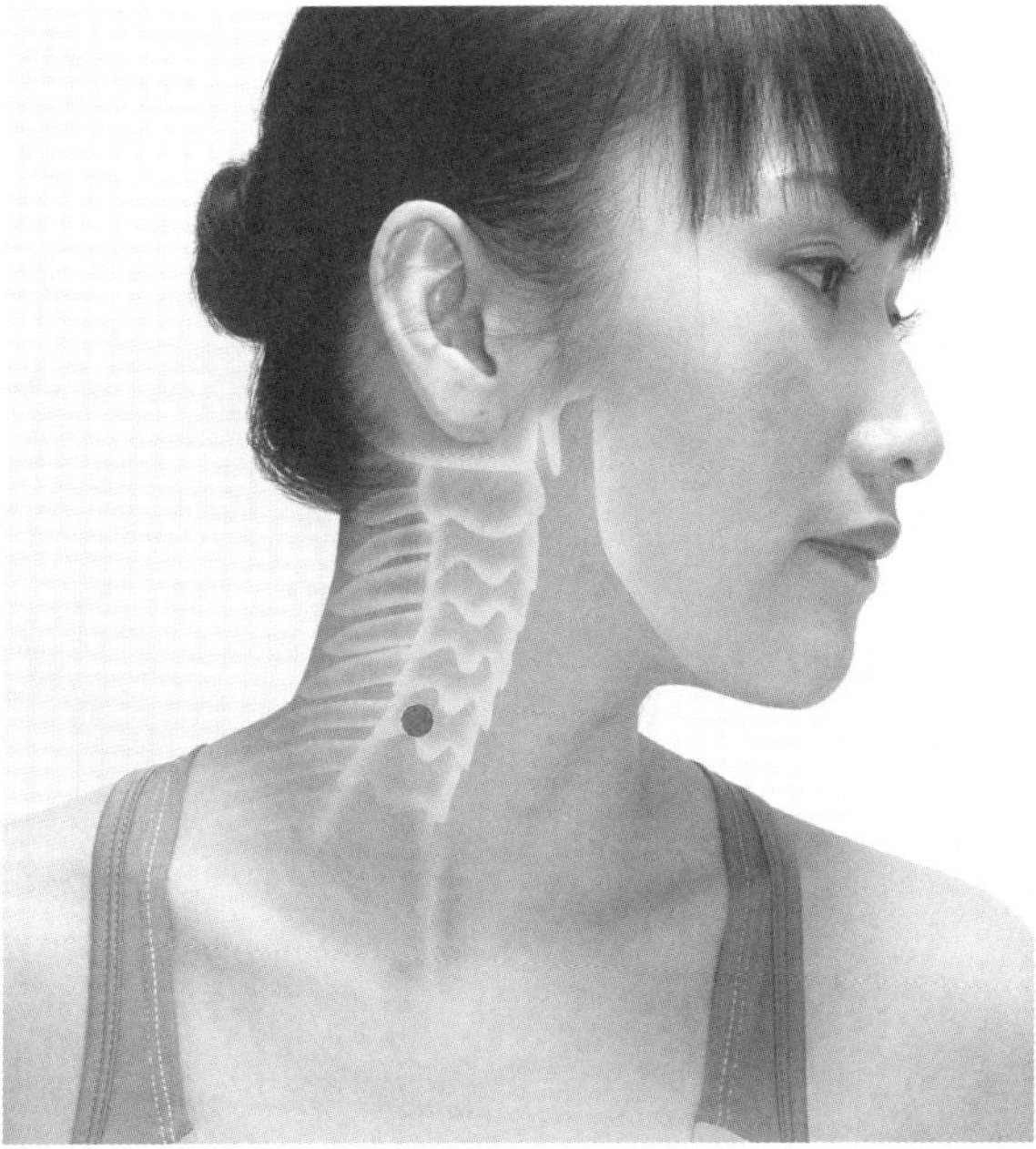

このツボのその他の効用　小顔づくり、難聴、耳鳴り

この**指**で押す

人差し指

脚の疲れ、むくみ

筋肉をゆるめて疲れをとる！

ひざにある代表的なツボのひとつ

下半身の筋肉の緊張をやわらげる効果が期待できるツボ。別名筋会ともいい、筋肉の疲労にも使われてきました。押すと下半身だけでなく全身の筋肉がゆるむので、一気にリラックス感を味わえます。立ち仕事の人はぜひ、こまめに押してください。

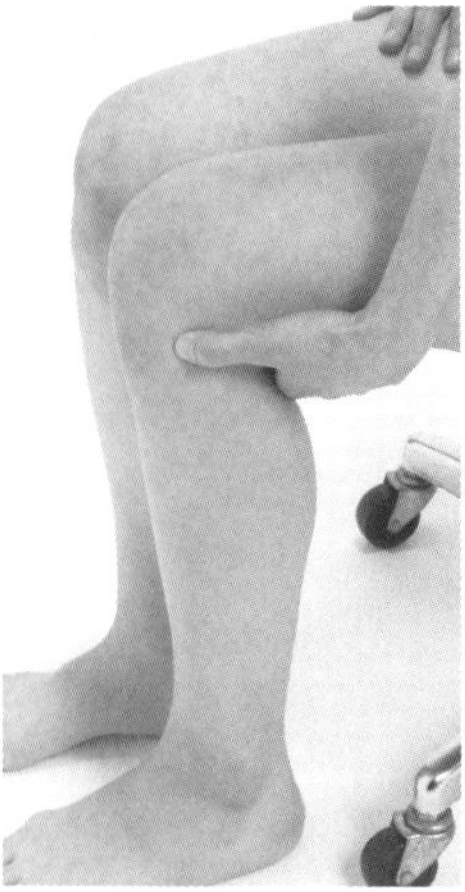

押すのは難解な部位。指で探りながら押す

プラスα アドバイス **ハトムギ茶で神経を癒やす**

ハトムギ茶は、関節などの不調、神経痛をやわらげるといわれる。やかんいっぱいにつくりおきしておき、お風呂上がりに飲もう。血行のよくなった身体は消化、吸収も早く、より効果的。

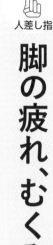

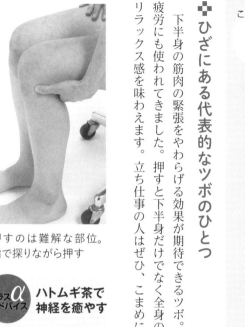

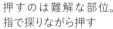

陽陵泉
《ようりょうせん》

ひざの外側（陽）の、ひざの骨の高い部分（陵）にあるくぼみ（泉）

ツボの位置　イスに座った状態で、ひざ頭に手のひらを開いて当てる。ちょうど小指の当たった下のほうにあるでっぱった骨から指２本分下にあるくぼんだ部分

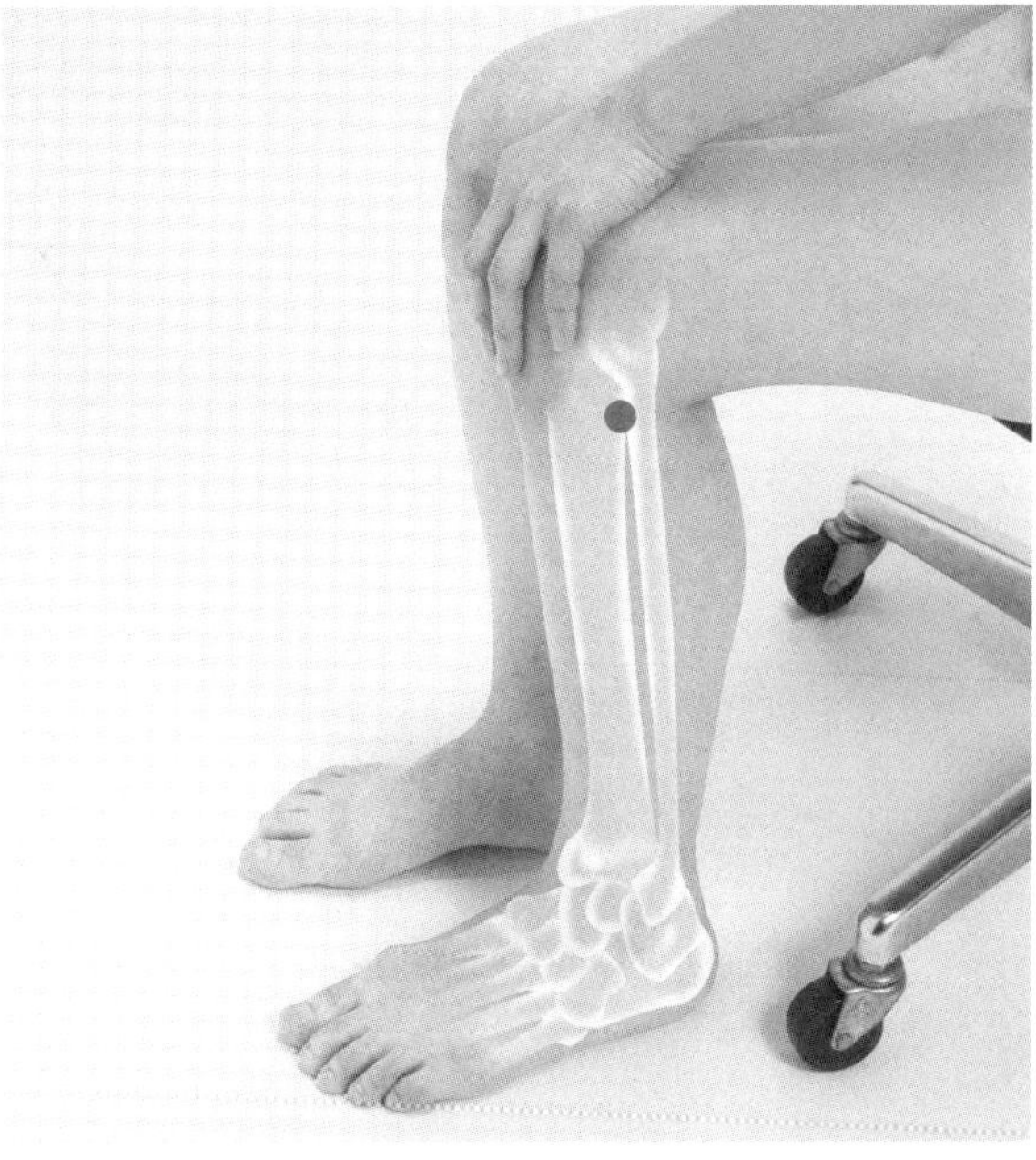

このツボのその他の効用　肩こり、肩が上がらない、ふくらはぎのだるさ、下半身のだるさ、筋肉痛

この**指**で押す

親指

二の腕シェイプ

たるみにひと押し！

手五里《てごり》

手の経絡にある五里（ツボの整う場所）にあるツボの意

ツボの位置

ひじを曲げると、シワができる。そのシワの一番外側（ひじ側）にくぼみがある（曲池というツボ）。ここから指４本分上（肩のほう）

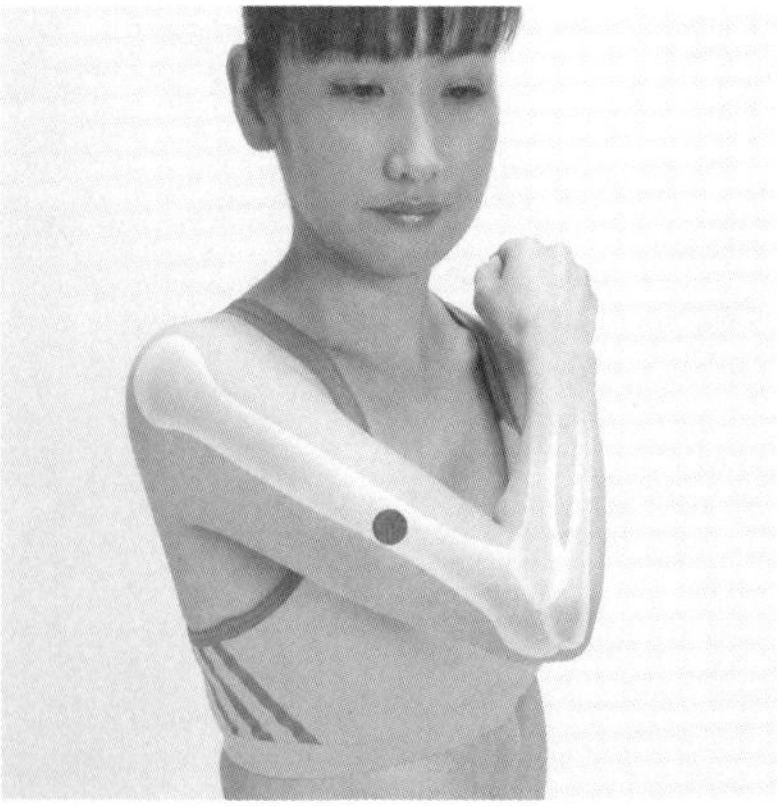

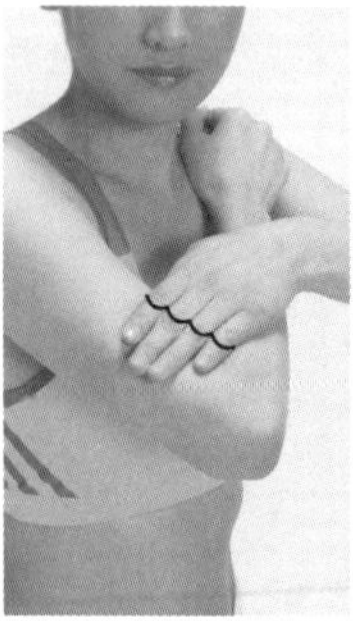

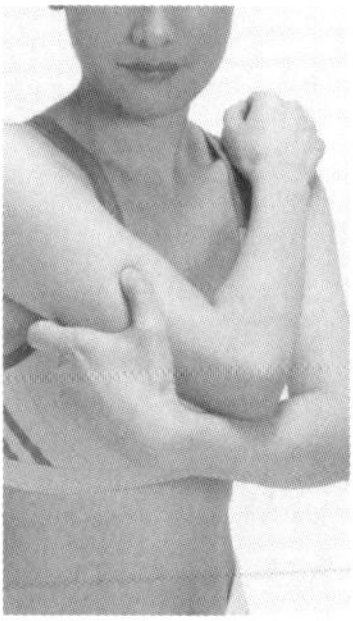

手陽明大腸経という経絡上にあるツボ。肘や腕の痙攣や腕が上がらないときにも役立ちます。悪くなっているめぐりを改善します。押すと痛点を感じるので、位置は見つけやすいでしょう。

新陳代謝アップ

内側から生まれ変わる！

この指で押す

親指

内関
ないかん

腕の「内側」にある関所のような重要な場所、そこにあるツボの意

ツボの位置

手首の内側にある。手首のシワの中央から、指３本分上（ひじのほう）にある。親指で押すと、ツーンとくる部位

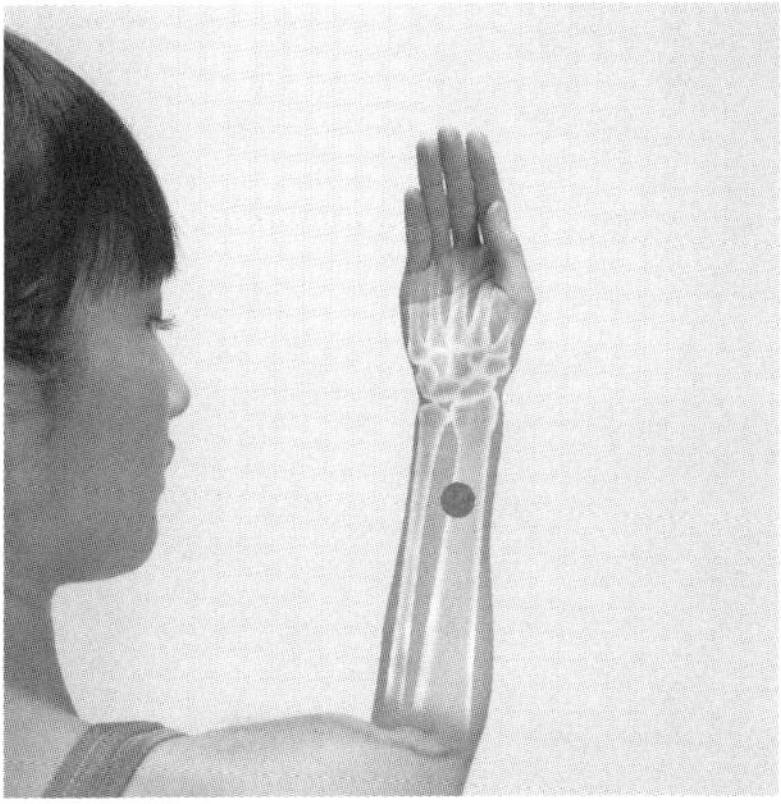

指３本分
ひじ寄りにある

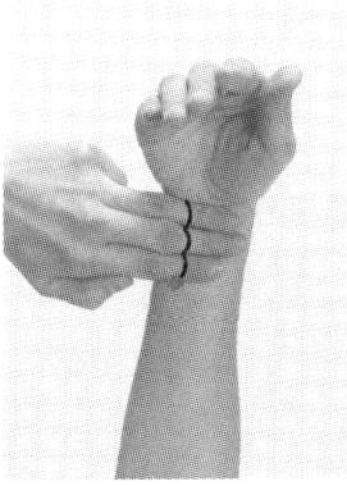

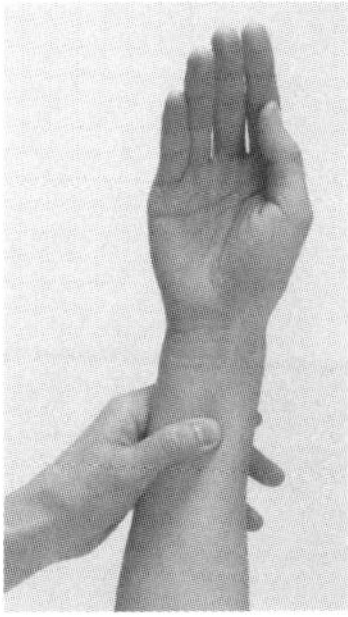

万能ツボであり、腕にあるツボの代表格。全身の新陳代謝の活性化に有効です。また、車酔い、めまい、不安感などを落ち着けるのにもよいツボです。

ヒップアップ

キュッと上げよう！

この指で押す

人差し指

承扶《しょうふ》

下半身を支えて（承）、助ける（扶）ツボ

ツボの位置　お尻のシワ。横に走るシワのちょうど真ん中周辺にある

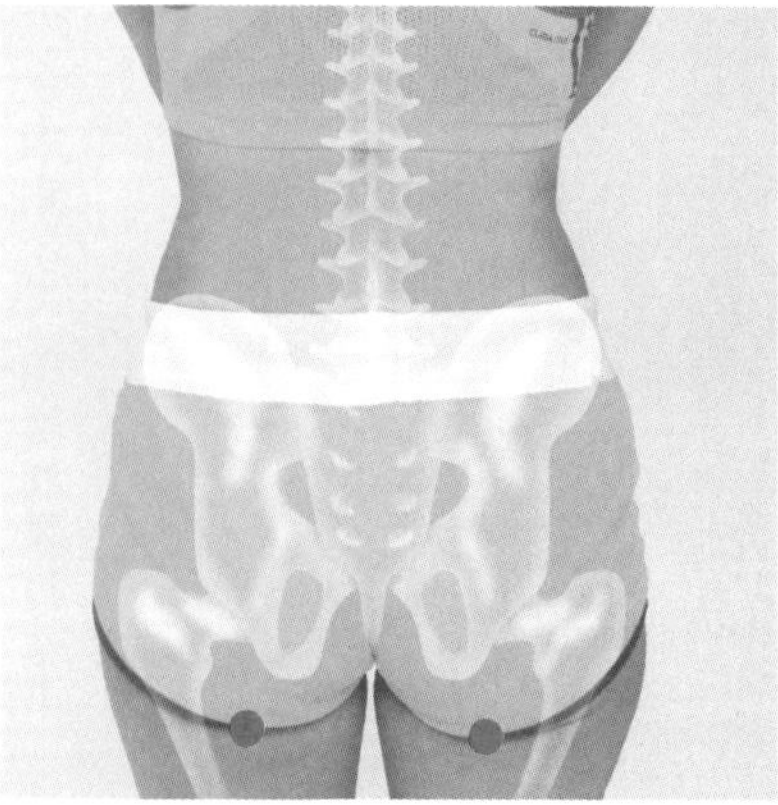

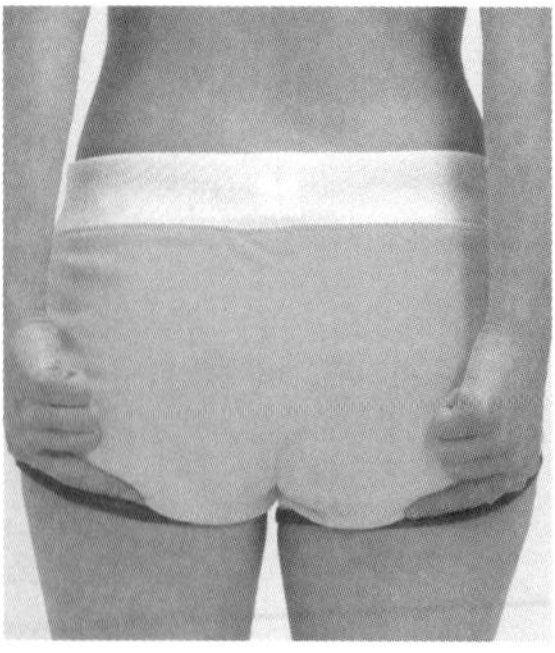

冷えによる下半身の痛みが出たときにこのツボに灸をすると歩けるようになるというツボ。

お尻まわりの血行や代謝をアップします。横になってうつぶせの状態になると押しやすいでしょう。精力減退、坐骨神経痛にも効くツボです。

水分《すいぶん》

「水」に関係したツボ。「水」に関連した症状に効果のあるツボ

この指で押す

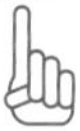

人差し指

ツボの位置 おへその上にあり、おへそから指1本分上にある

ウエストシェイプ
くびれを目指して！

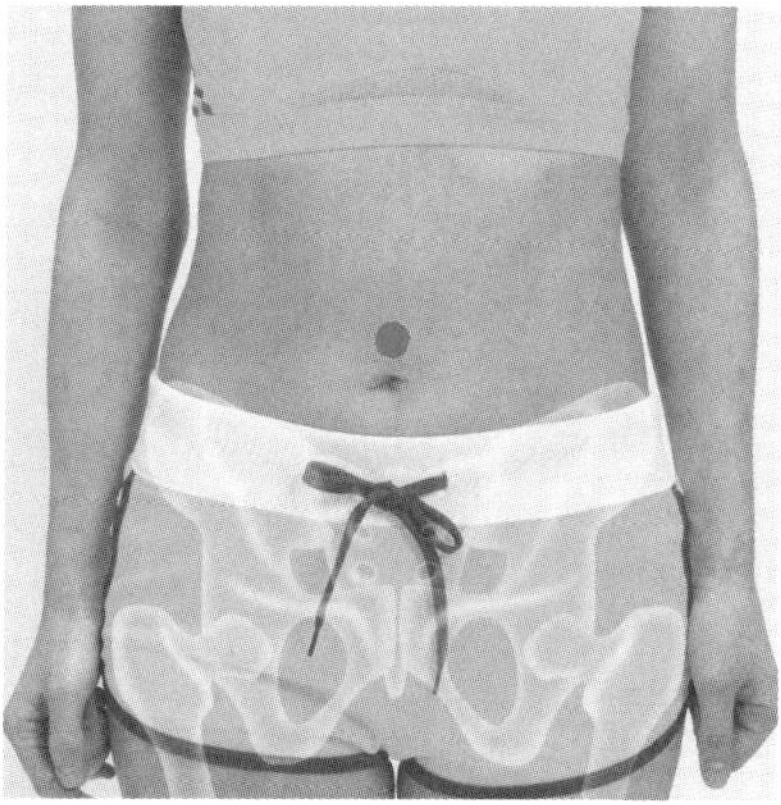

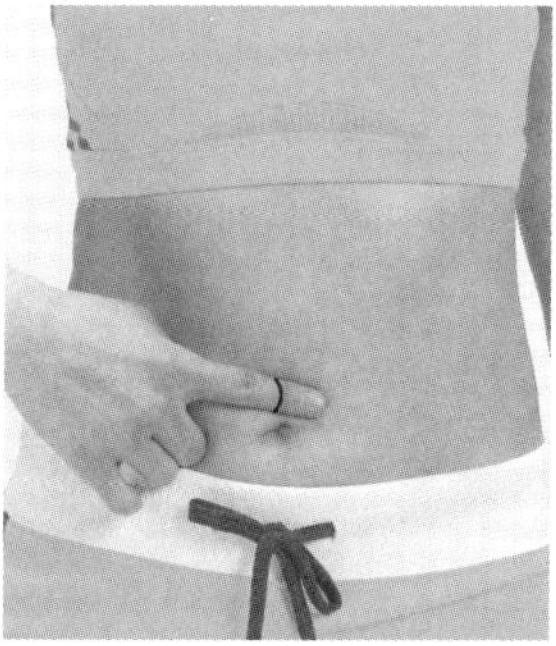

任脈という経絡上にあるツボ。小腸のはじまる部分にあり、小腸は水分調整に関与すると考えられたため、この名がつきました。正中線（体の中心線）上にあり、繊細な部分なのでゆっくりソフトに押します。

膻中《だんちゅう》

心臓という大切な臓器を守る胸骨にある

ツボの位置 左右の乳首を結ぶ線上、真ん中にある

この**指**で押す

親指

全身のシェイプアップ

いつのまにかホッソリ！

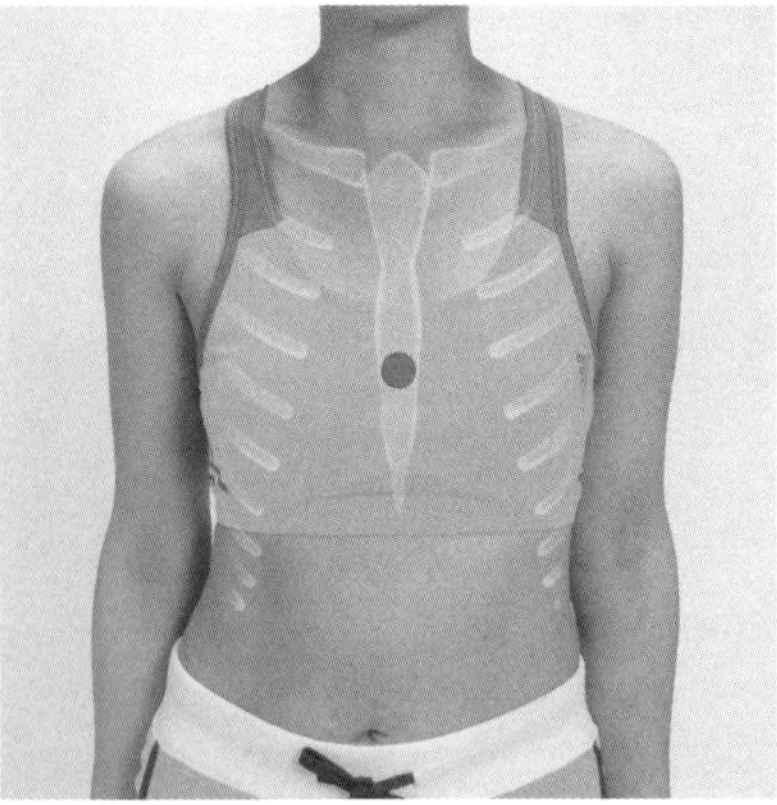

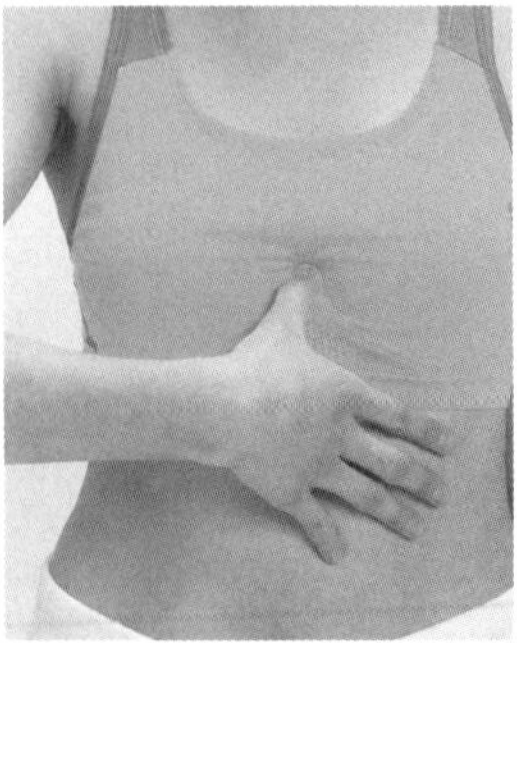

エネルギーの不足や滞りをよくするツボ。直下に胸骨があるためゴツゴツとして押しにくいですが、ストレス解消にも効果があります。精神的な不安があると、この部分の気が滞り、痛みが出ることがあります。肋間神経痛にも効果あり。胸はふだんから広げましょう。

バストアップ

姿勢にも影響大！

この指で押す

親指

胸郷 きょうきょう

胸に関係する。リンパ腺、乳汁、乳腺などの促しをよくする

ツボの位置

わきの下をピッタリとつけて、ひじを肩のほうに曲げる。その状態で両手の親指をわきの下に当てたとき、指の当たる部分にある

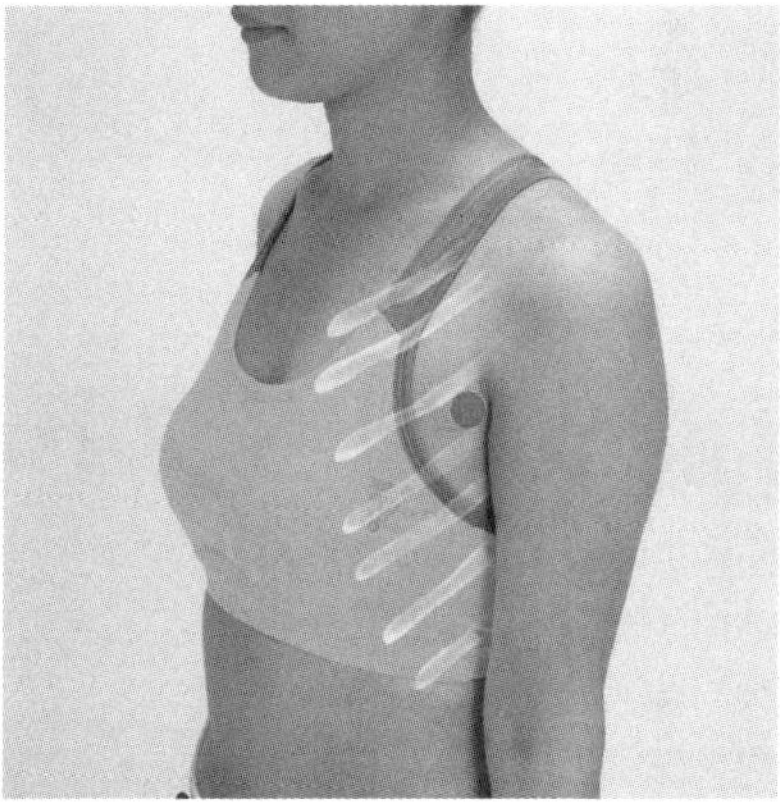

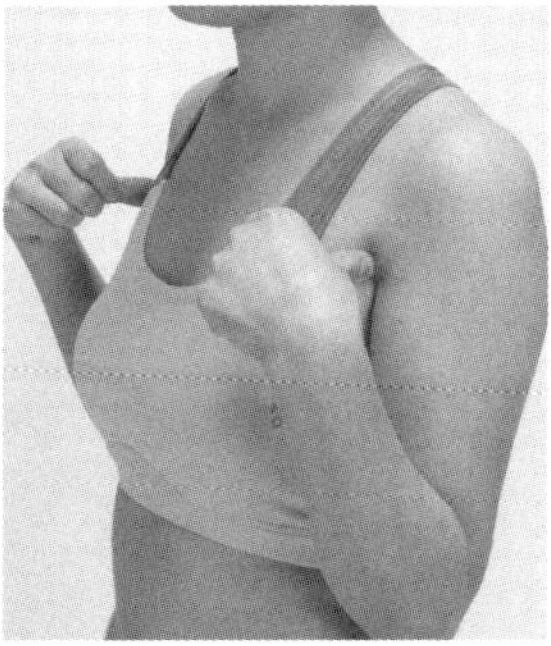

胸部の気血水のめぐりに作用する経穴とされています。

ひじの位置を変えて、わきの下をピッタリ密着させたり、離したりしてみると、ツボ押しの感覚も違ってきます。

リンパの近くなのでやさしく押しましょう。

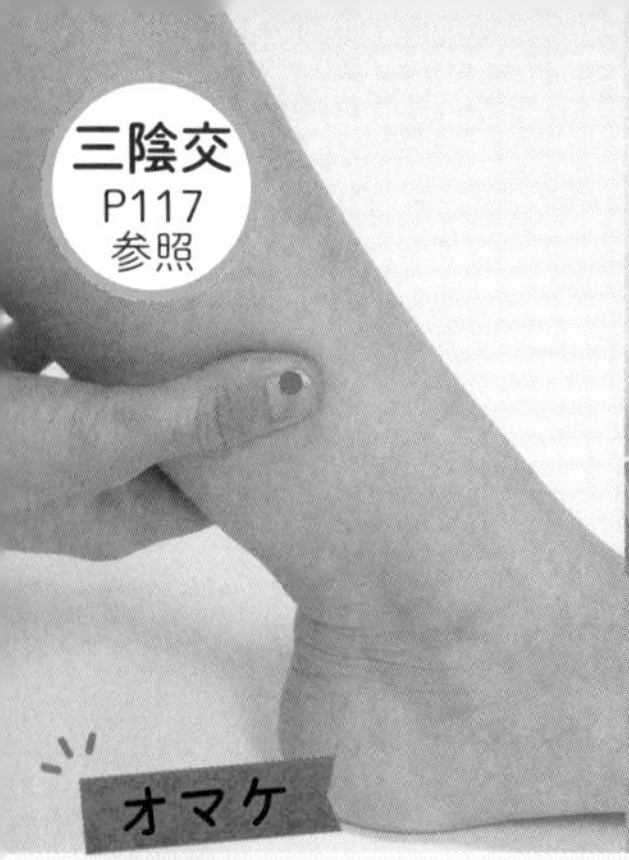

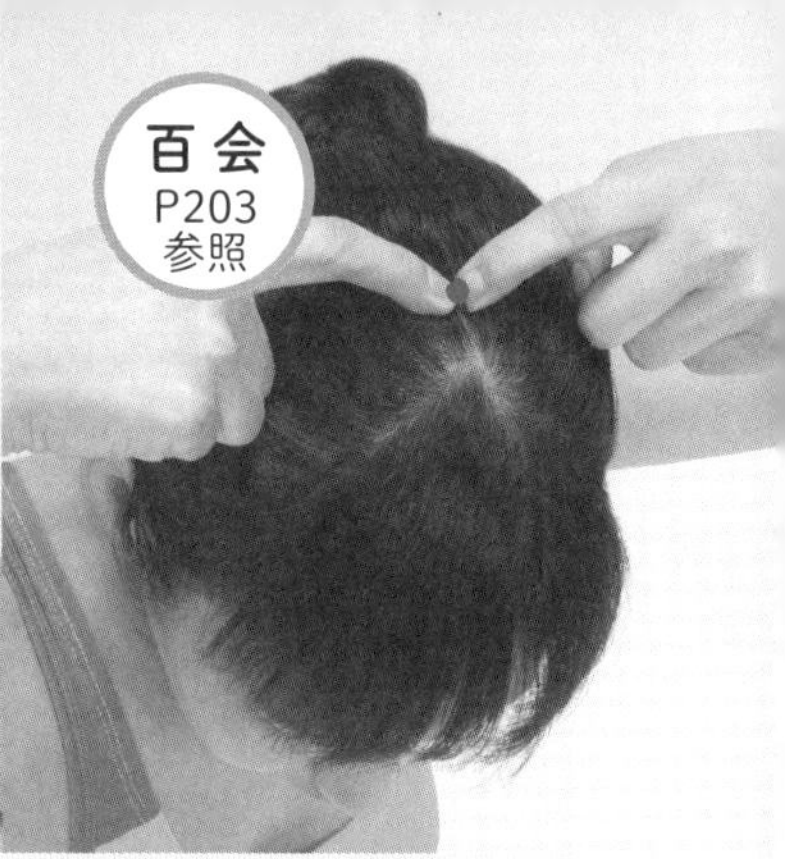

オマケ

特効！

これだけは覚えてほしい！
「万能ツボ」ベスト4

「これだけは覚えてほしい」というのが、「万能ツボ」。本書では特定の症状に効果のある「対応ツボ」として紹介してありますが、この4大ツボはどれも身体全般にいいツボ。万病への「予防ツボ」としても使え、「即効ツボ」としての効果も期待できます。覚えておくと必ず役に立つベスト4です。

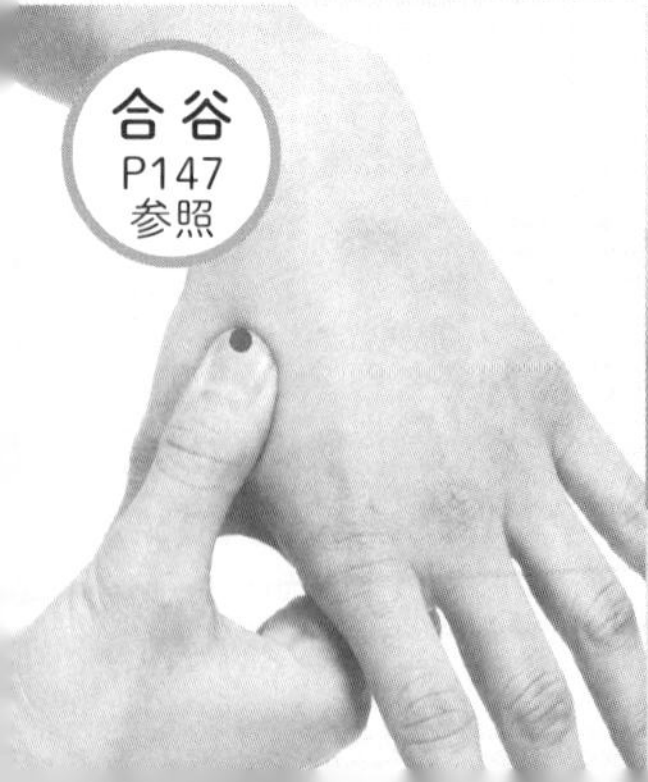

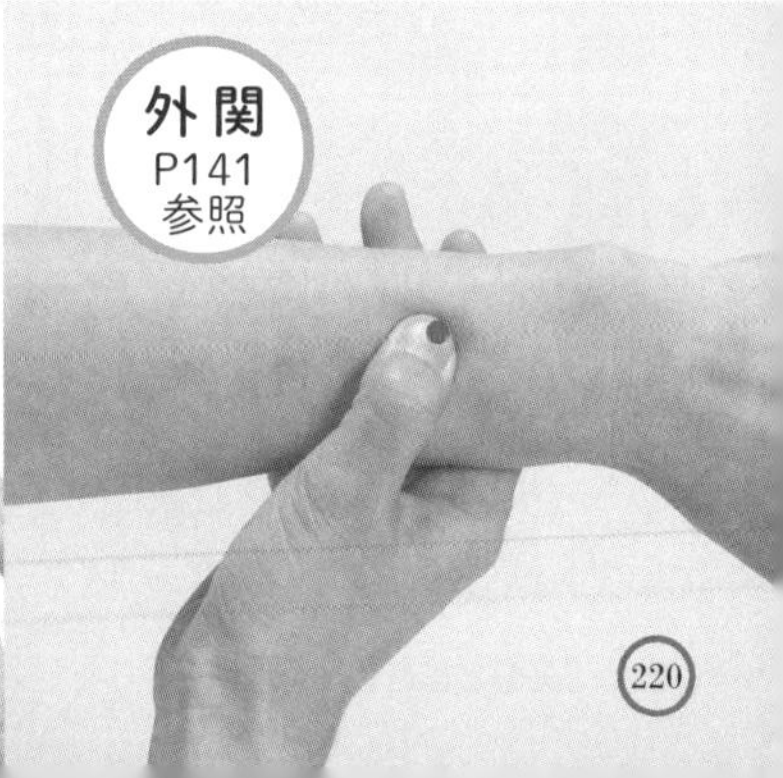

おわりに

『自分で押せる特効ツボ＆マッサージ』は、いかがでしたか？

ツボは専門的には「経穴《けいけつ》」と呼び、鍼灸やマッサージなどでは治療点とされる場所です。「経穴」は、私たちの身体をめぐる14の「経絡《けいらく》」というルート上にあり、中国の古典の名著『十四経発揮《じゅうしけいはっき》』では、３５４のツボが紹介されています。

左右対称にあるツボもあり、それらを含めれば６５７という膨大な数になります。

ツボの古典としては、晋の時代に書かれた『黄帝三部《こうていさんぶ》鍼灸甲乙経《しんきゅうこうおつきょう》』が最古の書として有名ですが、時代を経て元の時代にまとめられた『十四経発揮』は、現代でも愛読され、ツボ押しの資料としても利用されています。

本書では、現代人が悩む代表的な症状に対して、効果のあるツボを代表的に紹介しましたが、ひとつの症状にひとつのツボだけが効くというわけではありません。

体をめぐる14の経絡は、手や足が臓器と密接に関係し、臓器も五臓六腑という相対関係があります。皆さんがひとつでも多くのツボを体得して、ストレスで弱った部位や症状の改善にお役立ていただけるよう、心より願っております。

〈了〉

本書はアントレックスより刊行された『自分でできるツボ押し&マッサージ』を文庫収録にあたり、大幅に加筆、改筆、再編集のうえ、改題したものです。

大口浩司（おおぐち・こうじ）

フィジオグループ 総院長。鍼灸師、柔道整復師、イングランドサッカー協会認定メディカルトレーナー、PAAC認定カイロプラクター。

東京生まれ。治療家として20年以上にわたり、外傷の処置からフィジカルトレーニング、コンディショニングまでマルチに対応。東洋医学と西洋医学の融合を目指し、日々研鑽に励む。スポーツトレーナーとしては、サッカー・陸上を中心に、アメフト、ラグビー、バスケ、バレーボール、ラクロス、テニス、ゴルフ、カーリング、プロダンサー、トライアスロン、格闘技など、幅広い競技アスリートをサポート。また、芸能関係者のクライアントも多数。

2020年より東京ヴェルディ3×3リカバリーパートナー、2022年より東京ヴェルディフットサル リカバリーパートナー。都内に鍼灸整骨院を5店舗展開。産前産後サポート事業なども行なう。著書に、『巻くだけでやせる！』『腰痛・肩こり・ひざ痛 巻くだけで痛みをとる！』（ともに日本文芸社）がある。 https://physio.crayonsite.net/

知的生きかた文庫

自分《じぶん》で押《お》せる特効《とっこう》ツボ&マッサージ

監修者　大口浩司《おおぐちこうじ》

発行者　押鐘太陽

発行所　株式会社三笠書房

〒一〇二-〇〇七二 東京都千代田区飯田橋三-三-一

電話〇三-五二二六-五七三四〈営業部〉

〇三-五二二六-五七三一〈編集部〉

https: //www.mikasashobo.co.jp

印刷　誠宏印刷

製本　若林製本工場

ISBN978-4-8379-8872-4 C0130